EDITION OSHO®

innenwelt verlag

Die Texte für dieses Buch sind Transkripte der Diskursserie, *Yoga, The Alpha & The Omega*, die Osho vor einer internationalen Zuhörerschaft gehalten hat. Alle Osho Diskurse sind als Originale publiziert worden und auch als Original-Audios erhältlich. Audios und das vollständige Text-Archiv finden sie unter der online Bibliothek „Osho Library" bei www.osho.com

Originally published as *Yoga, The Alpha & The Omega*
This book is an abridged version of *Yoga, The Alpha & The Omega, Vol. 6-10*

Herausgegeber: Nirbija und Samvedan Palla
Übersetzung: Prem Nirvano
Umschlaggestaltung: Bunda S. Watermeier
Coverillustration unter Verwendung des Bildes „Seven Spheres" by Socrates, www.SacredGates.com

Druck: Westermann Druck Zwickau GmbH, Zwickau
Printed in Germany
ISBN 3-936360-72-3

OSHO

DAS
YOGABUCH

JENSEITS VON RAUM, ZEIT UND BEGEHEREN

Inhalt

Vorwort

Wer den ersten Band „*Das Yoga Buch – Die Geburt des Individuums*" von Osho gelesen hat weiß, dass Yoga keine Freizeitbeschäftigung und auch keine sinnstiftende Religion ist. In jeder Zeile wird die Möglichkeit sichtbar, uns von den scheinbar unausweichlichen Schwerfälligkeiten der Psyche und des Körpers zu befreien. Du erkennst die Chance, ein wacher Mensch zu werden, ein Mensch, der sich aufgemacht hat, jenseits von Ansprüchen und beliebigen Ideen seine Wirklichkeit zu entdecken. Du verstehst, wie dies nur auf der Basis deiner eigenen Erfahrungen und Erkenntnisse geschehen kann, ohne Ideologie, Religion und Philosophie.

Dieser zweite Band ist die Fortsetzung und Vollendung einer Wissenschaft, die in einer systematischen Weise den Weg einer solchen Rückkehr aufzeigt. Es ist ein faszinierender Prozess. Es geht nicht um eine moralische Forderung, ein guter Mensch zu sein und auch nicht um das Ausbügeln von Schwächen und psychischen Schwierigkeiten. Wir werden weder angehalten, unsere Erfahrung neu zu interpretieren und zu bewerten, noch sie zu manipulieren und zu verändern. Statt dessen wird die Möglichkeit eines forschenden Aufwachens sichtbar.

Schritt für Schritt verdeutlicht sich, wie Unglück und Illusion zusammen hängen und dass mit unsrer Bewusstheit die Freiheit davon angelegt ist. Wie dies möglich ist, mit welcher Unterstützung, in welchen Phasen und durch welche Hindernisse hindurch, davon ist in diesem Buch die Rede; es sind praktische Schritte. Durch sie entfaltet sich die Erkenntnis, dass unser Leben ein Wunder der Transformation und nicht ein

Schicksal von Problemen ist. Die Disziplin besteht nun darin, der Verführung zu widerstehen, einen neuen Begriff von Freiheit an die Stelle des alten zu setzen. Ohne Begriff zu verharren – im Hier-Jetzt zu sein, davon spricht Osho.

Dieses Hier-Jetzt zu ermöglichen, ist die ganze Disziplin des Yoga. „Yoga ist nicht eine Idee, sondern eine Praxis – *abhyasa.* Er ist eine Disziplin, eine Wissenschaft der inneren Transformation. Und denke daran: Niemand kann es dir abnehmen, damit zu beginnen. Du allein kannst damit beginnen. Yoga lehrt dir Selbstvertrauen. Yoga stellt dich auf deine eigenen Beine. Yoga macht dir klar, dass du alleine auf die Reise gehen musst. Der Meister kann dir zwar den Weg zeigen, aber gehen musst du ihn selbst."

Meditation – *dhyana* – steht im Zentrum des Yoga. Seine Methoden und Techniken haben zwei Seiten. Die eine löst uns von der zwanghaften Identifikation mit den Vorgängen des Körper-Geistes. Mit der anderen Seite betreten wir plötzlich und von uns nicht gemacht einen existentiellen Raum, in dessen Licht alle Dinge des Lebens so sind, wie sie sind – unantastbar und so nah – unmittelbar konkret und verstanden. Auf den spirituellen Wegen kann es sehr schnell zur Gewohnheit werden, über außergewöhnliche Dinge sprechen und ein scheinbar besonderes Leben führen zu wollen: „Die Leute lieben es, über Dinge zu sprechen, die in ihrem Leben nichts verändern... Wenn du nicht daran interessiert bist, dein Leben zu transformieren, vergeudest du hier unnütze Zeit."

Yoga führt in eine Welt, in der wir keinen zusätzlichen Sinn mehr brauchen, weder Anlehnung noch ein ewiges Suchen, du entdeckst deine Liebe zum Leben – jenseits aller Dualitäten.

Wie bei allen Osho-Büchern ist es auch hier nötig, sich daran zu erinnern, dass dieser Text keine theoretische Abhandlung ist. Äußerlich gesehen dokumentiert er Vorträge, in Wirklichkeit sind es Gespräche – mit Freunden aus aller Welt, aus allen Generationen; Gespräche die sich an dich und nicht an einen freischwebenden Verstand wenden.

Noch ein Hinweis zur äußeren Gestaltung der ausgewählten Yoga-Gespräche. Ähnlich wie bereits im ersten Band sprechen wir von Osho-Sutras. Damit soll auch in der äußeren Form sichtbar gemacht werden, dass dieses Buch kein Patanjali-Kommentar ist.

Hier handelt es sich um ein Fest der Begegnung zweier Meister aus unterschiedlichen Zeiten und Kulturen. In der Teilnahme daran wird dem modernen Menschen jenseits von Vergangenheit und Zukunft eine ursprüngliche Sprache der Wahrheit, der Freiheit und des Glücks zurückgegeben.

Die von Osho ausgewählten klassischen Patanjali-Sutras werden innerhalb der einzelnen Kapitel kursiv hervorgehoben. Mit diesem zweiten Band ist die ausgewählte Zusammenfassung der Osho-Yoga-Gespräche aus der 10-bändigen englischen Ausgabe *Yoga, the Alpha and the Omega* abgeschlossen.

Diese Auswahl geschah zögerlich; welches Wort und welche Passagen möchte man auch missen? Erzeugen und verlängern sie doch eine Zeit und einen Raum, in dem Wörter, Zeit und Raum eben keine Bedeutung mehr haben – es ist ein Paradoxon des Herzens!

Nirbija und Samvedan

Anmerkung zur Übersetzung

Für den englischsprachigen Ausdruck „Mind" gibt es im Deutschen kein Äquivalent. Wörter wie Verstand, Geist oder Denken beziehen sich jeweils auf Aspekte dessen, was mit dem englischen Wort Mind bezeichnet wird. Gefühle, das Irrationale, die Träume, die Verbindung zwischen Geist und Körper, Wollen, Wünschen, Erinnerungen und Begehren, all dies, jede Form unserer Identifikationen ist mit dem für die Yoga- und Meditationswissenschaft so zentralen englischen Wort Mind angesprochen. Es sind alle mentalen und emotionalen Vorgänge gemeint, alle Formen unseres Ego-Systems, das Reich des Unbewussten genauso wie der Denkprozess im allgemeinen bis hin zu seiner wissenschaftlichen Form.

Mangels eines geeigneten deutschen Wortes, das dieser Komplexität entsprechen würde, wird in der vorliegenden Übersetzung der Ausdruck Mind immer dann übernommen, wenn eine Übersetzung das im englischen Text Angesprochene verkürzen und eingrenzen würde.

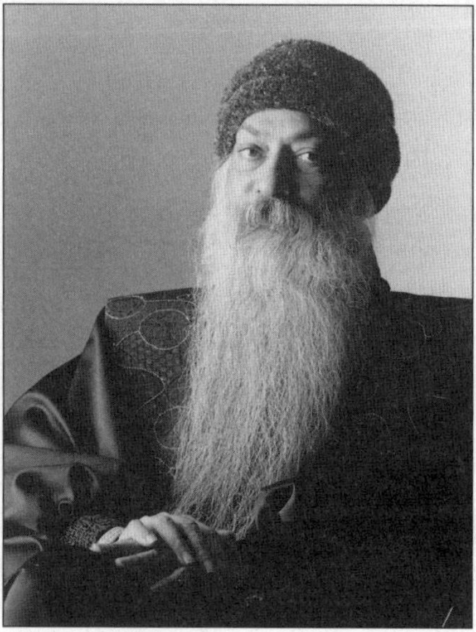

1

Innere Hygiene und die Kraft der Reinheit

Osho-Sutras

Der Körper braucht Gemeinschaft,
dein innerstes Wesen braucht das Alleinsein.

Je mehr du dem Körper verhaftet bist,
desto trauriger bist du.
Je mehr du die Verhaftung mit dem Körper
hinter dir lässt, desto leichter wirst du.

Zuerst wirst du verstehen,
dass du nicht der Körper bist;
danach wirst du sehen,
dass du auch nicht der Geist bist.

Die größte Kraft, die in dir erwacht,
ist das Gefühl der Unsterblichkeit.

Gewaltfrei sein, nicht Besitz ergreifend, nicht stehlend und authentisch sein: Dies gibt dir Reinheit. Für Patanjali sind das keineswegs moralische Konzepte – daran muss man sich immer wieder erinnern. Im Westen sind sie als Moral gelehrt worden – im Osten als innere Hygiene. Im Westen wurden sie als altruistische Ziele gelehrt. Im Osten ist nichts Altruistisches in ihnen, sie sind selbstbezogen: Es ist deine innere Hygiene. Sie gibt dir Reinheit. Erst diese Reinheit macht das Unmögliche möglich, das Unerreichbare wird erreichbar! Durch Reinheit verliert dein Sein das Grobstoffliche. Du wirst zart, feinstofflich und sanft. Durch Reinheit wirst du zu einem Tempel des Göttlichen. Diese Reinheit ist eine Einladung an die Existenz, zu kommen, in dich zu strömen. Eines Tages kommt der Ozean und ergießt sich in den Tropfen.

Wenn solche Qualitäten deines Seins als Moralkonzepte gelehrt werden, wird alles auf den Kopf gestellt. Patanjali sagt: „Sei gewaltfrei. Dies gibt Reinheit. Verletze niemanden – komm nicht einmal auf den Gedanken, jemanden verletzen zu wollen, denn schon durch den bloßen Gedanken versinkst du innerlich in Unreinheit." Hier steht nicht der andere im Mittelpunkt, sondern du selbst. Natürlich haben, wenn du gewaltfrei bist, die anderen ihren Vorteil davon; aber das ist nicht das Ziel der Gewaltfreiheit. Das ist nur eine Begleiterscheinung, nur ihr Schatten.

Wenn du nur deshalb nicht gewalttätig bist, weil du niemanden verletzen sollst, bist du in Wirklichkeit gar nicht gewaltfrei. Du bist lediglich ein braver Bürger: Sozial und zivilisiert, aber in deinem Sein geschieht keine innere Wahrheit. Deine Gewaltlosigkeit hilft dir im Umgang mit den anderen, dein Leben wird reibungsloser, aber nicht reiner verlaufen. Bei Patanjali geht es nicht darum, den anderen zu schützen; er wird zwar geschützt, aber dies ist etwas anderes. Das Ziel ist: Rein zu werden, damit du die höchste Reinheit erkennen kannst.

Die Religionen des Ostens bleiben selbstbezogen. Sie wissen: Um zu *sein*, gibt es keinen anderen Weg. Wenn jemand selbstbezogen ist, sind die anderen unermesslich beschenkt. Tatsächlich erblüht jeglicher Altruismus, der wirklich authentische Altruismus nur aus einer tief verstandenen Selbstbezogenheit. Das sind keine Gegensätze, da besteht kein Widerspruch: Die Blüten des Altruismus entstehen nur in einem Wesen, das sich selbst verstanden hat. Auf sich selbst bezogen zu sein ist der natürliche Weg. Wer die Menschen zu etwas anderem zwingen will, der entfremdet sie sich selbst, macht sie unnatürlich. Alles Unnatürliche wird sich als Unterdrückung entpuppen und euch keinerlei Reinheit bringen.

Daran muss man sich also erinnern: Dies sind keine moralischen Ziele. Tatsächlich ist im Osten Moral niemals als Ziel gelehrt worden. Sie ist der Schatten der Religiosität. Wo Religiosität geschieht, da entsteht auch eine spontane Sensibilität für den anderen. Dies hier sind also ‚hygienische Maßnahmen'. Sie reinigen euch, sie verleihen euch innere Gesundheit.

Ist man zu Reinheit gelangt empfindet der Yogi jugupsa
gegenüber dem eigenen Körper und
gegenüber dem Körperkontakt mit anderen.

Das Sanskritwort *jugupsa* ist nicht leicht zu übersetzen. Man hat es in den Übersetzungen mit ‚Ekel' wiedergegeben. Es ist nicht Ekel – absolut nicht; genau dieses Wort ist falsch. Schon das Wort ‚Ekel' ist ekelhaft! Der bloße Gedanke, dass ein Yogi vor dem eigenen Körper Ekel empfinden könnte, ist einfach absurd! Denn gerade Yogis haben sich um ihren Körper gekümmert wie niemand sonst. *Jugupsa* meint weder Ekel noch Abscheu. Es ist sehr schwer, die genaue Bedeutung zu umschreiben.

Es gibt drei Menschentypen. Der erste ist in den eigenen Körper vernarrt, er ist von ihm geradezu besessen. Er ist ständig vom Körper beherrscht, so sehr, dass er seine feinere Existenz jenseits des Körpers übersieht, vergisst. Er wird ganz zum Körper, der Körper besitzt ihn. Der zweite Menschentyp ist der genaue Gegensatz zum ersten. Er ist ebenfalls besessen, nur in umgekehrter Richtung. Er ist gegen den Körper, verabscheut ihn. Er verletzt seinen eigenen Körper immerzu, auf tausenderlei Art und Weise. Er hasst ihn. Der erste ist bis zur Besessenheit in ihn vernarrt; der zweite fällt ins andere Extrem – er hasst ihn; am liebsten würde er Selbstmord begehen. Dieser zweite Typ ist überall anzutreffen. So mögen Menschen vorgeben, deswegen Yogis zu sein, sind es aber nicht.

Ein Yogi vermag nicht zu hassen. Auf das Objekt kommt es nicht an: Der Yogi kann einfach schon deshalb nicht hassen, weil Hass ihn verunreinigt. Was immer man hasst, ob einen anderen Menschen oder irgendein Objekt, oder den eigenen Körper, unabhangig davon, worauf sich der Hass richtet. Hass bedeutet Verunreinigung. Der Yogi kann seinen eigenen Körper nicht hassen.

Das sind also die beiden Grundtypen; zwischen diesen beiden, ganz genau in der Mitte, gibt es noch den dritten Typ – den Patanjali mit dem Wort *jugupsa* umschreibt: Einer, der weder seinen Körper verabscheut noch von ihm besessen ist, einer, der in tiefer Ausgewogenheit mit seinem Körper lebt. Er kümmert sich um seinen Körper, weil der Körper ein

Fahrzeug ist. Ja, für ihn ist sein Körper sogar etwas Heiliges – er ist etwas Erschaffenes und wie könnte etwas Erschaffenes unheilig sein? Er ist ein Tempel. Man darf ihn weder verdammen noch darf man sich in ihm verlieren.

Ein Tempel darf nicht Gott gleichgesetzt werden; ein Tempel darf nicht das Allerheiligste selber werden. Das Allerheiligste ist die innerste Zelle, um die herum der Tempel errichtet wird. Man wird nicht hingehen und die Wände des Tempels anbeten; aber man wird auch nicht ins Gegenteil verfallen – hingehen und den Tempel zerstören.

Das Einzige, was Not tut, ist die innere Freiheit. Man muss wissen: „Ich bin zwar im Körper, aber auch mehr als der Körper. Ich bin zwar im Körper, aber nicht der Körper. Ich bin zwar im Körper, aber nicht auf ihn begrenzt. Ich bin zwar im Körper, aber auch jenseits von ihm." Der Körper darf nicht zur Begrenzung werden. Zum Obdach selbstverständlich und zu einem schönen Obdach. Man wird ihm dankbar sein und man wird ihn nicht bekämpfen. Dies wäre einfach töricht und kindisch. Er muss genutzt werden – auf die richtige Weise!

Wenn ich *jugupsa* übersetzen müsste, dann würde ich sagen: Ein Yogi ist jemand, der sich von seinen Körperillusionen befreit hat. Dies ist weder Ekel noch Abscheu, er ist einfach von Illusionen befreit. Er glaubt nicht mehr, dass die Glückseligkeit, nach der er sucht, durch oder mit dem Körper zu finden ist – nein. Aber darum verfällt er nicht gleich in den entgegen gesetzten Glauben: Dass man zu jener Glückseligkeit gelangen könne, indem man den Körper zerstört. Nein, für ihn wird vielmehr die Dualität hinfällig. Er lebt im Körper, als Gast und er pflegt den Körper als Tempel.

Der Körper kann nicht allein existieren. Er existiert in einem Netzwerk mit anderen Körpern. Dein Körper braucht Gemeinschaft, dein innerstes Wesen braucht das Alleinsein. Das ist das Problem. Dein innerstes Sein vermag allein zu bleiben – es ist ein Himalajagipfel, der sich einsam vom Himmel abhebt. Dein Innerstes wächst im Alleinsein, dein Körper braucht Kontakt.

Solange du dieses Lebensprinzip nicht begreifst, wird es dir sehr, sehr schlecht gehen – unnötigerweise. Wenn du verstehst, sorgst du für einen Rhythmus, du erfüllst deine körperlichen Bedürfnisse, erfüllst aber auch die Bedürfnisse deiner Seele. Dann tauchst du ab und zu in einer Beziehung unter und ab und zu tauchst du wieder daraus auf: Du lebst manchmal in Gemeinschaft und manchmal lebst du allein. Du wirst zu einem Gipfel – so vollkommen allein, dass sogar die Idee vom anderen abwesend ist. Dies ist der Rhythmus.

Und um nichts anderes geht es im Yoga: Wie verlagert man seinen Fokus vom Körper nach innen, vom Materiellen zum Nichtmateriellen, vom Sichtbaren zum Unsichtbaren, vom Bekannten zum Unbekannten? Wie immer du es nennst, es ist jenseits des Körperbewusstseins. Es ist eine Fokus-Verlagerung. Hat sich der Fokus völlig verlagert, ist der Yogi in seinem Alleinsein glücklich – so glückselig, dass dieses gewöhnliche, körperliche Getriebensein, immer die Gesellschaft der anderen zu suchen, nach und nach verfliegt.

Ist die Reinheit erlangt, stellt sich im Yogi eine Art Desillusionierung von seinem eigenen Körper ein: Jetzt weiß er, dass die Seligkeit, nach der er gesucht hat, nicht durch den Körper zu erreichen ist. Es ist für den Körper unmöglich: Du möchtest im Begrenzten das Unbegrenzte erreichen, in der Materie zum Ewigen, zum Unsterblichen vordringen! Nichts ist verkehrt mit dem Körper, deine Anstrengung ist absurd. Sei nicht ärgerlich mit dem Körper, der Körper hat dir nichts angetan. Das ist ja so, als hätte jemand mit den Augen hören wollen. Nun, deinen Augen fehlt nichts, aber Augen sind zum Sehen und nicht zum Hören da. Der Körper besteht aus Materie, er besteht aus Tod. Er kann nicht unsterblich sein. Du verlangst das Unmögliche.

Hierin besteht die „Desillusionierung" des Yogi: Er versteht einfach, was mit dem Körper möglich ist und was nicht. Das Mögliche akzeptiert er, das Unmögliche erwartet er nicht. Er ist nicht verärgert. Er hat deswegen keinen Hass auf den Körper. Er kümmert sich um ihn, so gut er nur kann; denn sein Körper kann ihm durchaus als Leiter dienen; er kann zu einer Tür werden. Er kann zwar nicht das Endziel sein, aber er kann zur Tür werden.

Eine Desillusionierung im Hinblick auf seinen eigenen Körper und auch auf den Körperkontakt mit anderen hat stattgefunden. Nach und nach löst sich das Bedürfnis nach physischem Kontakt mit anderen auf. Und tatsächlich ist das der richtige Augenblick zu sagen, dass der Mensch geboren ist. Nicht vorher. Im Yogi ist dieses Begehren verschwunden und mit diesem Verschwinden wird er geboren. Darum nennen wir in Indien einen Yogi den „zweimal Geborenen" – *dwij.* Dies ist seine zweite Geburt, die wahre Geburt. Jetzt braucht er niemanden mehr, er ist zu einem transzendenten Licht geworden. Jetzt kann er über der Erde schweben; jetzt kann er im Himmel fliegen. Er ist nun nicht mehr an die Erde gebunden. Er ist eine Blüte geworden – ja nicht einmal eine Blüte, denn selbst eine Blüte bleibt der Erde verhaftet ... er ist zum Duft dieser Blüte geworden: Vollkommen frei! Sich frei im Himmel bewegend, ohne Wurzeln in der Erde. Sein

Begehren mit dem Körper anderer in Berührung zu kommen, hat sich aufgelöst.

Aus geistiger Reinheit entsteht Heiterkeit, Konzentrationskraft, Beherrschung der Sinne und die Befähigung zur Selbsterkenntnis.

Solch ein Mensch ist glückselig. Ein Mensch, der den körperlichen Kontakt mit anderen nicht mehr braucht, ist so selig in seiner Freiheit, ihm ist so heiter und festlich zumute, dass ihm jeder einzelne Augenblick seines Lebens das größte Entzükken bereitet. Je mehr du dem Körper verhaftet, je mehr du im Körper verwurzelt bist, desto trauriger bist du, denn der Körper ist grobstofflich. Er ist Materie – schwer. Je mehr du die Verhaftung mit dem Körper hinter dir lässt, desto leichter wirst du.

Aus geistiger Reinheit entsteht Heiterkeit. Wenn du traurig bist, wenn du niedergeschlagen bist, wenn du ständig unglücklich bist, kannst du nichts unmittelbar gegen dein Unglück tun. Alles, was man dir zu tun rät, wird nichts ausrichten. Der Osten hat eines erkannt: Dass der Zustand, in dem man traurig, unglücklich, niedergeschlagen ist und sich ständig mit einer Last abschleppt, gar nicht die Krankheit, sondern nur ein Symptom einer Krankheit ist. Die Krankheit ist, dass du tief innen körperorientiert bist. Die Frage ist also nicht, wie du deine Dunkelheit vertreiben bzw. dich glücklich machen kannst. Die Frage ist, wie du dir helfen kannst, dich von der inneren Körperfixierung zu befreien, wie du dich allmählich und immer mehr aus den Verstrickungen mit dem Körper lösen kannst.

Man muss die Ursache beheben und die Ursache lautet: Genau in dem Maße, wie du dem Körper verhaftet bist, wirst du traurig sein. Im gleichen Maße, wie du nicht mehr dem Körper verhaftet bist, wirst du heiter werden. Wenn du endgültig vom Körper frei bist, wirst du zu einem Duft, der schwerelos im Raum schwebt, du wirst glückselig sein. Dies ist die Seligkeit, der Segen, von dem Jesus spricht, oder das nirvana Buddhas. Mahavira hat genau das richtige Wort dafür, er nennt es *kaivalya* – Alleinsein. Du bist vollkommen unabhängig und allein. Jetzt brauchst du nichts mehr, jetzt bist du dir selbst genug. Das ist das Ziel, aber du kannst es nur erreichen, wenn du sehr umsichtig zu Werke gehst und dich nicht in die Symptome verstrickst. Behandle nie das Symptom und vergeude keine Zeit im Behandeln eines Symptoms; gehe der Sache stets auf den Grund!

Und das ist keine Hypothese, das ist keine Theorie – Yoga hält nichts von Theorien, Patanjali ist kein Philosoph. Er ist ganz Wissenschaftler – ein Wissenschaftler der Innenwelt. Und was immer er sagt, sagt er nur, weil Tausende von Yogis dieselbe Erfahrung gemacht haben. Es ist einfach so, ohne Ausnahme. Im Alltag ist es ähnlich, hast du es beobachtet? Wenn du dich im Alltag freust und alles bewusst wahrnimmst, wirst du merken, dass du über deine Freude ganz deinen Körper vergisst. Wer heiter ist, vergisst seinen Körper und wer traurig ist, muss immer an seinen Körper denken.

‚Gesundheit' wird wohl nirgends so treffend definiert wie im Ayurveda. Auf der ganzen Welt hat keine andere medizinische Wissenschaft eine annähernd gute Definition geliefert. In der westlichen Medizin findet man noch nicht einmal eine Definition von ‚Gesundheit'. Allenfalls heißt es dort: „Gesund ist man, solange keine Krankheiten da sind." Aber damit ist nicht definiert, was Gesundheit ist. Was soll das für eine Definition sein, wo man sich auf Krankheit berufen muss und nur sagt: „Gesund ist man, solang keine Krankheiten da sind"? Das ist eine negative Definition, keine positive. Im Ayurveda heißt es: „Gesund ist man nur dann, wenn man körperlos ist." Das ist von einer wunderbaren Schönheit: *Videha* – wenn du den Körper nicht mehr spürst, fast Nicht-Körper bist.

Achte darauf: Dein Kopf meldet sich nur, wenn Kopfschmerzen kommen. Andernfalls – wer nimmt schon seinen Kopf wahr? Wer ununterbrochen an seinen Kopf denken muss, bei dem muss irgendwas schief gelaufen sein. Wenn du gesund atmest, achtest du überhaupt nicht auf deinen Atem, aber sobald du Schwierigkeiten bekommst, bei Asthma oder Bronchitis, wenn irgendetwas nicht stimmt, wird es dir bewusst. Dann meldet sich dein Atem mit großem Geräusch und Lärm und allem was dazugehört und du kannst ihn nicht vergessen.

Die Definition von Gesundheit lautet also: „Gesund ist, wer seinen Körper völlig vergisst." Und wer kann den Körper völlig vergessen? Nur ein Yogi.

Aus geistiger Reinheit entsteht Heiterkeit, Konzentrationskraft, Beherrschung der Sinne und Befähigung zur Selbsterkenntnis. Die Leute wollen sich konzentrieren, während sie dem Körper verhaftet sind; so wird das Konzentrieren sehr schwer, praktisch unmöglich, man kann sich keine einzige Minute lang wirklich konzentrieren. Die Gedanken strömen und kommen zu Tausenden und ehe man sich versieht, ist man schon ganz woanders: Ein Tagtraum beginnt. Der Grund ist, dass man zu sehr im Körper feststeckt. Wenn man durch den Körper sieht, ist Konzentration unmöglich. Wenn man jenseits vom Körper sieht, ist Konzentration ganz leicht. Konzentrationskraft wird nur demjenigen zuteil, der einen reinen Körper, ein reines Bewusstsein hat, der rein ist.

Beherrschung der Sinne. Erinnere dich, all dies sind Folgeerscheinungen! Sie können nicht geübt werden. Wer sie zur Übung macht, der wird sie nie erreichen. Sie stellen sich von selbst ein. Ist erst einmal die eigentliche Ursache beseitigt – bist du nicht länger mit dem Körper identifiziert – dann geschieht ‚Beherrschung der Sinne'. Dann bist du der Meister. Dann kannst du, wenn du denken möchtest, denken und wenn du nicht denken möchtest, sagst du deinen Gedanken einfach: „Schluss jetzt!" Du kannst sie wie einen Lichtschalter ein- und ausschalten. Aber dazu ist Selbstbeherrschung nötig und solange du noch nicht Herr deiner selbst bist und dich nur darum bemühst, schaffst du dir lediglich noch mehr Verwirrung und Probleme und du bist immer wieder der Unterlegene, deine Sinne werden dich kontrollieren. Auf diese Art kannst du sie nicht besiegen. Besiegen kannst du sie nur, indem du deine Identifikation mit dem Körper aufgibst: Verstehe, dass du nicht dein Körper bist; dann wirst du sehen, dass du auch nicht dein Geist bist.

Werde Zeuge von allem, was dich umgibt. Da ist der Körper – der erste Ring; dann kommt der Geist – der zweite Ring; dann das Herz – der dritte Ring. Schließlich, direkt hinter diesen drei Ringen, kommt das Zentrum – Du. Wenn du in dir selbst ruhst, werden alle drei Schichten dir folgen. Wenn du nicht im Zentrum bist, dann wirst du ihnen folgen müssen.

Beherrschung der Sinne und Befähigung zur Selbsterkenntnis. Auf diese Weise wirst du fähig, dich selbst zu erkennen. Jeder möchte sich selbst erkennen, aber niemand will durch die dafür nötige Disziplin – du willst nicht wirklich reifen, du erwartest einen mysteriösen Vorgang.

Erst durch Veränderung der Gesamtausrichtung deines Lebens wirst du zu einem geeigneten Fahrzeug werden.

Zuerst ist Reinheit zu erlangen, die Loslösung vom Körper, vom Geist; ein bestimmter Grad des Zeugeseins ist Voraussetzung dafür. Nur so – genau im selben Verhältnis – wird Selbsterkenntnis möglich.

Zufriedenheit bringt höchstes Glück.

Reinheit bringt am Ende Zufriedenheit. Ein Wort, das zum Allertiefsten gehört, was es zu verstehen, zu spüren, aufzusaugen gilt. Zufriedenheit heißt: Es mag kommen, was da kommen mag – du akzeptierst es ohne Klage; ja, du akzeptierst es nicht nur ohne Klage, sondern du heißt es mit Freuden und tiefer Dankbarkeit willkommen: Ein solcher Augenblick ist vollkommen.

Wenn dein Verstand nicht wandert, wenn du keine andere Zeit, keinen anderen Ort ersehnst, wenn du dich nach keiner anderen Daseinsweise sehnst, wenn du keinen Wunsch mehr hast, wenn alles Fordern verstummt ist, dann bist du nur noch hier jetzt, voller Freude wie die Vögel, die in den Bäumen singen, wie die blühenden Blumen, wie die Sterne auf ihrer Bahn … alles ist aufgenommen als ein Ganzes, Unüberbietbares, worin keine Verbesserung möglich ist. Wenn die Zukunft entfällt, wenn das Morgen verschwindet … da ist Zufriedenheit. Wenn dir das Jetzt als die einzige Zeit, als Ewigkeit gilt, ist Zufriedenheit und mit dieser Zufriedenheit, so Patanjali, *höchstes Glück.*

Selbstdisziplin zerstört alles Unreine;
mit der sich daraus ergebenden Vollkommenheit
von Körper und Sinnesorganen
erwachen physische und geistige Kräfte.

Der Mensch ist wie ein Eisberg. Nur ein Teil, der kleinere Teil ist an der Oberfläche zu sehen; das meiste bleibt darunter verborgen. Man kann auch sagen: Der Mensch ist wie ein Baum; sein wahres Leben ist in den Wurzeln, unter der Erde verborgen; nur seine Äste sind sichtbar. Trennt man die Äste ab, werden neue Äste nachwachsen, denn die Äste sind nicht die Quelle. Trennt man aber die Wurzeln ab, zerstört man den Baum. Nur ein Bruchteil des Menschen ist an der Oberfläche zu sehen; der größere Teil ist dahinter verborgen. Wer den sichtbaren Menschen für den ganzen hält, der macht einen großen Fehler.

> Bevor du das Unbekannte in dir selbst nicht kennst, wirst du niemals in der Lage sein, einen anderen Menschen zu kennen. Der einzige Weg, den Menschen zu erkennen, besteht darin, das Mysterium kennen zu lernen, das du bist. In dir liegen verborgene Schichten über verborgene Schichten. Der Mensch ist Unendlichkeit. Je tiefer du in dich selber vordringst, desto tiefer dringst du in die gesamte Existenz, auch in die aller anderen, weil es nur eine Mitte gibt. Äußere Schichten gibt es Millionen, aber nur einen Mittelpunkt.

Der Körper ist so viel missbraucht worden. Auch du hast deinen eigenen Körper misshandelt. Du weißt nicht, welch ein geheimnisvolles Potential dein Körper ist. Er besteht nicht nur aus Haut, Knochen, Blut usw. – er ist ein organisches Ganzes von einer großartigen Dynamik.

Es gibt viele Geheimnisse, die dir verborgen sind. Der äußere Körper ist nur die oberste Schicht von vielen Körpern – von insgesamt sieben Körpern. Wenn du dich tief in deinen Körper hinein bewegst, wirst du neuen Phänomenen begegnen. Hinter deinem grobstofflichen Körper verbirgt sich der feinstoffliche Körper. Sobald der feinstoffliche Körper erwacht, gewinnst du große Macht, weil du damit zu Kräften neuer Dimensionen gelangst. Dein äußerer Körper mag z.B. im Bett liegen, während sich dein feinstofflicher Körper frei bewegt. Für ihn gibt es keine Grenze. Die Schwerkraft der Erde kann ihm nichts anhaben, für ihn gibt es nicht die Grenzen von Zeit und Raum. Er hat Bewegungsfreiheit ... er kann gehen, wohin er will. Die ganze Welt steht ihm offen. Für den grobstofflichen Körper ist das nicht möglich.

Je tiefer du in dein eigenes Wesen dringst, desto klarer wird dir, dass der äußere Körper nicht das Ganze ist. Aber dir wird dein zweiter Körper erst begegnen, wenn dein erster Körper eine gewisse Reinheit erreicht hat.

Yoga arbeitet an der Reinigung des Körpers, hält aber nichts davon, den Körper zu quälen. Manchmal können sich jedoch körperliche Reinigungsprozesse und Selbstquälerei ähnlich sehen. Man muss daher sorgfältig unterscheiden. Jemand kann fasten und dabei seinen Körper hassen, körperfeindlich und masochistisch sein und jemand anders mag mit der Absicht fasten, seinen Körper zu reinigen.

Tag für Tag isst du, ununterbrochen, du gönnst dem Körper nie einen freien Tag. Im Körper sammelt sich mehr und mehr toter Stoff an – das wird ihm zur Last. Er belastet ihn nicht nur, sondern vergiftet ihn. Er verunreinigt den Körper. Wenn der Körper unrein ist, bekommst du keinen Zugang zu dem dahinter liegenden Körper. Erst muss der äußere Körper leicht und transparent werden; dann – plötzlich – wird dir die zweite Schicht, der feinstoffliche Körper bewusst. Sobald der feinstoffliche von angesammeltem Ballast befreit ist, wird dir der dritte Körper bewusst, dann der vierte ... und so weiter. Fasten ist sehr hilfreich, wenn es nicht gegen den Körper gerichtet ist. Der Geist muss von jeder Körperfeindlichkeit frei sein. Aber genau da liegt das Problem: Nahezu alle Religionen haben dem Körper gegenüber eine negative Einstellung. In den Anfängen der Religionen war es anders: Die Weisen haben ihren Körper nicht verdammt, sondern geliebt. Sie haben den Körper so geliebt, dass sie ihn ständig durch Reinigung zu unterstützen versuchten. Ihr Fasten diente dieser Reinigung.

Dann aber kamen blinde Anhänger, die kein Verständnis für die subtile Wissenschaft des Fastens hatten. Sie fasteten blind drauflos und sie entdeckten einen bestimmten Genuss dabei. Denn der Verstand ist gewalttätig: Er genießt es, andere in seiner Gewalt zu haben, da spürt er seine Macht; aber Gewalt gegen andere auszuüben ist riskant, der andere könnte zurückschlagen. Da bietet sich ein einfacher Ausweg: Man kann gegen den eigenen Körper gewalttätig sein. Da riskiert man nichts. Der Körper kann sich nicht wehren. Der Körper kann dir nichts anhaben. Wie einfach: Du darfst quälen und Macht genießen – du kannst mit deinem Körper machen was du willst; dein Körper kann dir ja nichts anhaben!

Wenn du auf diese Art fastest – gewaltsam, brutal und wenn Wut und Aggressionen da sind – dann hast du alles missverstanden. Dann reinigst du deinen Körper nicht, sondern im Gegenteil, du zerstörst ihn. Den Spiegel zu reinigen ist das eine, aber den Spiegel zu zerschlagen ist etwas ganz und gar anderes! Wenn der Spiegel rein ist, von allem Staub befreit, wirst du hinein schauen können – dann wird er dich spiegeln. Wenn du den Spiegel zerschlägst, besteht keine Möglichkeit mehr, dich im Spiegel zu sehen. Wenn du den grobstofflichen Körper zerstörst, verlierst du jeglichen Kontakt mit dem zweiten, dem feinstofflichen Körper. Reinige also deinen Körper, aber sei nicht aggressiv! Und wieso reinigt das Fasten? Weil der Körper, wenn du eine Fastenzeit einlegst, keine Verdauungsarbeit mehr zu leisten braucht. In dieser Auszeit kann sich der Körper der Aufgabe widmen, alle toten Zellstoffe, alle Gifte auszuscheiden. Das ist genauso, wie wenn man sich einen Tag, den Samstag oder den Sonntag dafür nimmt, um daheim zu bleiben und den ganzen Tag lang sein Haus aufzuräumen. Die ganze Woche über bist du so beschäftigt und so gefordert gewesen, dass du einfach nicht dazu gekommen bist. Wenn der Körper nichts zu verdauen bekommt, man gar nichts zu sich nimmt, schaltet der Körper auf Selbstreinigung um. Dieser Vorgang setzt ganz von selber ein und so scheidet der Körper nach und nach alles aus, was nicht gebraucht wird, was nur Ballast ist. Fasten ist also eine Methode, den Körper zu reinigen. Ab und zu ist eine Fastenzeit wunderbar – man tut nichts und isst nichts. Man nimmt so viel Flüssigkeit zu sich wie man kann und ruht sich aus.

Manchmal, wenn du das Gefühl hast, etwas länger fasten zu sollen, kannst du auch eine längere Fastenzeit einlegen – aber es muss aus tiefer Liebe zum Körper geschehen. Und wenn du das Gefühl hast, dass dein Fasten dem Körper irgendwie schadet, dann unterbrich es. Solange das Fasten deinem Körper gut tut, wirst du dich aufgeladen und lebendiger fühlen, verjüngt und erfrischt. Das muss das entscheidende Merkmal sein: Sobald du spürst, dass du zunehmend schwächer wirst und sobald du merkst, dass in deinem Körper ein fühlbares Zittern beginnt, dann pass auf - jetzt ist das Fasten keine Reinigung mehr, es beginnt destruktiv zu werden. Beende es.

Aber das ist eine Wissenschaft für sich – man sollte sich darin auskennen. Ja, man sollte nur in Begleitung eines wohl erfahrenen Menschen fasten, der über den ganzen Ablauf genau Bescheid weiß: Was passiert, wenn das Fasten destruktiv wird und was geschieht, solange es nicht destruktiv ist? Nach einer echten, reinigenden Fastenzeit wirst du dich wie neugeboren fühlen, jünger und reiner – schwerelos, ausgeglichen. Der Körper wird besser funktionieren, weil er sich vom Ballast befreit hat. Fasten ist vor allem dann sinnvoll, wenn man sich falsch ernährt hat. Wer sich nicht falsch ernährt hat, der braucht auch nicht zu fasten. Fasten ist nur dann angesagt, wenn man dem Körper bereits irgendwie geschadet hat – und wer hätte das nicht?

Der Mensch ist vom Weg abgekommen. Kein Tier ernährt sich so wie der Mensch. Jedes Tier hat seine spezifische Nahrung. Die Tiere fressen nicht einfach alles und jedes – sie sind äußerst wählerisch. Sie spüren noch instinktiv, wie sie sich ernähren müssen. Das hat der Mensch völlig verloren; er hat kein Gespür mehr für seine richtige Ernährung. Er schlingt alles und jedes in sich hinein. Der Mensch spielt einfach verrückt. Er weiß nicht, welche Schwingungen mit seinem Körper in Einklang sind und welche nicht. Er ist vollkommen durcheinander.

Von Natur aus müsste der Mensch sich von Pflanzen ernähren. Sein Körper ist auf pflanzliche Nahrung eingestellt. Auch die Wissenschaft räumt ein, dass der Mensch seinem ganzen Körperaufbau nach nicht auf Fleischessen eingestellt ist. Es kommt auf die Länge der Eingeweide an. Nichtvegetarische Lebewesen haben nur einen sehr kurzen Darm. Tiger, Löwen, sie haben einen sehr kurzen Darm, weil Fleisch eine bereits verdaute Nahrung ist. Es ist kein langer Darm nötig, um es zu verdauen. Die Hauptarbeit des Verdauens hat bereits das Tier geleistet. Wenn man das Fleisch eines Tieres isst, braucht man, da es bereits verdaut wurde, nicht viel Darm. Der Mensch aber hat einen langen Darm; das heißt, dass der Mensch Vegetarier ist. Ein Vegetarier braucht einen langen Darm, denn da fallen viele Abfallprodukte an, die dann schließlich ausgeschieden werden müssen.

Wenn der Mensch sich nicht vegetarisch ernährt und ständig Fleisch isst, überlastet er seinen Körper. Im Osten haben alle großen Meditierer wie Buddha und Mahavira diesen Umstand betont; nicht aus philosophischen Gründen, etwa weil sie Gewaltlosigkeit lehrten – dies ist zweitrangig; wenn du wirklich tief meditieren willst, muss dein Körper unbeschwert, natürlich und im Fluss sein. Der Körper will entlastet sein, der Körper eines Nichtvegetariers ist ständig überlastet.

Du brauchst nur einmal genauer hinzuschauen, was geschieht, wenn du Fleisch isst. Was passiert mit dem Tier im Augenblick seiner Tötung? Wer lässt sich schon gerne töten?! Das Leben will andauern, kein Tier ist bereit zu sterben! Wenn dich jemand tötet, wirst du nicht freiwillig sterben. Was geht in dir vor, wenn dich ein Löwe anspringt und umbringt? Dasselbe geschieht, wenn du einen Löwen tötest: Todesangst, Furcht, Schrecken, Schmerz, Wut, Aggression, Trauer – all dies geht in dem Tier vor. Über den ganzen Körper Aggression, Qual, Todesangst, der ganze Körper wird voll von Toxinen und Giften. Die Körperdrüsen geben Gifte ab, weil das Tier völlig gegen seinen Willen stirbt. Und ein solches Fleisch esst ihr dann, ein Fleisch, vollgepumpt mit Giften. Die gesamte Energie ist vergiftet und dieses Gift gelangt dann in euren eigenen Körper. Das Fleisch, das du isst, hat einem Tierkörper angehört, da hatte es eine besondere Funktion. Im

Körper des Tieres ist eine spezifische Art von Bewusstsein. Wir leben auf einer höheren Bewusstseinsstufe als das Tier. Wenn du sein Fleisch isst, sinkt dein Körper auf die niedrigere Stufe des Tieres. Die Verbindung zwischen deinem Bewusstsein und deinem Körper ist gestört, es entstehen Spannungen und Ängste.

Du solltest Dinge essen, die natürlich sind und deiner Natur entsprechen: Früchte, Nüsse, Gemüse. Das Schöne ist, du wirst von diesen Dingen nur so viel essen, wie der Körper braucht. Alles was deiner Natur entspricht, befriedigt dich, es sättigt deinen Körper. Wenn du etwas Künstliches isst, wird es nicht zum Gefühl der Zufriedenheit kommen. Du kannst so viel Eis essen, wie du willst: Du wirst dich dabei niemals wirklich satt fühlen. Im Gegenteil, je mehr du isst, desto mehr wächst dein Heißhunger. Eis ist keine Nahrung. Du lasst dich davon nur verführen. Jetzt isst du nicht mehr aufgrund der Bedürfnisse, sondern wegen des Geschmacks, die Zunge hat die Herrschaft übernommen.

Die Zunge sollte dich nicht bestimmen. Sie hat keine Ahnung vom Magen. Sie hat keine Ahnung vom Körper. Die Zunge erfüllt eine bestimmte Aufgabe, nämlich das Essen zu schmecken. Natürlich bestimmt die Zunge auch mit, welche Nahrung für den Körper geeignet ist, aber mehr auch nicht: Welche Nahrung kommt für meinen Körper in Frage und welche nicht? Sie ist nur Türhüter, nicht Hausherr. Und wenn der Türhüter den Hausherrn spielt, wird alles chaotisch.

Yoga-Übungen helfen, uns von allen möglichen Giften, die sich im Körper angesammelt haben, zu befreien. Die Yoga-Bewegungen beseitigen sie, sodass der Körper eines Yogi eine ganz eigene Geschmeidigkeit bekommt. Yoga-Übungen unterscheiden sich grundsätzlich von anderen Leibesübungen.

Sie machen euren Körper nicht stärker, sondern geschmeidiger. Wenn dein Körper geschmeidiger wird, verleiht dir das eine Stärke in einem ganz anderen Sinne: Du wirst jünger. Dein Körper wird fließender, strömender. Der ganze Körper bekommt eine organische Einheit und folgt seinem tiefen, eigenen Rhythmus. Wo ein tiefer innerer Rhythmus waltet, ohne Blockaden, ist der Körper rein. Yoga-Übungen sind eine sehr große Hilfe.

Jeder schleppt viel Müll im Bauch mit sich herum, weil das der einzige Raum im Körper ist, wohin man alles wegschließen kann. Es gibt keinen anderen Raum. Was immer du unterdrücken willst, es wird in deinen Bauch verdrängt. Wenn dir nach Weinen zumute ist – deine Frau ist gestorben, deine Liebste, dein Freund ist gestorben – wie würde das aussehen? Als ob du ein Weichling wärest, der Tränen wegen einer Frau vergießt! Also verdrängst du. Wo willst du deine Tränen hinstecken? Natürlich musst du sie in den Bauch verdrängen. Das ist der einzige Ort im Körper, wo Platz dafür ist, der einzige Hohlraum, in den du sie hineindrücken kannst. Und jeder hat so viele Arten von Gefühlen unterdrückt: Liebe oder Sexualität, Wut oder Trauer, Weinen und sogar Lachen! Du kannst nicht einmal so richtig aus dem Bauch heraus lachen: Das ist ja unanständig, es wirkt vulgär – du wärest ja kein zivilisierter Mensch! So hast du alles verdrängt. Deswegen kannst du nicht mehr tief atmen; sobald du tief durchatmest, bekommen all diese verdrängten Wunden eine Energiezufuhr! Davor fürchtest du dich. Jedermann hat Angst davor, in den Bauch zu atmen.

Jedes neugeborene Kind atmet aus dem Bauch. Schau dir einen schlafenden Säugling an: Nur sein Bauch hebt und senkt sich, nie die Brust. Kein Säugling atmet aus der Brust, alle atmen sie aus dem Bauch. Noch sind sie völlig frei, noch wird nichts verdrängt. Ihr Bauch ist noch leer und diese Leere verleiht ihrem Körper eine ganz bestimmte Schönheit.

Sobald sich zu viel Verdrängtes im Bauch angesammelt hat, wird der Körper zweigeteilt, in den Ober- und Unterleib. Du bist nicht mehr eins, sondern zwei. Der untere Teil ist der verworfene Teil. Die Einheit ist verloren, eine Dualität hat sich deiner bemächtigt. Jetzt kannst du nicht mehr schön, nicht mehr anmutig sein. Statt einen Körper hast du nun zwei Körper zu tragen – und zwischen beiden wird stets eine Lücke bleiben. Dein Gang kann nicht mehr schön sein. Irgendwie schleppst du deine Beine mit. An sich würden dich, wäre dein Körper eins, deine Beine tragen. Ist dein Körper jedoch zweigeteilt, musst du deine Beine tragen.

So schleppst du dich mit deinem Körper ab. Er ist zur Last geworden. Du kannst ihn nicht mehr genießen. Du kannst weder einen kräftigen Spaziergang, noch das Schwimmen genießen, du kannst nicht mehr richtig durchsprinten, weil dein Körper keine Einheit mehr ist. Als Voraussetzung für eine solche Bewegungsfreiheit – und deren Genuss! – muss der Körper seine Einheit wiedergewinnen. Diese Einheit muss wieder entdeckt werden. Der Bauch muss vollkommen gereinigt werden.

Um den Bauch zu reinigen, brauchst du eine sehr tiefe Atmung; indem du tief ein- und ausatmest, kann der Bauch alles loslassen, was er mitschleppt. Im Ausatmen entlastet sich der Bauch. Daher ist *pranayama* so wichtig – das tiefe, rhythmische Atmen. Der Nachdruck muss ganz auf dem Ausatmen liegen, damit er auch alles loslassen kann, was er unnötigerweise mitgeschleppt hat. Wenn der Bauch keine Gefühle mehr mitschleppen muss, gibt es plötzlich auch keine Verstopfung mehr. Wer all seine Gefühle in den Bauch abgedrängt hat, der wird an Verstopfung leiden. Denn dann kann der Bauch sich nicht frei entfalten: Du hältst ihn fest unter Kontrolle, kannst ihm keine Freiheit lassen. Wo also Gefühle verdrängt worden sind, kann Verstopfung nicht ausbleiben. Verstopfung ist eher ein seelisches denn ein körperliches Leiden. Sie hat mehr mit der psychischen und weniger mit der physischen Verfassung zu tun.

Aber erinnere dich: Körper und Geist kann man nicht trennen. Sie sind zwei Aspekte ein- und desselben Phänomens. Körper und Geist sind nicht zweierlei. Ja, man dürfte nicht einmal sagen „Körper und Geist". Es muss „Körper-Geist" heißen. Dein Körper ist ein psycho-somatisches Phänomen. Der Geist ist die feinstofflichste Seite des Körpers und der Körper ist die grobstofflichste Seite des Geistes. Beide beeinflussen sich wechselseitig, sind parallel zueinander. Wenn du etwas im Geist unterdrückst, wird auch der Körper mit einer Unterdrückung reagieren. Wenn der Geist alles freisetzt, setzt der Körper ebenfalls alles frei. Darum lege ich so großen Wert auf Katharsis. Katharsis ist ein Reinigungsprozess.

Dies alles sind Übungen der Selbstdisziplin: Fasten; natürliches Essen; tiefes rhythmisches Atmen; Yoga-Übungen; ein immer natürlicheres, flexibleres, beweglicheres Leben führen; mehr und mehr allen Zwang in seiner Lebenshaltung ablegen; den Körper mitbestimmen lassen, der Weisheit des Körpers vertrauen. Dies sind die Dinge, die ich als „Selbstdisziplin" verstehe. Selbstdisziplin zerstört alles Unreine. Selbstdisziplin heißt also nicht den eigenen Körper zu quälen. Es bedeutet, ein lebendiges Feuer im Körper zu entfachen, damit der Körper gereinigt wird. Und wenn du Golderz ins Feuer geworfen hast, wird alles, was nicht Gold ist, zu Schlacke werden.

Am Ende zeigt sich reines Gold. Wenn dein Körper rein ist, wirst du Zeuge davon werden, wie sich neue Energien, neue Dimensionen, ganz plötzlich neue Türen und neue Möglichkeiten öffnen. Es stecken so viele verborgene Kräfte in deinem Körper. Sobald sie freigesetzt sind, wirst du es nicht fassen können, was alles im Körper geschlummert hat – und so nah.

Und hinter jedem unserer Sinne steckt ein verborgener weiterer Sinn. Hinter den Augen steckt ein verborgenes, weiterreichendes Sehvermögen. Wenn die Augen rein sind, dann siehst du die Dinge nicht nur wie sie an der Oberfläche sind. Du beginnst, ihre Tiefe zu sehen: Eine neue Dimension tut sich auf. Wenn du heute jemandem begegnest, siehst du nicht seine Aura, du siehst nur seinen physischen Körper. Den physischen Körper umgibt jedoch eine sehr feine Aura, ein schimmerndes Lichtfeld. Und jeder Körper hat eine andersfarbige Aura. Sobald deine Augen rein sind, kannst du die Aura sehen. Und wer die Aura wahrnimmt, kann Vieles von dem Betreffenden sehen, was er sonst niemals wahrgenommen hätte. Der andere kann sich nicht verstellen; das ist unmöglich, denn seine Aura verrät, was er wirklich ist.

Jemand kommt z.B. mit einer Aura der Unehrlichkeit an und will dich davon überzeugen, ein wie ehrlicher Mensch er ist. Die Aura kann nichts vortäuschen, denn er hat keinen Einfluss auf seine Aura. Die Aura eines ehrlichen Menschen hat eine besondere Farbe. Die Aura eines lauteren Menschen ist reines Weiß. Je unreiner jemand ist, desto mehr verdunkelt sich das Weiß zu Grau und je unreiner er wird, desto mehr nähert es sich dem Schwarz. Die Aura eines absolut unehrlichen Menschen ist absolut schwarz. Die Aura eines verwirrten Menschen changiert, bleibt nie gleich. Schon in den wenigen Minuten, in denen du ihn anschaust, wirst du sehen, wie seine Aura wechselt: Der Betreffende ist verwirrt. Er hat sich noch nicht auf das eingelassen, was er ist. Er ist eine sich ständig ändernde Aura!

Die Aura eines meditativen Menschen hat etwas sehr Stilles; ihn umgibt eine gewisse Ruhe und Kühle. Ein zutiefst verängstigter Mensch – aufgewühlt, verspannt – hat eine entsprechende Aura. Er mag zwar versuchen zu lächeln, mag sich ein Gesicht geben, eine Maske aufsetzen, aber wenn er sich dir nähert, wird dir seine Aura seine Wirklichkeit offenbaren.

Dasselbe gilt für die Ohren. So wie die Augen einen tieferen Einblick besitzen, haben auch die Ohren eine tiefere Qualität des Hörens. Dann hörst du nicht auf das, was der Betreffende sagt, sondern du hörst vielmehr die Musik darin. Was er in Worten sagt, kümmert dich nicht, sondern der Ton, der Rhythmus seiner Stimme ... Eine innere Qualität der Stimme verrät so manches, was keine Wörter vertuschen, ändern können. Der Betreffende mag sich noch so bemühen, höflich zu sein, aber sein Ton wird seine Unverschämtheit verraten. Er mag noch so fein tun, aber sein Ton wird seine mangelnde Feinheit verraten. Er mag noch so selbstsicher auftreten, aber sein Ton wird zeigen, auf wie wackeligen Beinen sein Selbst steht.

Wenn du den verborgenen, feineren Ton wahrnehmen kannst, wenn du die Aura wahrnehmen kannst, wenn du die energetische Qualität dessen spüren kannst, den du vor dir hast, werden dir viele weitere Dinge möglich. Es handelt sich dabei um ganz einfache Dinge. Sie kommen, sobald Selbstdisziplin da ist. Es gibt aber auch noch tiefere Kräfte – im Yoga werden sie *siddhis* genannt – magische Kräfte, Wunderkräfte. Sie erscheinen uns als Wunder, weil wir ihren Mechanismus nicht verstehen und nicht begreifen, wie sie funktionieren.

Sobald man aber die Zusammenhänge erkennt, sind sie keine Wunder mehr. Tatsächlich sind Wunder gar nicht möglich. Was immer geschieht, folgt einem Gesetz. Weil du das Gesetz noch nicht kennst, sprichst du von einem Wunder. Ist dir das Gesetz bekannt, hört es auf, ein Wunder zu sein.

Alle Wunder unterstehen verborgenen Gesetzen. Yoga zufolge gibt es keine Wunder auf der Welt. ‚Wunder' bedeutet, dass etwas Ungesetzmäßiges passiert – und dies ist nicht möglich. Wie sollte es möglich sein, gegen die Gesetze des Universums zu verstoßen? Ganz und gar ausgeschlossen. Es mag sein, dass Menschen sie nicht alle kennen! *Siddhis* werden in dem Ausmaße möglich, in dem du in Reinheit und Vollkommenheit hineingehst. Zum Beispiel kann einer, der es versteht, seinen Astralkörper von seinem grobstofflichen Körper loszulösen, viele Dinge fertig bringen, die ‚wunderbar' sind. Er kann andere ‚aufsuchen' – Sie können ihn zwar sehen, aber nicht berühren. Er kann dank seiner Astralprojektion sogar zu ihnen sprechen. Er kann andere heilen. Wenn er tatsächlich rein ist, genügt schon seine Berührung, sein Handauflegen und ‚es geschieht ein Wunder'. Er wird einfach Heilkraft ausstrahlen – wo immer er hinkommt, werden Menschen geheilt: Ohne dass er es tut; einfach nur seine Reinheit. Er ist zu einem Werkzeug der unerschöpflichen Kräfte geworden.

Aber erst muss man nach innen gehen, den eigenen innersten Kern ausfindig machen.

Die größte Kraft jedoch, die in dir schlummert, ist das Gefühl der Unsterblichkeit. Nicht, dass du eine Theorie, ein System, eine Philosophie hättest, nach der du unsterblich wärest – nein. Jetzt hast du ein Gefühl dafür, du bist ganz darin gegründet, jetzt weißt du es. Mit Theorien hat das

> nichts mehr zu tun. Jetzt ist es dein Wissen, dass es überhaupt keinen Tod gibt. Dein Körper wird sich in seine Elemente auflösen, aber dein Bewusstsein kann sich nicht auflösen. Dein Gehirn wird zu Staub werden, deine Gedanken werden verfliegen, dein Körper wird zu den Elementen zurückkehren, aber du – du selbst, als Zeuge – bist.

Das weißt du deshalb, weil du jetzt deinen Körper aus einem weit, weit entfernten Raum sehen kannst: Du kannst deinen Körper von dir getrennt sehen. Du kannst aus deinem Körper heraustreten und ihn dir ansehen. Du kannst um deinen eigenen Körper herumgehen. Jetzt weißt du: Wenn du stirbst, wird zwar dein Körper zurückbleiben – aber nicht du. Jetzt kannst du sehen, wie dein Verstand als Mechanismus funktioniert, wie ein Bio-Computer. Du bist es, der das sieht, nicht dein Verstand. Körper und Verstand funktionieren zwar weiter, aber du bist nicht mehr damit identifiziert.

Dies ist das größte Wunder, das einem Menschen widerfahren kann: Er erkennt, dass er unsterblich ist. Dann verschwindet die Todesangst und mit der Todesangst sind alle Ängste verflogen.

Wenn die Angst verfliegt, ist Liebe da. Wo keine Angst mehr herrscht, steigt Liebe auf und nur dann. Wie sollte sich Liebe in einer angstverzerrten Seele regen können? Ihr mögt Freundschaften suchen, ihr mögt Beziehungen suchen, aber das tut ihr aus Angst – um euch selber zu vergessen, um euch mit einer Beziehung zu betäuben. Es ist nicht Liebe. Liebe ist erst, wenn du deine Unsterblichkeit erkannt hast. Wie kannst du lieben, wenn du Angst vor dem Tod hast? Du magst aus Angst Kontakt mit Menschen suchen, aber deine Beziehungen werden auf Angst beruhen.

Ähnlich flüchten neunundneunzig Prozent aller ‚religiösen Leute' in das Gebet. Aber ihr Beten ist kein echtes Beten: Es entsteht nicht aus Liebe, es kommt aus der Angst. Nur ganz selten … vielleicht nur ein Prozent aller religiösen Menschen vermögen Unsterblichkeit zu erkennen. Dann geschieht ein Beten, das nicht aus der Angst kommt, sondern aus Liebe – aus reiner Dankbarkeit.

Durch das Studium deiner selbst, swadhyaya,
kommt es zum Einswerden mit dem Göttlichen.

Dies ist ein sehr wichtiges Sutra: *Durch das Studium deiner selbst, swadhyaya, kommt es zum Einswerden mit dem Göttlichen.* Man muss sich selbst erforschen: Das ist der einzige Weg, der zum Göttlichen führt. Patanjali sagt nicht: „Geh in den Tempel!" Er sagt nicht: „Geh in die Kirche!" Er sagt nicht: „Verrichte die Rituale!" Nein, das ist nicht der Weg, um mit dem Göttlichen eins zu werden. Geh nach innen – *swadhyaya*: Erforsche dich selbst! – und du wirst in deinem Inneren Göttliches erkennen. Es ist dein innerster Kern. Du bist der Tempel. Tritt ein! Untersuche dich selbst! Du bist ein unermessliches Phänomen – studiere dich. Studiere alles was du bist. Und am Tag, da du dich vollkommen erkennst, wird es offenbar werden. Es steckt in dir. „Das Göttliche" – das bist du, in der Tiefe deines Seins.

Erforsche dich selbst!

Dieses „Selbststudium" ist das, was Gurdjieff „Selbsterinnerung" nennt. Patanjali's *swadhyaya* ist genau das, was Gurdjieff sagt: „Erinnere dich an dich selbst !" Erinnere dich an dich selbst und beobachte dich immerzu weiter! Wie gehst du mit anderen um? Beobachte es. Beziehungen sind Spiegel. Wie gehst du mit Fremden um, wie gehst du mit Bekannten um, wie gehst du mit deinem Angestellten um, wie gehst du mit deinem Chef um? Schau es dir immerzu einfach an. Nimm jede deiner Beziehungen als Spiegel, sieh dich darin widergespiegelt und beobachte, wie du deine Masken wechselst. Sieh dir deine Gier an, sieh dir deine Eifersüchte an, sieh dir deine Ängste an, sieh dir deine Befürchtungen, deine Besitzansprüche an ... schau immerzu hin und beobachte weiter! Du musst nichts tun! Das ist das Schöne an diesem Sutra. Patanjali sagt ja nicht, tu dieses oder jenes. Er sagt: „Erforsche dich selbst!" Das bloße Untersuchen, das bloße Selbsterinnern reicht schon. Eine Transformation wird stattfinden, wenn du von Angesicht zu Angesicht dein ganzes Wesen zu sehen beginnst.

> Beobachte dich in den verschiedensten Stimmungen. Wenn du traurig bist – schau hin! Wenn du glücklich bist – schau hin! Wenn du gleichgültig bist – beobachte; wenn du dich hoffnungslos fühlst – beobachte; wenn du von großer Hoffnung erfüllt bist – schau hin. Ob du voller Begehren oder enttäuscht bist ... es gibt unzählige Stimmungen in dir, beobachte sie und bleib dabei. Betrachte jede Stimmung als ein Fenster, durch das du einen Blick in dich selber werfen kannst. Alle Farben dieses Regenbogens, beobachte dich. Wenn du allein bist – beobachte. Wenn du nicht allein bist – beobachte. Geh in die Berge, ganz für dich allein – beobachte. Geh in die Fabrik, ins Büro ... beobachte, wie du dich veränderst, wo und wann du dich veränderst.

Indem du dich immerzu weiter beobachtest, bleibe dabei und ermüde nicht! Buddha sagt: „Selbst wenn du zu Bett gehst, beobachte weiter. Wenn du dich hinlegst und langsam einschläfst ... schau zu, wie du einschläfst." Beobachte ständig. Lass nichts aus, lass dir nichts entgehen. Genau diese Selbsterinnerung, diese Selbstuntersuchung, wird alles vollenden. Du brauchst nicht zu fragen: „Und was mach ich, nachdem ich beobachtet habe?" Darüber hinaus bedarf es nichts. Wenn du deinen Hass vollständig beobachtet hast, löst er sich auf. Allein das ist Ausschlag gebend: Alles was durch Beobachten verblasst, ist böse und alles was durch Beobachten zunimmt, ist gut. Das ist die einzige Definition, die ich euch anbieten kann. Ich sage nicht: „Das und das ist böse und das und das ist gut." Nein: Gut und Böse lassen sich nicht objektivieren. Was immer durch Beobachten zunimmt ist gut; was immer durch Beobachten abnimmt ist böse. Wut wird sich durch Beobachten auflösen; Liebe wird zunehmen. Hass wird verschwinden; Mitgefühl wird zunehmen. Gewalt wird verschwinden; Andacht wird zunehmen, Dankbarkeit wird zunehmen.

Was immer durch Beobachten verschwindet, ist Sünde. Nichts anderes braucht also getan zu werden. Beobachtet einfach und das Negative wird sich auflösen. Es wird genauso verschwinden, wie die Dunkelheit, wenn man in einem dunklen Zimmer Licht macht: Nicht das Zimmer, die Dunkelheit verschwindet. Ebenso wenig wirst du verschwinden, wenn du beobachtest. Im Gegenteil, durch Beobachten wirst du dir selbst offenbar. Nur das Dunkle wird weichen – das Dunkle der Wut, das Dunkle des Besitzergreifens, das Dunkle der Eifersucht – all das wird verschwinden. Nur du wirst übrig bleiben, in deiner uranfänglichen Reinheit. Nur dein Innerstes wird übrig bleiben – als leerer, freier Raum. Durch Selbststudium, *swadhyaya*, kommt es zum Einswerden mit dem Göttlichen. Nichts anderes ist nötig – außer Bewusstheit.

Vollkommene Erleuchtung kann man durch Hingabe an Gott erlangen.

Und wenn du dich selbst erforscht hast und dich selbst erkannt hast, dann die Hingabe! Sie geschieht einfach, sie ist jenseits von Anstrengung. Wenn du dich jetzt hingeben wolltest, würde das äußerst schwer sein; außerdem wäre es niemals restlose Hingabe. Wie solltest du dich jetzt schon hingeben können – mit Hass und Eifersucht in dir? Wie solltest du dich hingeben können mit all den Aggressionen in dir? Hingabe wird erst möglich, wenn du makellos rein bist. Erst wenn du rein bist, eine makellos reine Blüte, betrittst du den Tempel und bringst sie dar.

Um sich hinzugeben, sollte man dessen würdig sein; denn es gibt keine größere Handlung als Hingabe. Es gibt nichts Höheres. Du kannst dich nicht mit Hilfe deiner Willenskraft und Anstrengung hingeben, denn diese gehören zum Ego. Das Ego kann sich nicht hingeben. Wenn du dich kontinuierlich erforschst und beobachtest, verschwindet das Ego. Du bleibst, aber es gibt kein „Ich" mehr. Du bist eine unendliche Leere, ohne ein „Ich" in ihr. Du bist unendliche Existenz: Sein ist, das Ego nicht mehr – jetzt geschieht Hingabe.

Vollkommene Erleuchtung, *samadhi*: Du wirst selbst zu Licht. Alles löst sich auf, nur du bleibst als Energie und die reinste Form von Energie ist Licht. Heute sagen die Wissenschaftler, die Physiker: „Alles, was sich mit Lichtgeschwindigkeit bewegt, wird selbst zu Licht".

Ein Ziegelstein, der mit Lichtgeschwindigkeit geworfen wird, löst sich als Ziegelstein auf und wird selbst zu Licht, weil bei dieser Geschwindigkeit alle Dinge vergehen und nur noch Energie übrig bleibt. Erst im 20. Jahrhundert hat man entdeckt, dass sich möglicherweise alle Materie in Licht, in Energie transformieren lässt. Materie ist langsame, Licht ist schnelle Energie.

Das Ego ist etwas Materielles, ist eine langsame Energie. Wenn du das Ego loslässt, bringst du dich auf Lichtgeschwindigkeit. Dann bist du nichts Festes mehr, dann bist du schwerelose Energie. Und schwerelose Energie kennt keine Grenzen, ist unendlich ausdehnbar. Schwerelose Energie lässt sich nur noch so definieren – von ihr lässt sich nur noch eines sagen – dass sie Licht ist. Die Bibel sagt: „Gott ist Licht." Der Koran sagt: „Gott ist Licht." Die Upanishaden sagen: „Gott ist Licht." Du wirst zu Licht.

Patanjali sagt: Erleuchtung kann man durch Hingabe an Gott erlangen. Erforsche dich bis auf den Grund, auf dass du in deinem Innern Gott begegnen kannst. Danach gib dich hin. Gib alles hin, was du überhaupt nur bist. Und vergiss nicht, dass diese Hingabe keine Mühe ist. Also brauchst du dir auch keine Gedanken darüber zu machen, wie du dich hingeben sollst. Erinnere dich ständig, wer du bist – dann folgt die Hingabe wie ein Schatten. Es gibt dafür keine Technik. Sobald du dich selber kennst, wirst du auch wissen, was Hingabe ist. Hingegeben, wirst du Gott selbst. Solange du gegen das Ganze kämpfst, bleibst du ein hässliches Ego. Hingegeben ans Ganze, wirst du zum Ganzen. Loslassen ist das letztendliche Mantra.

An diesem Punkt könnte sich in deinem Verstand die Gier zu Wort melden: „Worauf noch warten? Wieso sich nicht gleich hingeben?" Weil du es nicht tun kannst. Du stehst dir selber im Wege; wie willst du dich da hingeben?

Sobald du nicht mehr da bist, ist Hingabe da. Solange du da bist, ist Hingabe nicht möglich. Es ist ja nicht so, dass du dich hingibst; Hingabe besteht darin, dass du dich auflöst. Zur einen

Tür gehst du hinaus, zur anderen Tür kommt die Hingabe herein. Du und Hingabe können nicht zusammen existieren. Vergiss also nicht: Du kannst dich nicht hingeben. Beobachte dich, damit du reiner und immer reiner wirst – so rein, dass nahezu nichts mehr da ist, nur Reinheit, ein Duft … dann geschieht Hingabe.

Mit diesem Sutra will Patanjali sagen, dass Erleuchtung durch Hingabe an Gott möglich ist. Er sagt nicht, wie man sich hingibt. Er sagt auch nicht, dass Hingabe getan werden muss. Er weist einfach auf ein Phänomen hin.

Wenn du dich selbst erforschst, wirst du Gott von Angesicht zu Angesicht begegnen, du betrittst einen Tempel … es findet Hingabe statt.

2

Das Ende der Begrenzung

Osho-Sutras

Die *asana* sollte so sein,
dass du deinen Körper vergessen kannst.

Ohne Mühe und mit einem
aufs Unendliche gerichteten Bewusstsein:
So gelingt dir die *asana*.

Ruht der Körper, so verschwindet das Körpergefühl.
Ruht der Geist, so verschwindet das Geistgefühl.

Mit dem Ganzen zu atmen,
zum Atem des Ewigen und des Ganzen zu werden,
das ist *pranayama*.

Es gibt ein altes indisches Gleichnis: Ein alter Holzfäller machte sich auf den Heimweg aus dem Wald, mit einem großen, schweren Bündel Holz auf dem Kopf. Er war alt und müde – nicht nur müde vom Tagwerk, sondern müde des Lebens überhaupt. Was hatte ihm das Leben schon gebracht? – immer dieselbe trostlose Tretmühle. Ein Tag wie der andere: Im Morgengrauen Aufbruch zum Wald, den ganzen Tag über Holz machen und abends beladen zurück zum Dorf. Sein Lebtag hatte er nichts anderes kennen gelernt. Wie satt er das hatte! Das Leben war sinnlos, es hatte einfach keine Bedeutung für ihn. Und an diesem Tag war er es besonders satt, müde und verschwitzt wie er war. Er bekam kaum noch Luft, konnte sich selbst kaum noch weiterschleppen, geschweige denn seine Last. Urplötzlich, einem symbolischen Akt gleich, warf er sein Bündel zu Boden.

Dieser Moment kommt im Leben eines jeden Menschen – man möchte alles hinschmeißen. Es ist ja nicht nur diese Last auf dem Kopf – nein, es ist ein symbolischer Akt: Der Holzfäller schmeißt damit sein ganzes Leben hin.

Er fiel auf die Knie, schaute auf zum Himmel und sagte: „Ach, Tod! Du kommst doch zu allen – warum nur nicht zu mir? Wie viel Leid muss ich noch ertragen? Wie viele Lasten muss ich noch schleppen? Bin ich nicht schon genug gestraft und welches Verbrechen habe ich begangen?“

Und aus heiterem Himmel – er traute seinen Augen nicht! – stand der Tod vor ihm. Er war fassungslos; zu Tode erschrocken sah er sich um: Was er da eben gesagt hatte, hatte er doch gar nicht so gemeint! Und wer hatte je gehört, dass du nur nach dem Tod zu rufen brauchst und schon steht er vor dir?!

Der Tod sagte: „Du hast mich gerufen?”

Im Nu hatte der Alte all seinen Gram, all seine Müdigkeit, seine immer gleiche Lebensroutine vergessen. Er sprang auf und sagte: „Ja, richtig … stimmt, ich habe dich gerufen. Wärst du bitte so freundlich, mir mit meinem Bündel aufzuhelfen und es mir wieder auf den Kopf zu heben? Es war weit und breit sonst niemand zu sehen, da hab ich halt dich gerufen."

Es gibt solche Augenblicke, da man das Leben satt hat, Augenblicke, da man am liebsten sterben würde. Aber Sterben will gelernt sein, es ist eine Kunst.

Für alle, die den Weg des Yoga gehen, ist der Tod ein willkommener Gast – sie laden ihn ein. Ohne deswegen selbstmörderisch zu sein! Ohne deswegen gegen das Leben zu sein – nein! Sie sind für ein größeres Leben. Sie geben ihr Ego für ein höheres Selbst. Ja sogar ihr Selbst geben sie für das höchstmögliche Selbst. Sie geben das eine für das andere auf, immer das Begrenzte für das Unbegrenzte. Genau dies ist inneres Wachstum: Jeweils das, was du hast, aufzugeben für etwas, das dadurch möglich wird, indem du dich leer machst, indem du mit leeren Händen da stehst.

Diese Sutras stellen also eine Vorbereitung dar – die Vorbereitung auf das Sterben und damit die Vorbereitung auf ein höheres Leben.

Die asana sollte in sich ruhend und entspannend sein.

Patanjali's Yoga ist sehr missverstanden, ja fehlgedeutet worden. Patanjali ist kein Gymnastiklehrer, auch wenn Yogaübungen wie Körpergymnastik aussehen mögen. Patanjali ist kein Feind des Körpers, kein Lehrer, der euch Körperverrenkungen beibringen möchte, sondern ein Meister, der euch körperliche Harmonie lehrt; denn er weiß, dass ein harmonischer Geist nur in einem harmonischen Körper existieren kann. Nur in einem harmonischen Geist kann ein harmonisches Selbst wohnen und nur in einem harmonischen Selbst das Göttliche.

Stufe um Stufe muss man zu einer immer tieferen und höheren Harmonie finden. *Asana* bedeutet für Patanjali körperliche Harmonie. Er weiß: Der Körper ist die Grundlage. Wenn du den Körper verfehlst, wenn du den Körper nicht schulst, wird auch ein höheres Training nicht möglich sein.

Der Körper ist wie ein Musikinstrument, das erst gestimmt werden muss, bevor die höhere Musik aus ihm erklingen kann. Wenn aber dein Instrument nicht richtig gestimmt und nicht in Ordnung ist, wie kannst du dann erwarten, hoffen, dass jemals große Harmonien aus ihm hervorgehen werden? Es können nur Disharmonien entstehen. Der Körper ist eine *veena*, ein Musikinstrument.

Die Yogahaltung, *asana*, sollte in sich ruhen, sie sollte beglückend und entspannend sein. Versuche also niemals deinen Körper zu verrenken und dich in Haltungen zu zwängen, die dich nicht entspannen.

Eine Yogahaltung sollte so sein, dass du dabei deinen Körper vergessen kannst. Was heißt entspannend? Entspannt fühlst du dich, wenn du deinen Körper vergisst. Wenn du ständig an deinen Körper denken musst, bist du verspannt. Wichtig ist also nicht, ob du nun auf einem Stuhl oder auf dem Fußboden sitzt: Hauptsache du sitzt bequem! Wenn du schon auf der körperlichen Ebene nicht entspannt bist, dann kannst du feinere Geschenke aus deinen tieferen Schichten nicht erwarten. Wird schon die erste Ebene verfehlt, bleiben dir auch alle anderen Ebenen verschlossen.

Wenn du wirklich glücklich und selig werden willst, dann musst du dich von Anbeginn wohl fühlen. Ein entspanntes Körpergefühl ist Voraussetzung für jeden, der zu den inneren Ekstasen finden möchte.

Jede bequeme Körperhaltung ist notwendigerweise in sich ruhend. Ist die Haltung unbequem, wird man unruhig. Ist sie unbequem, wechselt man ständig die Position. Ist sie entspannend, dann braucht man auch nicht mehr herumzuzappeln, sich rastlos zu fühlen und ständig zu wechseln. Achte darauf: Eine Yogahaltung mag für den einen bequem und für den anderen unbequem sein. Bring also nie einem anderen deine eigene Haltung bei. Jeder Körper ist einmalig. Was für dich bequem ist, mag für einen anderen unbequem sein.

Richte dich nie nach anderen: Jeder muss seine eigene Haltung herausfinden. Man braucht keinen Lehrer zu fragen, wie man's macht; mach dein eigenes entspanntes Körpergefühl zu deinem Lehrer. Du kannst alles ausprobieren. Geh ein paar Tage lang alle Sitz-Haltungen oder Sitzvarianten durch, die du kennst und du wirst irgendwann genau auf die für dich richtige kommen. Denn im selben Moment, da du spürst: „Das ist es!", wird alles in dir still und ruhig werden. Das kann dir kein anderer beibringen, weil niemand dein eigenes körperliches Harmoniegefühl kennt und dir deswegen auch nicht Auskunft darüber geben kann, in welcher Haltung genau du dich entspannt und in dich ruhend fühlen wirst.

Finde möglichst deine eigene Haltung heraus. Entdecke deinen Yoga und folge niemals Regeln! Denn alle Regeln sind nur Durchschnittswerte. Sie sind nur dazu da, etwas klarzumachen – aber nicht als Vorschriften! Sonst wirst du dich nicht entspannen. Denkt immer daran: Regeln, Vorschriften sind immer nur Durchschnittswerte. Einem Durchschnittswert entspricht nie etwas Existierendes. Passt euch also keinem Durchschnitt an – niemand kann ein Durchschnitt werden. Du musst deinen eigenen Weg finden. Macht euch den Durchschnittswert klar – das kann hilfreich sein – aber macht ihn niemals zur Regel: Benutze ihn als einführende Orientierung, wie eine Landkarte, aber nicht als einen verlässlichen Lehrer. Verstehe ihn und vergiss ihn wieder! Was das innere Gefühl von Entspannung und „in sich ruhend" betrifft, – das muss jeder für sich selbst entdecken. Damit du dein eigenes Gefühl ausfindig machen kannst, hat Patanjali diese Definition gegeben: *Sthir sukham asana.* Man könnte *asana* nicht treffender definieren: „Die Haltung soll in sich ruhend und entspannend sein."

Ich selbst würde das lieber umgekehrt formulieren und die Sanskritformel lässt die umgekehrte Lesart auch zu. *Sthir sukham asana,* was in sich ruhend und entspannend ist, ist eine *asana.* Und das wäre sogar die genauere Übersetzung. Sobald man mit einem „sollte" kommt, fangen die Schwierigkeiten an. Im Sanskrit ist von keinem „sollte" die Rede – das taucht erst im Englischen auf. Ich habe in vielen Patanjali-Übersetzungen nachgeschlagen und überall heißt es: „Eine *asana* sollte in sich ruhend und entspannend sein." Im Sanskrit-Wortlaut dagegen – *Sthir sukham asana* – kommt gar kein „sollte" vor. *Sthir* heißt in sich ruhend, *sukham* heißt entspannend, *asana* heißt Haltung. Das ist alles: „In sich ruhend, entspannend, so die *asana.*"

Woher kommt dieses „sollte"? Weil wir aus allem eine Vorschrift machen möchten. Dabei ist es lediglich eine Definition, ein Hinweis, ein Fingerzeig und keine Vorschrift. Erinnere dich: Menschen wie Patanjali machen niemals Vorschriften.

Sie sind nicht so töricht. Sie geben nur Winke, Hinweise. Du wirst diesen Fingerzeig in dein eigenes Sein erst entschlüsseln, du wirst selbst fühlen und langsam entdecken müssen. Dann wirst du die Regel verstehen, aber sie wird nur für dich gelten, für niemanden sonst.

Wenn die Menschen nur dies eine beachten würden, dann lebten wir in einer wunderbaren Welt, wo keiner versuchte, anderen etwas aufzuzwingen, irgendwen zu disziplinieren. Einfach schon deswegen, weil das, was sich für dich als die richtige Disziplin herausgestellt hat, sich für einen anderen als Gift erweisen könnte. Deine Arznei ist nicht zwangsläufig jedermanns Arznei. Versuche sie nicht ständig anderen einzureden.

Nehmt diese Sutras nur als allgemeine Richtlinien. Versucht sie zu verstehen, aber versucht nicht, sie genau zu befolgen. Lasst sie tief in euch einsinken, sie werden eure Intelligenz herausfordern. Sucht euren eigenen Weg. Alle wahrhaft großen Unterweisungen sind indirekt.

Wie erreicht man eine solche Haltung ? Wie ein solches ‚In sich Ruhen?' Fang immer mit der Entspannung an. Sobald sich der Körper entspannt fühlt – in tiefer Ruhe – tritt ein ganz bestimmtes Wohlbefinden ein. Das gibt den Ausschlag, das ist das entscheidende Kriterium. Das kann im Stehen, im Liegen oder auch im Sitzen eintreten, ganz gleichgültig wo … ob auf dem Fußboden oder auf einem Stuhl. Eintreten kann es überall, es ist ein inneres Empfinden der Entspannung. Und sobald es eingesetzt hat, will man sich gar nicht mehr bewegen, denn je mehr man sich bewegt, desto mehr verfehlt man es. Es geschieht genau in diesem Zustande. Wenn man sich bewegt, verlässt man es, stört es. Jeder hat ein natürliches Bedürfnis danach und Yoga ist das Natürlichste der Welt: Sich wohl zu fühlen ist ein natürliches Verlangen. Wann immer wir uns verspannt fühlen, möchten wir etwas verändern. Hört immer auf die natürliche Stimme in euch, sie hat fast immer Recht.

Loslassen der Anstrengung,
das Bewusstsein aufs Unendliche gerichtet: So gelingt dir asana.

Wunderschön gesagt … großartige Hinweise und Fingerzeige: *Prayatna shaithilya* – Loslassen der Anstrengung. Das ist das erste für das Gelingen der Yogahaltung: Sich entspannt und in sich ruhend fühlen, der Körper in tiefer Ruhe, dass sich nichts mehr bewegt. Wenn sich der Körper so wohl fühlt, dass ihm nach keiner Bewegung mehr ist und ein freudiges Gefühl von Entspannung eintritt, dann ist er in sich ruhend.

Patanjali geht es um die Hingabe ans Ganze. Zuerst um *prayatna shaithilya* – das Loslassen von Anstrengung. Entspanne dich! Bemühe dich nicht, lass dich vom Gefühl leiten. Lass den Willen ganz beiseite. Wie willst du auch Wohlbefinden erzwingen? Ein Ding der Unmöglichkeit! Entspannen kannst du nur, indem du die Entspannung zulässt. Yogahaltungen sind keine Sache des Willens. Es geht ums Fühlen. Fühlen ist etwas ganz anderes als Wollen.

Ich lehre euch Meditationstechniken und fordere euch ständig auf: „Gebt alles was ihr nur könnt!" Aber vergesst nie, diese Betonung, in die Anstrengung zu gehen, hat nur den Zweck, den Willen auf die Seite zu schieben, sodass euer Wille und mit ihm der Traum des Willens endlich ein Ende nimmt. Du wirst deines Willens so überdrüssig sein, dass du ihn eines Tages einfach aufgeben wirst. An diesem Tag geschieht Erleuchtung. Das hier sind nur Hinweise.

Patanjali meint nicht: „So wird's gemacht!" Er gibt euch

lediglich eine Wegbeschreibung. Wenn du sie verstehst, wird sie sich auf dich, auf deine ganze Lebensweise auswirken. Verinnerliche sie. Lass sie tief eindringen. Lass sie in Fleisch und Blut übergehen, bis ins Mark deiner Knochen! Das ist alles – dann kannst du Patanjali vergessen. Die Sutras sind nicht zum Auswendiglernen da, sie sollen Teil deiner selbst werden. Lass dein ganzes Dasein von ihrem Verständnis durchdrungen sein, das ist alles. Danach kannst du sie vergessen – sie werden ihre Wirkung tun.

Loslassen der Anstrengung, das Bewusstsein aufs Unendliche gerichtet: So gelingt dir asana. Zwei Dinge also: Alle Anstrengung loslassen – erzwinge es nicht, erlaube es zu geschehen, genau wie beim Einschlafen: Lass es geschehen. Es ist ein tiefes Loslassen – lass es geschehen: Erzwinge nichts, denn sonst wirst du alles verhindern.

Und das zweite ist: Während der Körper sich selbst erlaubt zu entspannen, in tiefe Ruhe zu versinken, sollte sich dein Geist auf das Unendliche richten.

Mit allem Begrenzten kennt sich der Verstand bestens aus. Wenn ihr über Geld nachdenkt, ist der Verstand in seinem Element; wenn ihr über Macht und Politik nachdenkt, ist der Verstand in seinem Element; wenn ihr über Wörter, philosophische Systeme, Dogmen nachdenkt, ist der Verstand in seinem Element – da hat er es immer mit begrenzten Dingen zu tun. Wenn ihr jedoch über Gott nachdenkt, steht ihr plötzlich im Leeren ... Was gäbe es über Gott nachzudenken? Sobald ihr darüber nachdenken könnt, ist Gott nicht mehr Gott, habt ihr etwas Begrenztes daraus gemacht. Wenn ihr euch „Gott" z.B. als Krishna vorstellt, ist das nicht Gott; dann mögt ihr zwar Krishna vor euch sehen, auf seiner Flöte spielend ... aber das ist etwas Begrenztes. Oder sobald ihr euch unter „Gott"

Christus vorstellt – aus und vorbei: Gott gibt es nicht mehr, jetzt habt ihr etwas Begrenztes aus ihm gemacht. Wunderschön zwar, aber nicht zu vergleichen mit der Schönheit des Unbegrenzten.

Es gibt zwei Arten von Gott: Den Gott des Glaubens, den christlichen Gott, den hinduistischen Gott, den muslimischen Gott und den Gott der Wirklichkeit, die Unendlichkeit. Wenn man sich einen muslimischen Gott denkt, dann wird man zu einem Muslimen, aber nicht zu einem religiösen Menschen. Wenn man sich einen christlichen Gott vorstellt, dann wird man ein Christ, aber nicht zu einem religiösen Menschen. Wenn man dagegen seinen Geist auf Gott selber richten kann, ist man religiös – nicht mehr Hindu, nicht mehr Muslime, nicht mehr Christ.

Dieser Gott ist keine Vorstellung! Jede Vorstellung ist nur ein Spielzeug des Verstandes. Der wirkliche Gott ist unermesslich ... Gott kann mit deinem Verstand spielen, aber nicht dein Verstand mit Gott! So ist „Gott" nicht mehr ein Spielzeug in deinen Händen, sondern du bist ein Spielzeug in den Händen des Göttlichen. Das Ganze hat sich umgedreht: Jetzt hast du es nicht mehr in der Hand, jetzt hast du es nicht mehr unter Kontrolle. Jetzt bist du „von Gott besessen". Dieser Ausdruck – „besessen sein" – trifft es genau: Vom Unendlichen besessen sein. Jetzt taucht vor deinem geistigen Auge kein Bild mehr auf, nein! Da ist kein Bild, da ist unendliche Leere – in dieser unendlichen Leere löst du dich selbst auf, du verlierst nicht nur die Definition deines Gottes, sondern auch die Definition deiner selbst. Wer mit dem Unendlichen in Berührung kommt, dessen Konturen lösen sich auf, dessen Grenzen verschwimmen, dessen Grenzen werden immer unschärfer, immer fließender: Du löst dich auf wie Rauch im Himmel.

Es kommt der Augenblick, in dem du dich nach dir umschaust und … du bist nicht mehr.

Zwei Dinge also, sagt Patanjali: Keine Anstrengung, und das Bewusstsein auf das Unendliche gerichtet. Auf diese Art gelingt *asana*. Und das ist erst der Anfang; das ist der Körper. Man muss tiefer gehen.

Ist Meisterschaft in der Haltung vorhanden
klingen alle von Dualitäten verursachten Störungen ab.

Wenn sich der Körper entspannt fühlt, wenn er ruht und die Flamme des Körpers nicht flackert … ruhig geworden, keine Bewegung – plötzlich, als ob die Zeit still stünde, kein Lufthauch mehr, alles ruhig und still, nichts drängt mehr den Körper, sich zu bewegen, er ruht in sich, in tiefer Ausgewogenheit, entspannt und gesammelt – in diesem Zustand sind alle Dualitäten und alle von Dualitäten verursachten Störungen verschwunden.

Hast du das schon mal beobachtet? Jedes Mal, wenn deine Gedanken verstört sind, ist auch dein Körper rastlos, du kannst einfach nicht stillhalten. Oder umgekehrt: Wenn dein Körper unruhig ist, kann auch dein Geist nicht still sein. Beides hängt zusammen. Patanjali weiß sehr wohl, dass Körper und Geist nicht von einander getrennt sind, dass ihr nicht in Körper und Geist gespalten seid, dass Körper und Geist zusammengehören. Du bist psychosomatisch, bist Körper-Geist. Dein Körper ist nur der Anfang deines Geistes und dein Geist nur das Ende deines Körpers. Sie sind wie die zwei Seiten ein- und derselben Medaille.

Was immer sich im Körper abspielt, wirkt sich auf den Geist aus und was immer sich im Geist abspielt, wirkt sich auf den

Körper aus. Sie sind parallel zueinander. Deswegen diese Betonung des Körpers: Solange euer Körper nicht entspannen kann, solange kommt auch euer Geist nicht zur Ruhe.

Und es ist leichter, beim Körper anzufangen, weil er das Äußerste ist. Es ist schwierig, beim Geist anzusetzen. Viele Leute versuchen es damit, scheitern aber deswegen, weil ihr Körper einfach nicht mitmacht. Es ist immer besser, bei ABC anzufangen und dann Schritt für Schritt weiter zu gehen, in der richtigen Reihenfolge. Der Körper ist das allererste, der Anfang. Wer zu körperlicher Ruhe finden kann, wird erleben, wie sich plötzlich auch sein Geist harmonisch anpasst.

Der Geist bewegt sich ständig von links nach rechts, wie das Pendel einer Standuhr: Immer von rechts nach links, von links nach rechts. Wenn du ein Pendel beobachtest, wird es dich so manches über deinen Verstand lehren können. Geht das Pendel gerade nach links, dann schlägt es dem Augenschein nach zwar nach links aus, sammelt aber im Grunde schon Schwung, um nach rechts auszuschlagen. Geht es dann nach rechts, sammelt es wiederum Schwung, die nötige Energie für den Ausschlag nach links.

Und mit deinem Verstand verhält es sich genauso. Ständig geht er von einem Extrem zum anderen, mal ist er ganz links, mal ganz rechts, nie ruht er in der Mitte. In der Mitte zu sein bedeutet erst wirklich zu sein. Extreme sind nur eine Last, so kannst du nicht entspannen.

In der Mitte ist Entspannung, weil es in der Mitte keine Schwere mehr gibt. Bleibst du ganz genau in der Mitte, wirst du schwerelos. Gehst du nach links, spürst du sofort das Gewicht; gehst du nach rechts, ist wieder sofort das Gewicht da. Je mehr du dich von der Mitte entfernst, desto mehr Gewicht musst du tragen.

Halte die Mitte. Ein religiöser Mensch folgt keinen Extremen. Er ist ein Mensch ohne Extreme. Und wenn du genau in der Mitte – sowohl Körper wie Geist bist – verschwinden alle Dualitäten. Denn alle Dualitäten kommen nur daher, dass du entzweit bist, dass du dich mal zu dieser und mal zu jener Seite neigst.

Tato dwandwa anabhighatah: Ist Meisterschaft in der Haltung vorhanden, klingen alle von Dualitäten verursachten Störungen ab. Wie könntest du, wenn keine Dualität mehr da ist, verspannt sein? Wie könntest du hin und her gerissen sein? Wie im Zwiespalt sein? Nur wenn es zweierlei in dir gibt, kannst du im Zwiespalt sein, werden die zwei Seiten ständig miteinander kämpfen und dich niemals in Ruhe lassen. Dein Haus ist gespalten; in dir wütet immer Bürgerkrieg, ein Fieber. Sobald dieser Zwiespalt aufhört, wirst du still und zentriert – Mitte sein. Buddha hat seinen Weg *majjhim nikaya* – den mittleren Weg genannt. Er pflegte zu seinen Schülern zu sagen: „Dies ist das Einzige, woran ihr euch halten sollt: Bleibt immer in der Mitte, geht nie in die Extreme."

Ein wirklich ausgewogener Mensch ist gegen nichts – weil er für nichts ist. Wenn ihr zu mir kommt und fragt: „Hast du was gegen Geld?", kann ich nur mit den Achseln zucken. Ich hab nichts dagegen, denn ich war nie dafür. Geld ist etwas Beliebiges – etwas Nützliches, ein Tauschmittel, aber nichts, weswegen man sich verrückt machen sollte, weder so noch so. Wenn ihr welches habt, dann gebraucht es. Wenn ihr keines habt, dann genießt auch diesen Zustand. Das ist alles, was ein Mensch, der versteht, dazu sagen kann. Wohnt er in einem Palast, genießt er; wenn es keinen Palast gibt, genießt er die Hütte. Was immer gerade ist – er ist zufrieden, ist ausgewogen. Er ist weder für noch gegen den Palast. Wer für oder gegen etwas ist, ist einseitig; er ist nicht im Gleichgewicht.

Buddha sagt zu seinen Schülern: „Bleibt im Gleichgewicht und alles übrige ergibt sich von alleine. Haltet stets die Mitte." Und Patanjali meint mit dem, was er hier über die Yogahaltung sagt, genau dasselbe. Die äußere „Haltung" ist körperlich, die innere „Haltung" ist geistig – beides ist miteinander verbunden. Wenn sich der Körper in seiner Mitte befindet – in sich ruhend – dann ist auch der Geist in seiner Mitte, in sich ruhend. Ist der Körper entspannt, bist du jenseits des Körpers, ist der Geist entspannt, bist du jenseits des Geistes. Jetzt bist du Seele, jenseits von Körper und Geist.

Der nächste Schritt nach der vollendeten Haltung
ist das Atmen mit dem Ganzen,
indem man nach dem Einatmen und Ausatmen den Atem anhält
oder indem man den Atem plötzlich anhält.

Körper und Geist, der Atem ist die Brücke: Diese drei gilt es zu verstehen. Die Körperhaltung, das Verschmelzen des Geistes mit dem Unendlichen und die Brücke, die beides miteinander verbindet, müssen sich im richtigen Rhythmus befinden. Hast du das schon beobachtet? Wenn nicht, dann achte darauf: Mit jeder Veränderung im Geiste ändert sich auch deine Atmung. Und umgekehrt: Ändere deine Atmung und dein Geisteszustand verändert sich.

Hast du schon einmal darauf geachtet, wie du atmest, wenn du sexuell tief erregt bist – fiebernd, aufgeregt, außerhalb jedes Rhythmus? Würdest du ständig so weiteratmen, wärest du sehr bald müde und erschöpft, du würdest dich damit nicht beleben, sondern eher schwächen. Achte auf dein Atmen, wenn du ruhig bist und dich wohl fühlst. Du schaust an einem schönen Morgen oder Abend zum Sternenhimmel auf – es gibt nichts zu tun, du hast Urlaub und darfst dich ausruhen, achte jetzt auf dein Atmen! Das Atmen ist voller Ruhe. Kaum festzustellen, ob es überhaupt da ist. Wenn du wütend bist, schau hin. Augenblicklich verändert sich das Atmen. Wenn du Liebe empfindest, wenn du traurig bist – schau hin. Mit jeder Stimmung bekommt das Atmen einen anderen Rhythmus: es ist eine Brücke.

Wenn dein Körper gesund ist, hat das Atmen eine andere Qualität. Wenn dein Körper krank ist, ist auch dein Atmen krank. Wenn du vollkommen gesund bist, denkst du überhaupt nicht an dein Atmen. Wenn du dich körperlich nicht so ganz wohl fühlst, zieht dein Atmen immer wieder die Aufmerksamkeit auf sich: „Irgendwas stimmt doch nicht!"

Der nächste Schritt nach der vollendeten Haltung ist das Atmen mit dem Ganzen. *Pranayama* wird häufig mit „Atemkontrolle" übersetzt. Dieses Wort führt in die Irre. Es ist eine falsche Übersetzung von *pranayama. Pranayama* ist nie und nimmer Atemkontrolle. Es bedeutet wörtlich: Ausdehnung der Lebensenergie, *prana-ayama. Prana* bedeutet die im Atem verborgene Lebensenergie und *ayama* bedeutet grenzenlose Ausdehnung. Also keineswegs „Atemkontrolle"! Das Wort „Kontrolle" ist ziemlich abstoßend, es vermittelt das Gefühl, als gäbe es da einen Kontrolleur – der Wille kommt sofort ins Spiel. *Pranayama* ist etwas völlig anderes: Ausdehnung deiner Lebensenergie; es bedeutet, so zu atmen, dass du eins wirst mit dem Atem des Ganzen. Jetzt atmest du so, dass du nicht mehr auf deine persönliche Art und Weise, sondern im Einklang mit dem Ganzen atmest.

Versuche Folgendes, manchmal geschieht es von alleine: Zwei Liebende sitzen nebeneinander und halten sich an den Händen. Wenn sie wirklich in Liebe sind, werden sie plötzlich feststellen, wie sie gleichzeitig atmen, in einem gemeinsamen Rhythmus. Sie atmen nicht nebeneinander, sondern ineinander. Wenn die Frau einatmet, atmet auch der Mann ein. Wenn der Mann ausatmet, atmet auch die Frau aus. Achte darauf – werde dir plötzlich dieser Situation bewusst! Wenn du neben einem Menschen sitzt, mit dem du befreundet bist, wirst du mit ihm im selben Rhythmus atmen. Wenn dir ein anderer unsympathisch ist und du ihn loswerden möchtest, weil eine gewisse Langeweile da ist, werdet ihr getrennt voneinander atmen, niemals im selben Rhythmus.

Lehne dich bei einer guten Gelegenheit an einen Baum. Wenn du still wirst, voll Freude genießt, wirst du plötzlich bemerken, wie der Baum – irgendwie – auf die gleiche Art atmet wie du. Und irgendwann entsteht plötzlich das Gefühl, mit dem Ganzen zu atmen, zum Atem des Ganzen zu werden, du befindest dich außerhalb jeder Anstrengung, jedes Widerstandes, du bist in Hingabe. Jetzt bist du mit dem Ganzen eins geworden – und zwar in einem solchen Ausmaß, dass du nicht einmal mehr getrennt zu atmen brauchst. Beim gemeinsamen Atmen entsteht eine tiefe Teilnahme – ihr werdet eins, weil Atmen gleich Leben ist. Dann lassen sich Gefühle übertragen, Gedanken übertragen.

Pranayama bedeutet also: „Mit dem Ganzen atmen." So lautet meine Übersetzung und nicht „Atemkontrolle" – Mit dem Ganzen atmen, es geschieht völlig unkontrolliert! Wie sollte man auch, wenn man Kontrolle ausübt, mit dem Ganzen atmen können? Deswegen, *pranayama* mit Atemkontrolle zu übersetzen ist ein Fehlgriff; eine solche Übersetzung ist nicht nur fehlerhaft, ungenau, sondern einfach falsch: Es geht genau um das Gegenteil.

Mit dem Ganzen zu atmen, zum Atem des Ewigen und des Ganzen zu werden – das heißt *pranayama*. Dann entsteht Ausdehnung. Dann umfasst deine Lebensenergie die Bäume und die Berge und den Himmel und die Sterne. Dann kommt der Augenblick, in dem du vollkommen verschwindest – an diesem Tag wirst du zum Buddha. Jetzt atmest nicht mehr du, sondern das Ganze atmet in dir. Jetzt sind dein Atmen und das Atmen des Ganzen nicht mehr getrennt, sie sind eins, sosehr eins, dass es jetzt keinen Sinn mehr macht von ‚meinem' Atem zu sprechen.

Patanjali sagt: *Der nächste Schritt nach der vollendeten Haltung ist das Atmen mit dem Ganzen, indem man nach dem Einatmen und Ausatmen den Atem anhält oder indem man den Atem plötzlich anhält.* Wenn du einatmest, kommt ein Moment, wo das Einatmen seine Grenze erreicht ... dann hält dein Atem für den Bruchteil einer Sekunde inne. Und ebenso beim Ausatmen: Wenn du ausgeatmet hast, hält dein Atem wiederum für den Bruchteil einer Sekunde inne. In diesen Momenten bist du Auge in Auge mit dem Tod. Und wer dem Tod in die Augen sieht, der sieht Gott in die Augen. Dem Tod in die Augen sehen heißt, Gott in die Augen zu sehen – ich sage es noch mal. Denn wenn du stirbst, lebt Gott in dir. Aus diesem Grunde sage ich: Patanjali lehrt euch die Kunst zu sterben.

Wenn der Atem stillsteht, wenn kein Atmen mehr da ist, bist du genau in der Verfassung des Sterbens. Eine Sekunde lang bist du im Einklang mit dem Tod: Dein Atem steht still.

Genau dies sind die Augenblicke, in denen wir den Weg

finden: Wenn nach dem Einatmen das Atmen für eine Sekunde lang stillsteht; wenn nach dem Ausatmen das Atmen für eine Sekunde lang stillsteht. Stimmt euch darauf ein, lasst euch dieses Innehalten, diese Zwischenräume immer bewusster werden. Durch diese Zwischenräume tritt Gott ein, ähnlich dem Tod.

Irgendwer hat einmal zu mir gesagt: „Wir im Westen haben nichts, was sich mit *yama*, dem Gott des Todes, vergleichen ließe." Und dann wollte er wissen: „Warum nennst du den Tod einen Gott? Der Tod ist doch unser Feind – wie kann man ihn einen Gott nennen? Warum nennt ihr im Osten den Tod nicht Teufel? Das würde mir einleuchten, aber warum einen ‚Gott'?" Ich sagte: „Wir nennen ihn mit gutem Grund einen Gott, denn der Tod ist die Tür zu Gott. Tatsächlich ist der Tod tiefer als das Leben – jedenfalls tiefer als das, was ihr so unter Leben versteht, nicht was ich unter Leben verstehe. Dein Tod ist tiefer als dein Leben und wenn du durch die Tür deines Todes gehst, wirst du zu einem Leben finden, das weder dir noch mir noch sonst jemandem gehört. Es ist das Leben des Ganzen. Der Tod ist Gott.

Wenn du also Luft geholt hast, behalte sie etwas länger ein, damit die Tür spürbar wird. Wenn du sie ausgeatmet hast, lass sie ein Weilchen draußen bleiben, damit du den Zwischenraum etwas leichter aufspüren kannst, etwas mehr Zeit dafür hast!

Und Patanjali sagt: *... oder indem man den Atem plötzlich anhält.* Oder du hältst irgendwann, plötzlich den Atem an! Du gehst gerade eine Straße entlang ... STOP! Halte den Atem ganz plötzlich an: Der Tod kommt herein. Du kannst es jederzeit und überall ganz plötzlich anhalten. Und in diesem Innehalten tritt der Tod ein.

Dauer und Häufigkeit des geregelten Atmens
hängen von Zeit und Platz ab;
und mit der Zeit werden die Phasen immer länger und feiner.

Je öfter du den Atem anhältst, je mehr Zwischenräume, desto weiter geht die Tür auf, desto mehr Gespür bekommst du dafür. Versuche es! Integriere diese Praxis in deinen Alltag. Wann immer du nichts zu tun hast, atme tief ein ... und halte inne, höre einfach zu atmen auf. Spüre hin: Irgendwo da ist eine Tür. Erstmal ist es dunkel und du wirst herumtappen müssen. Die Tür ist nicht unmittelbar zu finden. Du musst sie ertasten ... du wirst sie finden! Und jedes Mal, wenn du den Atem anhältst, kommen augenblicklich auch deine Gedanken zum Stillstand.

Versuche es: Höre urplötzlich auf zu atmen und sofort kommt es zu einer Unterbrechung, die Gedanken stehen still, weil Denken und Atmen Teil des grobstofflichen Lebens sind. Im anderen Leben, im göttlichen Leben, bedarf es keines Atems: Da bist du Leben, da brauchst du nicht zu atmen. Und da brauchst du auch nicht zu denken. Atmen und Denken sind Teil des physischen Lebens. Nicht-Denken, Nicht-Atmen sind Teil der Ewigkeit.

Es gibt noch eine vierte Dimension des pranayama,
die innere und die geht über die anderen drei hinaus.

Patanjali sagt, dass es neben diesen drei Formen – nach dem Einatmen anhalten, nach dem Ausatmen anhalten und plötzlich im Atmen innehalten – noch eine vierte Form gibt, sie ist innerlich. Auf diese letztere hat Buddha besonders viel Wert gelegt. Er nennt sie *anapana sata yoga.*

Tue nichts, unterbreche das Atmen nicht. Beobachte einfach den gesamten Vorgang des Atmens. Das Einatmen – du bist Zeuge, übersehe nichts. Der Atem kommt ... du bist mit deiner Beobachtung einfach dabei. Dann hält der Atem ganz natürlicherweise inne, beobachte dieses Anhalten. Du tust überhaupt nichts, du bist der Beobachter. Dann beginnt der Atem seine Reise nach außen – du beobachtest einfach weiter. Wenn die Luft vollends ausgeatmet ist und der Atem innehält – beobachte auch diesen Stillstand. Und so strömt der Atem ständig ein und aus – ein und aus, ein und aus ... Du bist der Beobachter. Dies ist die vierte Form: Einfach dadurch, dass du deinen Atem beobachtest, bekommst du Abstand zu ihm.

Sobald du Abstand zu deinem Atem hast, gewinnst du auch Abstand zu deinen Gedanken. Tatsächlich ist das Atmen nur die körperliche Parallele zum geistigen Denkprozess: So wie die Gedanken durch den Geist ziehen, zieht der Atem durch den Körper. Sie sind Zwillingskräfte, zwei Seiten ein und derselben Medaille.

Patanjali erwähnt diese vierte Form zwar ebenfalls, aber betont sie nicht sonderlich. Er verweist einfach darauf. Buddha hingegen richtet seine ganze Aufmerksamkeit darauf und spricht niemals über die anderen drei. Die gesamte buddhistische Meditation konzentriert sich auf die vierte Form.

Es gibt noch eine vierte Dimension des *pranayama*, die innere und die geht über die anderen drei hinaus. An dieser Stelle kann man wieder sehen, wie sehr Patanjali wissenschaftlich vorgeht: Obwohl er die vierte Form nie selber benutzt, erwähnt er sie doch, ja sagt sogar, dass sie über die anderen drei Formen des *pranayama* hinausgeht. Möglicherweise waren die

Schüler Patanjalis nicht so weit entwickelt wie die Schüler Buddhas. Patanjali muss es mehr mit körperlich orientierten Menschen zu tun gehabt haben, während Buddha wohl eher mit geistig ausgerichteten Menschen gearbeitet hat. Patanjali sagt zwar, dass die vierte Form die anderen drei übertreffe, macht aber selbst nie Gebrauch davon. Er stellt also einfach nur alles vor, was es über Yoga zu sagen gibt.

Das ist der Grund, warum ich Patanjali als „das Alpha und das Omega" bezeichne, den Anfang und das Ende. Er hat keinen einzigen Aspekt ausgelassen.

3

Wer zu seiner Quelle zurückkehrt, wird zum Meister

Solange du an der Oberfläche deines Daseins bleibst,
wird die gesamte Existenz zur Oberfläche.

Wenn deine Energie nicht mehr vom
Sehen, Hören und Berühren beherrscht wird,
kehrt sie sich langsam nach innen: Das ist *pratyahara*

Nach und nach werden die inneren Augen
sich daran gewöhnen, das Licht zu fühlen,
zu erkennen, zu verkraften.

Sobald du verstanden hast,
bist du ohne jede Willensanstrengung frei.

Wenn du nach Hause zurückkehst, nach Innen,
wirst du plötzlich zum Meister.
Solange du dich nach außen bewegst
bleibst du ein Sklave.

Solange du an der Oberfläche deines Daseins bleibst, wird die gesamte Existenz zur Oberfläche. Solange du dich nur für eine kleine Welle auf dem Meere hältst und du den Ozean in seiner Tiefe noch nicht kennen gelernt hast, werden für dich auch die anderen Wellen nur Wellen bleiben.

Sobald du einen Blick in dein Inneres wirfst und zum Ozean wirst und erkennst, dass du immer schon Ozean warst, sind auch alle anderen Wellen verschwunden: Jetzt ist es nur noch der Ozean, der in Bewegung ist. Jede Welle – ob schön oder hässlich, klein oder groß – sie ist der Ozean. Yoga ist ein Weg, mit der innersten Tiefe deines Wesens vertraut zu werden – mit deiner Seele. Sie ist unendlich: Du kannst sie zwar betreten, aber du kommst nie an einen Punkt, an dem du sagen könntest: „Jetzt hab ich alles erkannt!" Da geht es weiter und immer weiter … sie ist grenzenlos. Du magst noch so tief in sie hineingehen – vieles bleibt. Nie kommt der Punkt, wo du sagen könntest: „Jetzt hab ich die Grenze erreicht." Da gibt es keine Grenze. Im Universum gibt es keine Grenzen – die Existenz ist unendlich. Auch in dir gibt es keine Grenzen. Grenzen sind immer nur Illusion. Je tiefer du kommst, desto ent-grenzter wird alles.

Aber sobald du nur einmal bereit warst, dich in die Existenz fallen zu lassen, sobald du nur einmal deine Schwingen ausgebreitet hast … weißt du! Jetzt gibt es nichts Kleines mehr, nichts Begrenztes mehr, es verschwinden alle Beschränkungen. Jetzt kannst du allen Lebewesen in die Augen schauen und du weißt, dass das Unendliche hier wartet. Liebe wird zum erstenmal möglich. Sie wird nur möglich, sobald du deine Tiefe kennst. Wenn du dein Wesen als göttlich erkannt hast, verklärt sich augenblicklich die ganze Existenz, sie hört auf, die alte Existenz – die abgestandene, die alltägliche, die gewöhnliche – zu sein. Nein, danach existiert nichts Gewöhnliches mehr, alles bekommt die Farbe des Außergewöhnlichen, alles strahlt in höchster Herrlichkeit. Gewöhnliche Kiesel werden zu Diamanten – sie sind es! Jedes Blatt erwacht zu lauter Leben – in ihm, um es herum, über es hinaus. Die gesamte Existenz wird göttlich. Sobald du deinen Gott erkannt hast, siehst du in allem nur noch Gott. Du kannst nicht mehr anders.

Der ganze Yoga ist eine Methodenlehre: Wie das aufdecken, was zutiefst verborgen ist; wie die Schlüssel zu deinem Inneren finden, wie in den Tempel kommen, der du selbst bist, wie dich selbst entdecken? Denn dort bist du bereits, bist du von Anfang an gewesen, nur hast du es nie bemerkt. In jedem Augenblick trägst du deinen Schatz mit dir herum. In jedem Atemzug, den du tust, ob du ein- oder ausatmest, ist der Schatz da. Vielleicht bist du dir seiner nicht bewusst, aber abhanden gekommen ist er dir nie. Du magst ihn vergessen haben, aber verloren hast du ihn nie. Er mag dir völlig entfallen sein, aber verlieren kannst du ihn auf keinen Fall: Denn dieser Schatz, das bist du selbst.

Also lautet die einzige Frage: „Wie ihn aufdecken?" Er ist verdeckt; viele Schichten von Unwissenheit haben sich auf ihn gelegt. Yoga hilft dir, Schritt für Schritt in das Mysterium deines Inneren einzutreten. Es geschieht in acht Schritten. Die ersten Schritte werden *bahiranga yoga* genannt: *yama, niyama, asana, pranayama* und *pratyahara.* Diese fünf Schritte sind als „Yoga des Außen" bekannt. Die nächstfolgenden drei, die drei letzten – *dharana, dhyana, samadhi* – werden *anatararanga yoga* genannt – der „Yoga des Inneren".

Dann geschieht es, dass sich der Vorhang hebt, der das Licht verhüllt.

Die ersten vier Schritte sind getan. Der fünfte nun dient als Brücke zwischen den ersten vier Schritten des „Yoga des Außen“ und den letzten drei Schritten des „Yoga des Inneren“. Der fünfte, noch dem „Yoga des Außen“ zugehörig, schlägt zugleich die Brücke. *Pratyahara* – das Wort bedeutet: „Rückkehr zur Quelle“ – ist nicht schon die Ankunft, sondern erst das Zurückkehren, der Prozess der Rückkehr hat begonnen. Von nun an fließt die Energie nicht mehr nach außen, interessiert sich die Energie nicht mehr für Äußerlichkeiten, sondern sie hat eine Kehrtwendung gemacht, eine Wende um 180 Grad. Sie wendet sich jetzt nach innen – genau davon spricht Jesus, wenn er von Umkehr spricht, die Energie kommt zurück.

Normalerweise fließt unsere Energie nach außen. Man mochte sehen, man möchte riechen, man möchte berühren, man möchte fühlen: Die Energie drängt nach außen. Darüber hast du vergessen, wer sich in dir verbirgt. Du bist ganz Augen, Ohren, Nase, Hände geworden und hast vergessen, wer hinter diesen Sinnen steckt, wer durch deine Augen schaut. Du bist nicht deine Augen. Du hast zwar Augen, das stimmt, aber du bist nicht deine Augen. Augen sind nur Fenster. Wer aber steht hinter diesen Fenstern? Wer schaut durch die Augen? Ich schaue euch an – das tun nicht etwa meine Augen. Auf sich gestellt können die Augen nicht sehen. Solange ich nicht hinter den Fenstern stehe und nach draußen schaue, können die Augen von sich aus nicht sehen.

Du liest gerade ein Buch, du hast schon seitenweise darin gelesen, plötzlich wird dir bewusst, dass du kein einziges Wort gelesen hast! Die Augen waren zwar da, aber du warst nicht da. Die Augen sind von einem Wort zum

> nächsten geeilt, von einem Satz zum nächsten, von einem Absatz zum nächsten, von einer Seite zur nächsten – aber du warst nicht da. Plötzlich merkst du: „Nur die Augen haben sich bewegt; ich war gar nicht da!" Du bist gerade in tiefem Schmerz. Die Augen sind zwar offen, aber du siehst nicht – sie sind zu sehr mit Tränen gefüllt. Oder du bist glücklich – so glücklich, dass dich nichts beeindrukken kann: Plötzlich sind deine Augen so voller Heiterkeit, dass sie nicht sehen.

Dies muss man bis in den Grund verstehen: Dass unsere Sinne von sich aus machtlos sind, solange wir nicht kooperieren. Hierin besteht die ganze Kunst des Yoga: Wenn du mit ihnen nicht mehr kooperierst, verschließen sich die Sinne. Wenn du nicht kooperierst, beginnt die Umkehr. Wenn du nicht kooperierst, stellt sich pr+atyahara ein. Das ist es, was die Leute tun, die stundenlang, jahrelang einfach nur dasitzen: Sie wollen ihren Sinnen die Zusammenarbeit aufkündigen. Wenn deine Energie nicht mehr vom Sehen, vom Hören, vom Berühren beherrscht wird, kehrt sie sich langsam nach innen. Das ist *pratyahara*: Die Heimkehr zur Quelle, die Rückkehr dorthin, von wo du gekommen bist, die Heimkehr zur Mitte. Jetzt strebst du nicht mehr zur Peripherie.

Das ist aber nur der Anfang. Am Ende wird dein *samadhi* sein. Mit *pratyahara* beginnt die Energie ihre Heimreise. *Samadhi* ist, sobald du angekommen, wieder zu Hause bist. Die ersten vier Schritte – *yama, niyama, asana, pranayama* – dienen der Vorbereitung auf *pratyahara*, den fünften. Mit *pratyahara* beginnt die Kehrtwendung; mit *samadhi* ist sie beendet.

Dann hebt sich der Vorhang, der das Licht verhüllt. Beim letzten Sutra ging es um *pranayama. Pranayama* ist ein Weg, mit dem

Universum in Einklang zu kommen; aber du bist noch im Außen: Du fängst an, auf eine solche Art und Weise, mit einem solchen Rhythmus zu atmen, dass du mit dem Ganzen eins wirst. Jetzt kämpfst du nicht mehr gegen das Ganze, sondern du hast dich ihm hingegeben. Du bist kein Feind des Ganzen mehr, sondern du bist ein Liebender geworden. Genau dies bedeutet religiös zu sein: Jetzt leistest du keinen Widerstand mehr, jetzt verfolgst du keine Privatziele mehr, jetzt überlässt du dich ganz der Existenz. Jetzt hast du kein individuelles Schicksal mehr, jetzt stimmt das Schicksal des Ganzen mit dem deinen überein, du lässt dich vom Fluss tragen, du schwimmst nicht mehr gegen den Strom.

Wenn du dich tragen lässt, verschwindest du. Denn das Ego hat nur so lange Bestand, so lange es kämpft. Das Ego existiert durch Widerstand. Das Ego kann nur existieren, wenn du existierst, wenn du ein Privatziel gegen das Ganze verfolgst. Versuch zu verstehen, wodurch das Ego existiert. Menschen kommen zu mir und sagen: „Wir wären so gern unser Ego los!" und ich sage zu ihnen: „Wenn ihr das Ego los werden wollt, ist das nicht so leicht. Denn wer seid ihr, es los werden zu wollen? Wer ist es denn, der da sagt: ‚Ich will es los werden'? Das ist das Ego. Jetzt kämpft ihr mit dem Ego gegen euer Ego!"

Du magst vorgeben demütig zu werden, du magst dir Demut auferlegen, aber das Ego bleibt. Du magst vorher ein König gewesen und jetzt zum Bettler geworden sein, das Ego wird weiterhin da sein, vorher als König, jetzt als demütiger Bettler. Allein schon die Art des Gehens, die Art des Sehens verrät alles. Mit jeder Bewegung wirst du es unterstreichen, deine Art des Sprechens wird es deutlich machen. Du magst sagen: „Ich bin der demütigste Bettler auf Erden", aber da ist kein Unterschied. Vorher warst du der höchste, jetzt bist du der demütigste Mensch der Welt – du bist etwas Außergewöhnliches! Du bist nach wie vor da.

> Wenn du anfängst dein Ego zu bekämpfen, verfeinerst du damit dein Ego – was noch gefährlicher ist. Denn dieses feinere Ego wird ein frommes Ego sein. Es wird sehr religiös tun. Anfangs war es zumindest diesseitig, jetzt ist es jenseitig – größer, mächtiger, feiner – und sein Zugriff wird gefährlicher sein, jetzt kannst du dich ihm kaum noch entziehen. Aus einer kleinen Gefahr ist eine größere geworden, jetzt sitzt du erst recht in der Falle. Du bist noch fester in einem Gefängnis eingeschlossen als vorher.

Pranayama, obwohl ständig und fälschlicherweise mit „Atemkontrolle" übersetzt, hat nichts mit Kontrolle zu tun. Im *pranayama* bist du in spontaner Verbindung mit dem Universum. *Pranayama* ist auf keinen Fall Kontrolle! Jegliche Kontrolle ist Sache des Ego – wer sonst würde kontrollieren? Nur das Ego kontrolliert und manipuliert. Wenn du das verstehst, löst sich das Ego auf – du brauchst es nicht loszuwerden.

Nur etwas Wirkliches kann man loslassen. Das Ego aber ist eine Illusion, ein Traum – *maya.* Illusionen kann man nicht aufgeben, aber du kannst ihre Schein-Wirklichkeit erkennen, so lösen sie sich auf. Einen Traum kann man nicht aufgeben. Man muss sich nur klarmachen, dass es ein Traum ist und schon ist der Traum weg. Das Ego ist der raffinierteste Traum überhaupt: Der Traum, dass ich getrennt von der Existenz bin, der Traum, dass ich irgendwelche Ziele gegen das Ganze durchsetzen muss, der Traum, ich sei ein Wesen ganz für mich. Im selben Augenblick, da du daraus erwachst, ist der

Traum verschwunden. Du kannst nicht gegen das Ganze sein, denn du bist Teil des Ganzen. Du kannst nicht gegen das Ganze schwimmen, wie sollte das gehen? Das wäre so, als ob sich meine eigene Hand gegen mich erheben wollte. Es ist unmöglich, gegen das Ganze anzugehen. Es gibt nur die eine Möglichkeit: Mit dem Ganzen zu sein.

Selbst wenn du es bekämpfst, kannst du nichts gegen es ausrichten – höchstens in deiner Einbildung. Selbst wenn du meinst, gegen das Ganze anzugehen oder dich vom Ganzen zu trennen oder dein eigenes Territorium zu behaupten, du träumst! Es ist so, als würde sich eine winzige Welle auf dem See einbilden, sich vom See trennen zu können. Hoffnungslos blind – es gibt dafür nicht die geringste Chance. Wo sollte sie auch selbstständig hin gehen können? Sie ist und bleibt ein Teil des Sees. Sollte sie irgendwohin gehen, geschähe dies mit Willen des Sees – nur so bewegt sie sich.

Wenn du verstehst, weißt du! Du beginnst zu lachen: „Ich war in einem großen Traum befangen – jetzt ist der Traum weg. Ich bin nicht mehr da. Ich war zugleich der Traum und der Träumer. Jetzt existiert nur noch das Ganze."

Pranayama stellt eine Situation her, in der *pratyahara* – Umkehr möglich wird. Denn ab jetzt geht es nur noch in eine Richtung. Der Kampf ist vorbei. Der Feind verschwindet. Jetzt lässt du dich in die Richtung deines eigenen Wesens treiben – denn im Grunde ist es gar kein Gehen mehr, sondern ein Sichtreibenlassen. Wenn du zu kämpfen aufhörst, wenn du aufhörst nach außen zu gehen, beginnst du nach innen zu treiben. Das ist ein natürliches Geschehen. Und nach *pranayama*, sagt Patanjali, kommt es zur Auflösung des Vorhanges, der das Licht verhüllt. Dieses Sutra muss man zerlegen, analysieren und verstehen, denn dieses Sutra ist die Grundlage für sehr viele Dinge.

Patanjali will damit nicht sagen, dass man nach *pranayama* das innere Licht erreicht. Viele Interpreten Patanjalis sind auf diesen Holzweg geraten: Ihnen zufolge besagt dieses Sutra, dass nun der Vorhang falle und man zum Licht finde. Das ist nicht möglich. Wenn man schon mit *pranayama* am Ziel, im innersten Sein angekommen ist, sein inneres Licht erkannt hat, was sollen dann noch *dharana, dhyana, samadhi?* Was fängt man damit an? Nein, das kann Patanjali nicht gemeint haben … das Sutra ist klar. Patanjali sagt: Dann kommt es dazu, dass sich „der Vorhang hebt" – nicht zum Erreichen des Lichts. Das sind zwei verschiedene Dinge. „Den Vorhang heben" ist ein negativer Vorgang; er macht es zwar möglich, zum Licht zu finden, aber das Heben des Vorhangs ist nicht identisch mit dem Erreichen des Lichts. Da gibt es noch viele weitere Dinge, die vorher zu erledigen sind. Ein Beispiel: Ihr habt eure Augen geschlossen gehalten. Eure Augenlider sollten sie vor dem Sonnenlicht schützen. Nach Millionen von Leben schlagt ihr nun plötzlich die Augen auf: Der Vorhang ist aufgegangen, aber das versetzt euch noch lange nicht in den Stand, das Licht auch zu sehen … ihr seid noch völlig auf Dunkelheit eingestellt. Jetzt habt ihr die Sonne zwar direkt vor euch, kein Vorhang verbirgt sie mehr, aber ihr seid noch nicht in der Lage, sie zu sehen. Der Vorhang ist zwar verschwunden, aber eure Augen haben sich die langgewohnte Dunkelheit zu eigen gemacht. Der grobstoffliche Vorhang der Lider steht nicht mehr im Wege, aber ein feinstofflicher Vorhang der Dunkelheit ist nach wie vor da. Und wenn ihr so viele Leben im Dunkeln zugebracht habt, wird die Sonne eure Augen viel zu sehr blenden. Eure Augen werden so schwach sein, dass ihr dieses gleißende Licht nicht ertragen könnt. Und wenn mehr Licht auf euch eindringt, als ihr ertragen könnt, wird es wieder dunkel. Macht einmal das Experiment, ein paar Augenblicke lang in die Sonne zu sehen: Ihr werdet sehen, dass Dunkelheit auf eure Augen fällt. Wenn man übertreibt, kann man sogar erblinden: Zu viel Licht kann tatsächlich zur Dunkelheit werden.

Du weißt nicht, wie viele Leben du schon im Dunkeln zugebracht hast. Licht hast du noch nie erlebt. Nicht ein Sonnenstrahl ist in dein Dasein gedrungen. Dunkelheit ist deine einzige Erfahrung. Das Licht ist dir so unbekannt, dass du es gar nicht sehen wirst. Nur wegen des Beiseite-Schiebens des Vorhanges wirst du das Licht noch nicht sehen können.

Patanjali weiß das. Darum formuliert er dieses Sutra so, wie er's tut: *Tatah kshiyate prakashavaranam* – dann hebt sich der Vorhang, der das Licht verhüllt. Also nicht das Erreichen des Lichts, sondern die Beseitigung des Hindernisses. Er sagt nur, dass jetzt der Vorhang nicht mehr da ist. Was nicht bedeutet, dass das Licht schon gesehen wird. Denn dazu bedarf es drei weiterer Schritte. Nach und nach werden die inneren Augen sich daran gewöhnen, das Licht zu fühlen, zu erkennen, zu verkraften. Das kann Jahre dauern …

Dann hebt sich der Vorhang, der das Licht verhüllt. Ich stimme mit all jenen Interpreten nicht überein, die behaupten, dass damit das innere Licht erreicht sei. Das Hindernis existiert nicht länger, die Schranke ist verschwunden, doch die Entfernung ist nach wie vor da. Du wirst noch ein wenig weitergehen müssen – jetzt sogar noch umsichtiger als bisher, denn du könntest ebenfalls auf diesen Irrtum hereinfallen und dir einbilden: „Jetzt ist alles erreicht! Die Sperre ist weg, aufgelöst. Jetzt bin ich nach Hause gekommen." Dann wirst du dich niederlassen, bevor du am Ziel angekommen bist.

Die fünfte Stufe im Yoga,
pratyahara, die Rückkehr zur Quelle,
gibt dem Geist seine Fähigkeit zurück,
die Sinne zu zügeln,
indem er den Verlockungen der äußeren Dinge widersteht.

Solange du den Verlockungen der äußeren Dinge nicht zu widerstehen vermagst, kannst du nicht in dein Inneres gelangen. Denn sie werden dich wieder und wieder und wieder rufen. Das ist, als wolltest du meditieren, hättest aber in deinem Meditationsraum auch dein Telefon eingeschaltet. Und so klingelt es dann wieder und immer wieder – wie kannst du da meditieren? Du musst dein Telefon abschalten. Und es ist ja nicht nur ein Telefon: Von allen Seiten locken dich tausend Dinge. Zigtausend Telefone, die immerzu klingeln, während du meditieren willst: Eine innere Stimme flüstert: „Was machst du da eigentlich? Jetzt ist beste Geschäftszeit und eben jetzt könnte ein steinreicher Kunde kommen! Was sitzt du hier und vertust deine Zeit mit Nichtstun?" Und aus einer anderen Ecke in dir tönt eine andere Stimme und so gibt es tausend Teile in dir ... Sie alle hängen ständig am Telefon und fordern deine Aufmerksamkeit. Wenn das so weitergeht, ist kein *pratyahara* möglich. Wie willst du auf die Art nach innen gelangen? Man muss die äußeren Interessen, die Ablenkungen aufgeben. Nur dann wird Rückkehr möglich.

Indem er den Verlockungen widersteht. Wie widersteht man Verlockungen? Genügt einfach der Vorsatz: „Ich will mich fortan nicht mehr für Geld interessieren!", „Ab sofort keine Frauen oder Männer mehr!"? Nein, heilige Gelöbnisse bringen nichts.

Man entsagt aus Einsicht, aus Erfahrung, aus Reife und nicht durch ein Gelöbnis. Gleichgültig, wovon du dich befreien möchtest – lebe es erst, durch und durch, ohne Angst und Hemmungen. Geh bis zum tiefsten Punkt, bis dass du verstanden hast. Sobald du verstanden hast, bist du ohne jede Willensanstrengung frei. Verzichte nie auf etwas über den Willen! Sobald der Wille mitspielt, handelst du dir nur Probleme ein. Euer Wille ist eine eurer größten inneren Unglükksquellen.

Die Erfahrung wird dir die nötige Intelligenz bescheren. Sie ist der einzige Weg; es gibt keinerlei Abkürzungen. Es mag vielleicht länger dauern, aber was sollst du machen? – der Mensch kann nichts dran ändern. Er muss durch Erfahrung zur Intelligenz finden. Und alles, was man bis auf den Grund kennt, das kann man aufgeben. Ja, es ist nicht einmal richtig zu sagen, man hätte es aufzugeben: Es hat sich einfach erübrigt!

Sobald sich die Verlockungen der äußeren Dinge einfach erübrigen, wird *pratyahara* möglich, die Umkehr nach Hause. Nun besteht keinerlei Interesse mehr an der Außenwelt, deswegen gehst du auch nicht mehr in Tausendundeine Richtung. Jetzt möchtest du nur noch wissen, wer du bist. Dieses Bedürfnis setzt sich an die Stelle jedes anderen Wunsches. Jetzt hegst du nur noch diesen einzigen Wunsch: Dich selbst zu erkennen.

Nun kommt die vollständige Meisterschaft über alle Sinne.

Wenn du nach Hause zurückkehrst, nach Innen, wirst du plötzlich zum Meister. Das ist das Schöne an diesem Prozess: Solange du dich nach außen bewegst, bleibst du ein Sklave. Deine Sklaverei ist grenzenlos, denn unendlich sind die Objekte deines Begehrens.

Solange du die Dinge begehrst, bist du niemals der Meister. Dies ist der Unterschied: Jemand kann in einem Palast wohnen und Einsiedler sein; und jemand kann in einer Hütte wohnen und alles andere als ein Einsiedler sein. Ob du ein Einsiedler bist oder nicht, hängt allein von der Qualität der Meisterschaft ab. Wenn du Sachen besitzt, ist das in Ordnung, wenn du dich aber von ihnen besitzen lässt, verhältst du dich einfach dumm.

Patanjali sagt: *Nun kommt die vollständige Meisterschaft über alle Sinne* und damit auch die Meisterschaft über deren Gegenstände. Aber erst durch *pratyahara* – wenn die Erforschung deines Selbst zum Wichtigsten in deinem Leben wird. Wenn du alles der Erkenntnis deines eigenen Selbst, deines Seins aufzuopfern vermagst, wenn dir selbst Königreiche wertlos daneben erscheinen. Wenn du die Wahl hast zwischen deinem inneren Königreich und einem Königreich irgendwo da draußen und du dich für dein inneres Königreich entscheidest, dann bist du in diesem Augenblick zum allerersten Mal kein Sklave mehr: Du bist zum Meister geworden. In Indien kennen wir seit altersher als Anrede für die sannyasins das Wort swami. Swami bedeutet ‚Herr seiner selbst' – Herr seiner Sinne. Ohne dem bist du ein Sklave und zwar ein Sklave toter Sachen, der Sklave materieller Güter.

Und solange du noch kein Meister bist, kannst du auch nicht schön sein, du wirst innerlich hässlich sein und bleiben. Du wirst solange in der Hölle bleiben, bis du zum Meister deiner selbst geworden bist. Meister seiner selbst sein heißt, in den Himmel kommen. Das ist das einzige Paradies, das es gibt.

Im *pratyahara* wirst du zum Meister deiner selbst. *Pratyahara* bedeutet: Jetzt bist du nicht mehr auf Dinge fixiert, jetzt jagst du ihnen nicht mehr nach, jetzt bist du nicht mehr hinter ihnen her. Genau die Energie, die bisher nach außen floss, fließt nunmehr in deine Mitte.

Wenn deine Energie zur Mitte zurückfließt, eröffnen sich dir Offenbarungen über Offenbarungen. Zum ersten Male begegnest du dir selbst, du weißt, wer du bist.

Und dieses Wissen darum, wer du bist, macht dich zu einem Gott.

4

Im Licht des höheren Bewusstseins

Wenn du nach *pranayama* mit dem Ganzen
in Einklang gekommen bist,
wirst du zu einem großen Fassungsvermögen, *dharana.*

Konzentration, *dharana,* offenbart das Objekt.
Meditation, *dhyana,* offenbart das Subjekt.

Wenn das Subjekt sich im Objekt und das Objekt
sich im Subjekt auflöst,
wenn es nichts mehr anzuschauen und keinen
Anschauenden mehr gibt,
breitet sich das unglaubliche Potential der Stille aus,
samadhi.

Ein Zen-Meister hat einmal seine Schüler aufgefordert, Fragen zu stellen. Ein Schüler fragte: „Welche Belohnungen können diejenigen erwarten, die sich eifrig ihren Übungen hingegeben haben? Der Meister antwortete: „Stell eine Frage, die dir näher liegt." Ein zweiter Schüler wollte wissen: „Wie kann ich verhindern, dass meine alten Dummheiten wieder aufstehen und mich anklagen?"

Der Meister wiederholte: „Stell eine Frage, die dir näher liegt." Da meldete sich ein dritter zu Wort und erklärte: „Meister, wir verstehen dich nicht. Was meinst du damit, dass wir eine Frage stellen sollen, die uns näher liegt?"

„Um das Ferne zu sehen, seht zuerst das Nahe. Macht euch den gegenwärtigen Augenblick bewusst, denn in ihm stecken die Antworten auf Zukunft und Vergangenheit: ‚Welcher Gedanke ist dir da eben durch den Kopf gegangen? Ist dein Körper jetzt, da du hier vor mir sitzt, entspannt oder verkrampft? Habe ich jetzt deine volle oder nur geteilte Aufmerksamkeit?' Kommt Euch selbst näher, indem ihr euch solche Fragen stellt. Nahe liegende Fragen führen zu weit entlegenen Antworten."

Dies ist die Yoga-Einstellung zum Leben. Yoga ist keine Metaphysik. Yoga kümmert sich nicht um weit entfernte Fragen – so entlegene Fragen wie z.B. über vergangene und zukünftige Leben, über Himmel und Hölle, Fragen nach Gott und was es dergleichen mehr gibt. Yoga arbeitet mit Fragen, die dich unmittelbar betreffen. Je näher die Frage, desto größer die Chance, sie zu beantworten. Wenn du fähig bist, dir eine Frage zu stellen, die dich am unmittelbarsten trifft, besteht jede Möglichkeit, dass sie allein schon durch das Fragen gelöst wird. Und sobald du die Frage, die dich in deine eigene Nähe bringt, beantwortet hast, ist der erste Schritt getan. Damit beginnt deine Reise. Danach wirst du anfangen, auch Antworten auf die entlegenen Fragen zu finden – die gesamte Yoga-Forschung dreht sich darum, dich in deine Unmittelbarkeit zurück zu bringen.

Dies gilt es immer wieder als Allererstes zu verstehen: Yoga ist eine Wissenschaft. Yoga verfährt pragmatisch, empirisch – er entspricht allen Anforderungen, die man an eine Wissenschaft stellt. Genauer genommen ist das, was ihr so Wissenschaft nennt, in Wirklichkeit ziemlich weit davon entfernt, wissenschaftlich zu sein; sie konzentriert sich nur auf Objekte. Yoga sagt: Bevor du nicht das Subjekt verstehst, welches ja deine Natur ist – dir am nächsten – wie kannst du dann das Objekt erkennen? Wenn du dich selbst noch nicht kennst, wird alles, was du zu wissen glaubst, notwendigerweise in die Irre führen – denn die Basis fehlt. Du gehst von falschen Voraussetzungen aus. Wenn es in dir noch nicht hell geworden ist, bringt dich auch das äußere Licht in deiner Hand nicht weiter. Und wenn es in dir hell geworden ist, verfliegt jede Furcht: Es mag draußen noch so dunkel sein, dein Licht wird dir reichen. Es wird dir den Weg zeigen.

Metaphysik führt nicht weiter. Metaphysik und Philosophie mitsamt all ihren entlegenen „letzten Fragen" verwirren nur. Sie führen nirgends hin. Sie trüben euren Geist. Sie geben euch zu denken und zu denken; sie führen nicht zu mehr Bewusstheit. Das Denken wird euch nicht helfen. Nur Meditieren kann helfen. Das ist der Unterschied: Beim Denken seid ihr mit euren Gedanken befasst; bei der Meditation geht es um die Fähigkeit, bewusst zu sein.

In der Philosophie geht es um deinen Verstand; im Yoga geht es um dein Bewusstsein. Dein Verstand ist etwas, dessen du dir bewusst werden kannst. Du kannst dein Denken beobachten, du siehst deine Gedanken wandern, du kannst die Bewegung deiner Gefühle sehen, du siehst, wie deine Träume wie Wolken dahin treiben. Einem Fluss ähnlich, ist dein Geist ständig in Bewegung. Dasjenige aber, das dies alles sehen kann, ist dein Bewusstsein.

Im Yoga geht es allein darum, das zu erreichen, was nicht mehr zum Objekt gemacht werden kann, dorthin zu gelangen, wo du reine – auf nichts mehr reduzierbare – Subjektivität bist. Du kannst es nicht sehen, denn es ist der Seher. Du kannst es nicht dingfest machen, denn alles was du festlegen kannst, bist nicht du. Indem du etwas zum Objekt machst, hast du es von dir getrennt. Dieses Bewusstsein, das ständig unfassbar bleibt, immer der Hintergrund, wie sehr du dich auch anstrengen magst – zu diesem Bewusstsein zu gelangen und wie zu diesem Bewusstsein zu gelangen – genau darum geht es im Yoga. Ein Yogi zu sein bedeutet, das zu werden, was du zu werden vermagst. Yoga zeigt dir, wie das zur Ruhe gebracht werden kann, was zur Ruhe kommen soll und das erweckt wird, was erweckt werden kann. Im Yoga lernst du dasjenige, was du nicht bist von demjenigen zu trennen, was du bist; wie du beides eindeutig entwirren kannst, so dass du dich selbst erkennst – in deiner ursprünglichen Klarheit. Sobald du auch nur einen einzigen Blick in die Natur dessen, was du bist, geworfen hast, verändert sich deine gesamte Wahrnehmung. Dann lebst du mitten in der Welt, ohne dass sie dich abzulenken vermöchte – du ruhst in dir. Du kannst gehen, wohin du willst und dennoch bist du ohne Bewegung – weil du das Ewige erreicht, ja, es berührt hast, das Ewige, das ohne Bewegung und unveränderlich ist.

Wir kommen jetzt zur dritten Stufe von Patanjalis Yoga-Sutras: *Vibhuti pada.* Sie ist sehr wichtig. Die letzte, die vierte

Stufe, *kaivalya pada,* besteht nur noch darin, Früchte zu ernten. *Vibhuti Pada* ist die höchste Stufe, soweit es um Techniken und um Methoden geht. Die vierte wird einfach das Ergebnis aus allen bisherigen Anstrengungen sein. *Kaivalya* bedeutet Alleinsein: Die absolute Freiheit des Alleinseins, ohne jegliche Abhängigkeit von Menschen oder Dingen – so zufrieden, dass du dir selbst genug bist, mehr als genug. Das ist das Ziel des Yoga. Auf der vierten Stufe werden wir nur noch von den Früchten sprechen; wenn du die dritte verfehlst, wirst du die vierte nicht verstehen können. Dafür ist die dritte die Vorbedingung.

Wäre das vierte Kapitel von Patanjalis Yoga-Sutras verloren gegangen, wäre damit nichts verloren; denn wer immer die dritte Stufe erreicht, gelangt unversehens in die vierte. Das vierte Kapitel kann wegfallen. Es ist gewissermaßen sogar überflüssig, weil es darin ums Ankommen, ums Ziel geht. Jeder, der diesen Weg geht, wird auch zum Ziel gelangen, es ist nicht nötig, darüber zu sprechen. Patanjali redet nur davon, um euch zu helfen; denn euer Verstand will gern wissen: „Wo geht's denn hin? Was ist das Ziel?" Euer Verstand will überzeugt werden und Patanjali gibt nichts auf Vertrauen, Zuversicht, Glaube. Er ist reiner Wissenschaftler. Er lässt euch kurz einen Blick auf das Ziel werfen, aber die ganze Grundlage, das eigentliche Rüstzeug liefert er im dritten.

Das Bisherige war die Vorbereitung für *vibhuti pada.* In den vorausgehenden zwei Kapiteln haben wir über Mittel gesprochen – sie sind hilfreich – jedoch, es handelt sich noch um äußere Hilfsmittel. Patanjali nennt sie *bahirang* – äußerlich.

Die ersten fünf sollen dich, deinen Körper, deinen Charakter, kurz, deine ganze Außenschicht darauf vorbereiten, nach innen zu gehen. Patanjali zeigt dies Schritt für Schritt. Es ist eine Stufenabfolge. Jetzt diese drei – *dharana, dhyana, samadhi,* also: Konzentration, Meditation und *samadhi* – er nennt sie *antaranga* – innerlich. Es geht nicht um die plötzliche Erleuchtung, sondern um einen Weg mit aufeinander aufbauenden Abschnitten. Er leitet euch Schritt für Schritt.

Dharana, Konzentration,
stimmt den Verstand ganz auf das jeweilige Objekt ein,
das man im Bewusstsein hält..

Das Objekt, das Subjekt und das, was über beides hinausgeht – dieses Dreieck muss man sich vergegenwärtigen. Wenn du mich anschaust, bin ich das Objekt; und derjenige, der mich anschaut, ist das Subjekt. Aber wenn du ein wenig genauer hinschaust, kannst du dich selbst sehen, wie du mich anschaust: Das ist jenseits von Objekt und Subjekt. Versuche es! Ich bin das Objekt und du siehst mich – so bist du das Subjekt, das mich ansieht. Du kannst dich innerlich neben dich stellen. Du kannst sehen, dass du mich ansiehst: Das ist das Jenseitige.

Zuerst muss man sich auf ein Objekt konzentrieren. Konzentrieren heißt, den Verstand auf etwas zu lenken. Normalerweise ist der Verstand ein ständiger Gedankenstrom – Tausende von Gedanken bewegen sich gleich einer Menschenmasse. Mit so vielen Objekten bist du ein Durcheinander, zersplittert, gleichzeitig in lauter verschiedene Richtungen unterwegs. Bei so vielen Objekten befindet man sich nahezu ständig in einem Zustand des Wahnsinns, so als würde man in alle Himmelsrichtungen gezerrt, nichts kann man vollenden. Du gehst nach links, aber irgendetwas zieht dich nach rechts; du gehst nach Süden und irgendwas zieht dich nach

Norden ... So findest du nie eine Richtung, du bist einfach ein Durcheinander von Energien, ein Strudel – ständig in Aufruhr und Angst.

> So sieht die gewöhnliche Geistesverfassung aus: Deine Subjektivität liegt nahezu unter lauter Objekten begraben. Du bekommst kein Gefühl dafür, wer du bist. Du bist mit so vielen Dingen beschäftigt, dass du keinen Zwischenraum mehr finden kannst, von dem aus du in dich hinein zu schauen vermöchtest. Die dazu nötige Stille, das nötige Alleinsein hast du nicht. Du steckst immer in der Masse. Du findest nirgends ein Schlupfloch, ein Eckchen, von dem aus du zu dir selbst hinein schlüpfen könntest. Die Objekte fordern ständig Beachtung, jeder Gedanke... So sieht dein gewöhnlicher Zustand aus. Er grenzt an Wahnsinn.

Schau tief in dich hinein. Du bist deshalb so unglücklich, weil du ständig an dir selber vorbeiläufst, weil du dir selbst noch nie begegnet bist. Also ist das erste, was zu geschehen hat, dharana. Es gibt in eurem Verstand einfach zu viele Objekte, der Verstand ist übervoll. Lass diese Objekte nach und nach einfach los, nimm deinem Verstand immer mehr seine Objekte weg, solange, bis nur noch ein einziges Objekt da ist.

Hast du jemals deine gesamte Geist-Energie auf eine einzige Sache konzentrieren können? Du hast so oft schon eine Rose gesehen, aber du hast dich vielleicht noch nie wirklich auf eine Rose konzentriert. Wenn du dich auf eine Rose konzentrierst, wird die Rose zur ganzen Welt. Dein Geist sammelt sich, richtet sich wie eine Taschenlampe nur noch auf diesen einen Punkt und die Rose wird dabei immer größer und größer. Eben noch war diese Rose nur ein Objekt unter

Tausenden, sie war nichts Besonderes, jetzt ist sie das All, ist sie das Ganze.

Wenn du dich auf eine Rose zu konzentrieren vermagst, wird dir die Rose Eigenschaften offenbaren, die du noch nie wahrgenommen hast. Sie wird dir Farben zeigen, die dir bisher entgangen sind. Sie wird dir Düfte enthüllen, die schon immer da waren, du warst nur nicht sensibel genug, um sie wahrzunehmen. Wenn du dich ganz und gar auf die Rose konzentrierst, dann wird deine Nase nur noch von ihrem Duft erfüllt sein – alles andere bleibt draußen, nur noch die Rose ist der Inhalt deines Bewusstseins, nur sie hat Zutritt zu ihm. Alles ausgeklammert, fällt die ganze Welt weg – diese eine Rose wird zu deiner Welt.

Konzentration offenbart dir Dinge, die gewöhnlich im Verborgenen bleiben. Gewöhnlich lebst du in einem äußerst gleichgültigen Zustand; du lebst vor dich hin, in einer Art Halbschlaf, sehend und doch nicht sehend, hörend und doch nicht hörend. Konzentration bringt Energie in deine Augen. Wenn du etwas ganz aufmerksam und konzentriert ansiehst, ausschließlich nur dieses Eine, dann zeigt sich plötzlich so vieles, was schon immer darin geschlummert hatte. *Dharana* bedeutet mehr als nur Konzentration. Das Wort „Konzentration" gibt nur eine ungefähre Ahnung davon, was *dharana* zum Ausdruck bringt. *Dharana* geht weit über Konzentration hinaus. Lasst es mich also erklären. *Dharana* bedeutet ‚Fassungsvermögen', zum Mutterschoß werden können. Wenn du nach *pranayama* mit dem Ganzen in Einklang gekommen bist, wirst du zu einem Mutterschoß ... einem großen Fassungsvermögen. Du vermagst nun das Ganze aufzunehmen. Du wirst so weit, dass alles und jedes Platz in dir findet. Aber warum hat man dann *dharana* immer mit „Konzentration" übersetzt?

Weil Konzentration eine Ahnung davon vermittelt. Was heißt Konzentration? Sehr lange bei einem einzigen Gedanken bleiben können, eine einzige Vorstellung für sehr lange Zeit beibehalten können – das heißt Konzentration.

Wenn ich dich bitten würde, innerlich einfach nur das Bild eines Affen vor Augen zu halten, nur das Bild, die Idee eines Affen – sonst nichts – dann würde dir das äußerst schwer fallen. Tausend andere Dinge würden sofort dazwischen kommen. Ja, du würdest an alles andere, nur nicht an einen Affen denken können! Der Affe würde sich dir andauernd entziehen, wieder und wieder. Dem Verstand fällt es keineswegs leicht, sich auf etwas einzulassen. Er ist sehr eng, er kann nur für ein paar Sekunden etwas behalten, dann verliert er es wieder. Er kann nicht lange bei ein und derselben Sache bleiben.

Das ist eines der tiefsten Probleme der Menschheit. Du verliebst dich zum Beispiel in eine Frau oder einen Mann; schon am nächsten Tag sind deine Gedanken zu jemand anders weitergewandert. Ein Tag und du kannst nicht wirklich dabei bleiben! Deine Liebe zu ein und demselben Menschen hält nicht lange vor – schon Stunden wäre zu viel verlangt. Dein Kopf durchstreift die Welt ununterbrochen.

Lang hast du dir sehnlichst ein Auto gewünscht. Du hast dafür gekämpft und es irgendwie geschafft. Kaum steht das Auto vor der Tür, schon sind deine Gedanken wieder ganz woanders: Beim Auto des Nachbarn! Und damit wird es dann wieder genau dasselbe sein.

Dieses Spiel wiederholt sich immer und immer wieder. Nichts hält vor. Selbst was du schon geschafft hast – wie gewonnen, so zerronnen. *Dharana* bedeutet die Fähigkeit, etwas aufzunehmen, dabei zu verharren. Wenn du dein innerstes Sein erfahren möchtest, wirst du die Fähigkeit entwickeln müssen, ein Mutterschoß dafür zu werden, – du wirst dich selber neu gebären müssen. Das Wort Konzentration kann nur einen Teil davon zum Ausdruck bringen. *Dharana* ist ein Wort von äußerster Tragweite; sehr viele Dinge schwingen darin mit – sehr viel mehr als nur Konzentration, obwohl auch Konzentration dazugehört. Du wirst dich in dir selbst austragen müssen! Konzentration gehört auch dazu. Es ist gut, Konzentration zu lernen. Wenn du länger bei einer Vorstellung verweilen kannst, wird es dir auch möglich, über lange Zeit hinweg ein und derselbe zu bleiben. Andernfalls nämlich, wenn du nicht für längere Zeit ein und derselbe zu bleiben vermagst, wirst du von den Dingen abgelenkt werden: Erst das eine Auto, dann das nächste Auto; das eine Haus, dann das nächste Haus; die eine Frau, dann die nächste Frau; dieser Job, dann jener Job. Die Dingwelt wird dich verführen. So wirst du nicht fähig werden, je nach Hause zurück zu kehren. Erst wenn dich nichts mehr ablenken kann, ist die Rückkehr möglich. Einzig ein Geist, der in tiefer Geduld auszuharren, abzuwarten vermag, gleich einer Mutter, ohne sich zu bewegen, kann zur Erkenntnis seiner eigenen Göttlichkeit gelangen.

Dhyana, Meditation
ist der ununterbrochene Strom des Geistes hin zum Objekt.

Zuerst Konzentration: Die Menge der Objekte entfällt, ein einziges Objekt wird gewählt. Sobald du ein Objekt ausgewählt hast und es dir gelingt, dieses Objekt im Bewusstsein zu halten, hast du Konzentration erlangt.

Jetzt der zweite Schritt: Dein Bewusstsein strömt ununterbrochen hin zu diesem Objekt – ähnlich dem Lichtkegel einer Taschenlampe, ununterbrochen. Wenn man Wasser umgießt, aus einem Topf in einen anderen Topf, auch hier: ein ununterbrochenes Fließen. Oder wenn man Öl aus einem Gefäß in ein anderes schüttet: das Fließen ist gleichmäßig und ohne jede Unruhe.

Dhyana, Meditation bedeutet: Dein Bewusstsein verweilt unentwegt bei einem Objekt, ohne Unterbrechung – von Unterbrechungen wirst du abgelenkt, du bist woanders. Wenn dir das erste gelingt, fällt dir das zweite nicht schwer. Wenn dir das erste nicht gelingt, ist das zweite unmöglich. Sobald du dich der Menge von Objekten entzogen hast und du dich nur noch auf ein Objekt beschränkst, sind all die Schlupflöcher deines Geistes verschlossen, alle Ablenkungen aus deinem Bewusstsein entfernt. Du selbst strömst in dieses eine Objekt.

> Meditation offenbart die Eigenschaften des Bewusstseins, das individuelle Bewusstsein wird zum kosmischen Bewusstsein. Konzentration offenbart das Objekt. Meditation offenbart das Subjekt: Als ungebrochenes Hinströmen des Bewusstseins zu welchem Objekt auch immer. In diesem unaufhaltsamen Strom, diesem Strömen ohne Erstarrung, strömst du wie ein Fluss ... ohne Unterbrechung, ohne Ablenkung: Plötzlich wird dir zum ersten Mal eine Subjektivität bewusst, die du seit jeher gewesen bist ... die du bist!

In einem unaufhaltsamen Bewusstseinsstrom löst sich das Ego auf, wirst du zum Selbst – zum egolosen Selbst, zum selbstlosen Selbst. Du bist zum Ozean geworden.

Das Zweite, die Meditation, ist der Weg des Künstlers. Das Erste, die Konzentration, ist der Weg des Wissenschaftlers. Der Wissenschaftler befasst sich mit der Außenwelt. Der

Künstler befasst sich mit sich selbst, nicht mit der Außenwelt. Wenn ein Wissenschaftler etwas leistet, hat dies mit der Objektwelt zu tun. Wenn ein Künstler etwas erreicht, kommt es aus ihm selbst. Ein Gedicht! Er hat es aus seiner eigenen Tiefe hochgeholt. Oder ein Gemälde: Er hat es aus seiner Tiefe. Verlangt vom Künstler keine Objektivität – er ist subjektiv.

Viele herrliche Zen-Anekdoten illustrieren dies. Die Zen-Meister waren große Maler und große Künstler. Das ist einer der sympathischsten Züge am Zen. Keine andere Religion war je so kreativ. Eine Religion, die nicht kreativ ist, ist im Grunde keine richtige Religion – ihr fehlt etwas!

Ein Zen-Meister pflegte seinen Schülern zu sagen: „Wenn du einen Bambus malen willst, werde zum Bambus!" Es gibt keinen anderen Weg. Wie willst du einen Bambus malen, wenn du ihn nicht von innen fühlst? – wenn du nicht fühlst, wie er den Himmel trägt, dem Wind und dem Regen trotzt und sich voller Stolz zur Sonne erhebt? Solange du nicht das Sausen des Windes im Bambus hörst, genau so wie es der Bambus hört, solange du den Regen nicht auf den Bambus fallen fühlst, genau so wie der Bambus ihn fühlt, wie willst du da einen Bambus malen können? Wenn du nicht den Ruf des Kuckuck horst, genau so wie der Bambus ihn hört, wie kannst du da einen Bambus malen? Dann malst du den Bambus als ein Fotograf. Dann bist du vielleicht ein Fotoapparat, aber ein Künstler bist du nicht. Der Fotoapparat gehört der Welt der Wissenschaft an. Eine Kamera geht wissenschaftlich vor: Sie zeigt den Bambus als Objekt. Aber wenn ein Meister einen Bambus wahrnimmt, schaut er nicht von Außen. Er geht nach und nach in ihm auf. Sein ununterbrochener Bewusstseinsstrom ergießt sich in den Bambus und so findet eine

Begegnung, eine Vereinigung statt – da ist es schwer zu sagen, wo ist der Bambus, wo das Bewusstsein, alles wird eins und verschmilzt und alle Grenzen lösen sich auf.

Die zweite Stufe, *dhyana*, Meditation, Versenkung, ist der Weg des Künstlers. Das ist auch der Grund, warum Künstler manchmal Einsichten haben wie sonst nur die Mystiker, warum ein Gedicht manchmal Dinge zum Ausdruck bringt, wie keine Prosa dies könnte und warum manche Gemälde etwas zeigen, wie dies auf keinem anderen Wege möglich gewesen wäre.

Der Künstler kommt dem religiösen Menschen, dem Mystiker sehr nahe. Ein Dichter, der Dichter bleibt, kommt jedoch an seine Grenzen. Er muss sich verströmen, er muss in Bewegung bleiben: Von der Konzentration zur Meditation und von der Meditation zum *samadhi*; der Weg führt weiter und weiter ...

> *Dhyana* ist das nicht unterbrochene Strömen des Geistes hin zum Objekt. Versuch es! Und am besten suchst du dir dazu ein , Objekt' aus, das du liebst. Wähle deinen Geliebten, deine Geliebte, du kannst dich deinem Kind zuwenden, einer Blume – was immer du liebst. Denn deine Liebe macht es dir leichter, unaufhaltsam mit dem Objekt deiner Liebe zu verschmelzen. Schau dem geliebten Menschen in die Augen ... Als erstes vergiss die ganze Welt, lass den Geliebten die Welt sein. Dann schau ihm in die Augen und werde zu einem fortwährenden Strom, der ununterbrochen mit ihm verschmilzt – wie Öl, das aus dem einen Gefäß ins andere umgegossen wird. Ohne Ablenkung. Plötzlich wirst du sehen können, wer du bist ... du wirst zum ersten Mal dein Subjektsein sehen können.

Nur eines vergiss nicht: Das ist noch nicht das Ende. Objekt und Subjekt bilden zusammen ein Ganzes. Tag und Nacht, Leben und Tod: Sie sind Teile der einen ganzen Existenz. Das Objektive ist das Äußere, das Subjektive ist das Innere: Du dagegen bist weder außen noch innen. Das fällt nicht leicht zu verstehen, denn gewöhnlich heißt es doch: „Geh nach innen!" Das gilt aber nur vorübergehend. Selbst darüber muss man noch hinausgehen. Das Äußere wie das Innere sind beide außen. Du bist das, was sowohl nach außen als auch nach innen gehen kann. Du bist dasjenige, was sich zwischen beiden Polen hin und her bewegen kann. Du bist jenseits aller Polaritäten. Dieser dritte Zustand wird *samadhi* genannt.

Samadhi ist, wenn der Geist mit dem Objekt eins wird.

Wenn das Subjekt sich im Objekt und das Objekt sich im Subjekt auflöst, wenn es nichts mehr anzuschauen und keinen Anschauenden mehr gibt, wenn keine Dualität mehr da ist, breitet sich das unglaubliche Potential der Stille aus. Du kannst nicht sagen, was existiert, weil niemand da ist, der es sagen könnte. Du kannst *samadhi* nicht in Worte fassen, weil alle Angaben unzulänglich wären. Was immer du sagen könntest, es wäre etwas Wissenschaftliches oder etwas Dichterisches. Das Religiöse jedoch bleibt unaussprechbar, es ist nicht fassbar.

So gibt es zwei Möglichkeiten, über das Religiöse zu sprechen. Patanjali versucht es mit der wissenschaftlichen Terminologie. Für das Religiöse selbst gibt es aber keine Terminologie – die Existenz lässt sich nicht in Worte fassen. Wer sie zum Ausdruck bringen will, muss sie teilen. Wer sie beschreiben will, muss sie entweder als etwas Objektives oder als etwas Subjektives darstellen, er muss sie teilen. Schon ein einziges Wort darüber zu verlieren heißt, sie zu teilen. Patanjali wählt die wissenschaftliche Terminologie; Buddha wählt ebenfalls die wissenschaftliche Terminologie. Laotse und Jesus wählen dagegen die poetische Terminologie. Aber beides sind Terminologien. Es kommt auf die eigene Denkweise an: Patanjali denkt wissenschaftlich, logisch und analytisch; Jesus denkt poetisch; Laotse ist ein geborener Dichter, also denkt er poetisch. Aber vergesst keinen Augenblick, dass beide Terminologien zu kurz greifen. Man muss über beides hinausgehen.

Samadhi ist, wenn der Geist mit dem Objekt eins wird. Wenn der Geist mit dem Objekt eins wird, gibt es keinen mehr, der erkennt und nichts mehr, was erkannt wird. Solange es nicht zu diesem Wissen kommt, dieses Wissen um das, was jenseits vom Erkannten und vom Erkennenden ist, hast du das Leben verfehlt. Dann magst du hinter Schmetterlingen, hinter Träumen hergelaufen sein, vielleicht mit ein bisschen Genuss da und dort, aber ein beglückender Segen ist dir entgangen. Während du bunte Kieselsteine und Muscheln am Strande sammelst, entgeht dir der unvorstellbar beseligende Schatz deines Seins. Vergiss das nicht! Nur selten kommt es vor, dass jemand wach genug wird, um von dieser gewöhnlichen Knechtschaft des Lebens nicht gefangen zu sein.

Erinnere dich: Dasjenige, worauf du deine Aufmerksamkeit richtest, wird deine Realität. Und ist es erst einmal Realität geworden, entfaltet es die Macht, dich und deine Aufmerksamkeit anzuziehen. Dann schenkst du ihm noch mehr Aufmerksamkeit und so wird es noch realer und nach und nach wird etwas Unwirkliches, das deinem eige-

> nen Verstand entsprang, zu deiner einzigen Realität, während das Wirkliche völlig in Vergessenheit gerät.

Suche nach dem Wirklichen! Der einzige Weg dahin besteht darin, die Menge der Objekte fallen zu lassen. Lass nur ein Objekt da sein und lass dich nicht ablenken. Lass dein Bewusstsein in einem ungebrochenen Fließen auf dieses eine Objekt fallen. Das Dritte geschieht von alleine: Sind diese beiden Bedingungen erfüllt, stellt sich *samadhi* von selber ein. Plötzlich sind eines Tages Subjekt wie Objekt, Gast wie Gastgeber verschwunden: Stille um Stille breitet sich aus. In dieser Stille erreichst du das Ziel des Lebens.

Diese drei zusammen genommen,
dharana, dhyana und samadhi, bilden samyama.

Was für eine schöne Definition von *samyama!* Gewöhnlich versteht man unter *samyama* eine Art Disziplin, eine disziplinierte Charakterhaltung. Das stimmt nicht. *Samyama* ist eine Balance; sie entsteht, wenn sich Subjekt und Objekt auflösen. *Samyama* ist eine Stille, die eintritt, wenn keine Dualität mehr in dir herrscht, wenn du nicht mehr geteilt bist. Du bist eins geworden.

Dazu kommt es manchmal auch ganz spontanerweise, denn sonst hätte Patanjali dies nicht entdecken können. Jedem von euch ist das schon passiert. Es gibt keinen Menschen, dem Augenblicke des Wirklichen nicht schon geschehen wären. Ganz zufällig bist du manchmal in Übereinstimmung mit ihm, ohne den Mechanismus zu kennen, wie dies geschieht. Manchmal bist du einfach in Einklang damit und plötzlich ist das Wirkliche da!

Ein Mann schrieb mir einmal folgendes: „Heute hab ich fünf Minuten Wirklichkeit gefunden." Mir gefällt dieser Ausdruck: „fünf Minuten Wirklichkeit"! „Und wie kam es dazu?" fragte ich nach. Er sagte, er sei ein paar Tage lang krank gewesen ... Es ist zwar unglaublich, aber wahr. Viele Menschen überkommt manchmal die innere Stille, während sie krank sind, weil für sie nur so der Alltag zum Stillstand kommt. Ein paar Tage lang war er also krank und musste das Bett hüten, also hat er sich entspannt ... Nichts zu tun! In diesem Entspanntsein, nach vier, fünf Tagen, geschah es dann plötzlich, während er einfach nur da lag und zur Zimmerdecke schaute – diese fünf Minuten Wirklichkeit! Alles stand still. Die Zeit blieb stehen, der Raum verschwand, nichts war zu sehen und niemand war da, der hätte sehen können. Plötzlich geschah Einheit, so als fiele alles in eins, als wäre alles ein Ganzes.

Manchen Menschen ergeht es im Liebesakt so: Ein totaler Orgasmus und nach dem Orgasmus wird alles ganz still, alles ist im Einklang ... du entspannst. Keine Spur mehr von Erstarrung, von Verkrampfung, der Sturm ist vorüber und nun kommt die Stille, die nach dem Sturm kommt – plötzlich ist Wirklichkeit. Manchmal während du im Sonnenschein spazieren gehst, gegen den Wind, voller Freude. Oder du lässt dich beim Schwimmen im Fluss einfach von der Strömung treiben. Oder im Nichtstun ... entspannt im Sand liegend, zu den Sternen aufschauend – und es geschieht. Aber es geschieht zufällig und weil es nur manchmal dazu kommt und diese Erfahrungen nicht zu deinem sonstigen Lebensstil passen, vergisst du es immer wieder, du schenkst ihnen keine große Beachtung, du zuckst mit den Achseln und vergisst alles. Trotzdem, im Leben eines jeden, manchmal, dringt Wirklichkeit ein.

Yoga ist ein systematischer Weg um das herbeizuführen, was manchmal rein zufällig geschieht. Yoga macht aus all diesen Zufällen und magischen Augenblicken eine Wissenschaft. *Diese drei zusammen genommen, dharana, dhyana und samadhi, bilden samyama.* Wer diese drei – Konzentration, Meditation und *samadhi* – verwirklicht, dem wird das Licht des höheren Bewusstseins zuteil.

Wird dies gemeistert – das Licht höheren Bewusstseins.

Wird dies gemeistert – das Licht höheren Bewusstseins. Sobald du die drei inneren Stufen – *dharana, dhyana, samadhi* – gemeistert hast, wird das Licht zugänglich. Wenn du das innere Licht erreicht hast, lebst du für immer im Licht. Wenn du das innere Licht hast, gibt es keine Dunkelheit mehr. Wo du auch hingehst, dein inneres Licht kommt mit. Du bewegst dich in ihm – du bist es.

Denke daran, dass dein Verstand dich ständig dazu überreden möchte, dich mit dem abzufinden, wo du gerade bist: „Das ist alles, es gibt nichts darüber hinaus." Er will dir weismachen, du wärest angekommen. Er will nicht, dass du göttliche Unzufriedenheit fühlst. Und er kann alles rationalisieren. Höre nicht auf seine Rationalisierungen. Sie sind keine wirklichen Argumente, sondern Fallstricke.

Der Verstand will nicht, dass du aufbrichst, in Gang kommst, er ist im Grunde genommen träge, bewegungsunfähig und er möchte es sich bequem machen – irgendwo ein Zuhause haben, wo auch immer: „Lass dich nieder, geh nicht auf Wanderschaft." Ein Sannyasin zu sein heißt, in seinem Bewusstsein auf Wanderschaft gehen. Ein Sannyasin zu sein heißt, ein Vagabund werden – sein Bewusstsein immer tiefer zu erforschen und zu erkunden. Höre nicht auf deinen Verstand.

Yoga geschieht aus eigener Anstrengung. Yoga kennt keine Priester. Er kennt nur Meister, die aus sich selbst heraus angekommen sind – in ihrem Licht wirst du verstehen, wie auch du aus dir selbst heraus ankommen kannst. Mach einen großen Bogen um die Versprechungen der Priester, sie sind die allergefährlichsten Menschen auf Erden, weil sie dich daran hindern, mit deiner inneren Unzufriedenheit in Kontakt zu kommen. Sie trösten dich. Du bist der Betrogene, der Getäuschte, wenn du dich vertrösten lässt, bevor du angekommen bist.

Yoga ist nicht eine Idee, sondern eine Praxis, – *abhyasa*. Er ist eine Disziplin, eine Wissenschaft der inneren Transformation. Und denke daran: Niemand kann es dir abnehmen, damit zu beginnen. Du allein kannst damit beginnen. Yoga lehrt dir Selbstvertrauen; Yoga stellt dich auf deine eigenen Beine.

Yoga macht dir klar, dass du alleine auf die Reise gehen musst. Der Meister kann dir zwar den Weg zeigen, aber gehen musst du ihn selbst.

5

Das Außen des Inneren

Jenseits des Körpers und jenseits des Geistes
liegt deine Natur, liegt die Mitte deines Daseins,
samadhi.

Du brauchst nur die Hindernisse
aus dem Weg zu räumen.
Du brauchst nichts Neues hinzuzufügen.

Zuerst transzendierst du den Körper,
das sind die äußeren Schritte;
dann transzendierst du den Geist,
das sind die inneren Schritte.

Wenn man bei seinem Wesen ankommt,
sieht von dieser Warte selbst
das Innere noch äußerlich aus.

Meditation kommt zu ihrem Höhepunkt,
wenn sie losgelassen werden kann,
nirbeeja samadhi – jenseits allen Begehrens.

Natürlich zu sein und sich auf das kosmische Gesetz einzustimmen – das meint Patanjali mit *samyama. Samyama* ist nichts Auferlegtes, Erzwungenes; *samyama* kommt nicht von außen. *Samyama* ist das Aufblühen deines innersten Wesens. *Samyama* heißt, das zu werden, was du bereits bist. *Samyama* heißt, zur Natur zurückzukehren.

Wie aber kommt man zur Natur zurück? Und was heißt „menschliche Natur"? Solange du nicht dein eigenes Wesen erforschst, wirst du nie erfahren, was menschliche Natur wirklich bedeutet. Um sie zu erkennen, kannst du nur nach innen gehen. Der gesamte Yoga-Prozess ist eine Pilgerreise, eine Reise nach innen. Schritt für Schritt – in acht Schritten kommst du nach Hause. Die ersten fünf Schritte – *yama, niyama, asana, pranayama, pratyahara* – sollen dir helfen, in der Tiefe deines Inneren über deinen Körper hinaus zu gelangen. Dein Körper ist deine äußerste Schicht, der äußerste der konzentrischen Kreise deiner Existenz.

Die zweite Phase besteht dann darin, über deinen Verstand hinaus zu gehen. Die drei inneren Schritten – *dharana, dhyana und samadhi* – führen dich über deinen Verstand hinaus. Jenseits des Körpers und jenseits des Geistes liegt deine Natur, liegt die Mitte deines Daseins. Diese Daseinsmitte nennt Patanjali *nirbeeja samadhi* – den saatlosen *samadhi*: Dein innerstes Wesen von Angesicht zu Angesicht sehen, unmittelbar zu wissen, wer du bist.

Der ganze Vorgang kann also in drei Phasen eingeteilt werden: Im ersten geht es darum, den Körper zu transzendieren; im zweiten, den Geist hinter sich zu lassen und im dritten darum, mit seinem eigenen Sein eins zu werden.

Man hat uns beigebracht, nahezu überall auf der Welt, in jedem Kulturkreis, in jedem Land, jeder Klimazone, unsere

Ziele irgendwo außerhalb von uns selbst zu suchen. Das Ziel mag Geld sein, das Ziel mag Macht sein, das Ziel mag Ansehen sein, ja das Ziel mag Gott sein, das Paradies – es macht keinen Unterschied: All diese Ziele liegen außerhalb von euch. Dabei besteht das wirkliche Ziel darin, zur Quelle zurückzukehren, von der du kommst. So schließt sich der Kreis.

Wohin geht deine Reise? Was ist deine Bestimmung? Man hat dir bestimmte Dinge vorgegeben, die es zu erreichen gilt. Du bist auf Leistung ausgerichtet. Dein Verstand ist manipuliert worden, ist hierhin und dorthin geschoben und gezogen worden. Dein Verstand ist von der Außenwelt kontrolliert worden – von den Eltern, von der Schule, von der Familie, von der Gesellschaft, von der Regierung. Jeder versucht, dich aus deinem Sein nach außen zu ziehen und dir ein bestimmtes Ziel vorzugeben; du bist in eine Falle geraten. Dabei ist das Ziel längst da – in dir!

> Du musst nirgendwo hingehen! Es gilt, dich selbst zu erkennen – den, der du bereits bist. Wenn du dies einmal erkannt hast, wirst du überall dort, wohin du auch gehen magst, dein Ziel finden, denn du nimmst dein Ziel in dir selber mit. Wohin du auch kommen magst, eine tiefe Zufriedenheit, ein Frieden wird dich umgeben, eine Kühle, eine Sammlung, eine innere Ruhe, die von dir ausgeht und du überallhin als deine Aura mitbringst. Das ist es, was Patanjali *samyama* nennt: eine kühle, gesammelte, ruhige Ausstrahlung, die mit dir verbunden ist.

Erinnere dich: Versuche niemals dir Zwang anzutun. Auf diese Weise spaltest du dich, auf diese Weise verlierst du nur jede

Hoffnung und es entgeht dir das Wesentliche. Dein innerstes Wesen muss aus dir hervor sprudeln. Du brauchst nur die Hindernisse aus dem Weg zu räumen. Du brauchst nichts Neues hinzuzufügen. Etwas dazu – nein! Du bist bereits vollkommen. Da liegt zu vieles in der Quelle, ein paar Steinbrocken versperren den Weg. Entferne diese Steine und alles fängt an zu sprudeln.

Diese acht Schritte Patanjalis – *ashtanga* – sind nichts weiter als eine methodische Anleitung, wie sich diese Steine aus dem Wege räumen lassen.

Es geht um Entfaltung: Wie dem, was in dir verborgen liegt, helfen und erlauben, sich zu zeigen? Den Samen trägst du bereits in dir. Das Saatkorn braucht lediglich den richtigen Nährboden. Ein wenig Hege und Pflege, eine liebende Hand und es wird sprießen, es wird eines Tages aufblühen. Der Duft, der bereits im Saatkorn angelegt war, wird sich in alle Winde verteilen und die Winde werden ihn in alle Himmelsrichtungen tragen.

Samyama bedeutet Ausgewogenheit. Dies ist die Ausgewogenheit des Sannyasin: Auf dem Marktplatz zu sein und doch nicht Teil davon; auf dem Basar zu sein, ohne davon beeinflusst zu werden. Wenn du innerlich vom Markt frei bist, kannst du ohne Schwierigkeiten auf den Markt gehen. Du magst dich zum Alleinsein in ein Kloster zurückziehen, aber was ist, wenn der Basar in deinem Inneren mitkommt? Und mitkommen muss er zwangsläufig, denn der Basar befindet sich in Wirklichkeit gar nicht irgendwo da draußen; er besteht aus dem Lärm der Gedanken. Sie verfolgen dich überall hin. Wie solltest du sie hier einfach zurücklassen und ihnen entrinnen können? Du wirst dich selber mitnehmen und wo immer du hingehst, wirst du derselbe bleiben.

Versuche also nicht, vor den Umständen wegzulaufen. Versuche, nach und nach bewusster zu werden. Sorge für eine innere Klimaveränderung und kümmere dich nicht um die äußeren Umstände. Mach daraus deine ständige Priorität; das Billigere ist immer verlockend. Es flüstert dir ein: „Der Marktplatz treibt dich noch in den Wahnsinn! Zieh dich in ein Kloster zurück, dann bist du alle Sorgen los. Denn deine Probleme sind dein Geschäft, der Markt, die Beziehung...!" Nein, die Sorgen gibt es nicht wegen des Marktes, wegen deiner Familie, wegen deiner Beziehung, die Sorgen hast du aus dir selbst heraus. Alles andere sind Vorwände. Wenn du ins Kloster gehst, wird sich dieses ‚Sorgen' auf neue Objekte stürzen, die Sorgen werden sich halten. Betrachte deinen Verstand - wie chaotisch er ist. Und dieses Chaos kommt nicht von den Umständen. Das Chaos ist in dir. Die äußeren Umstände dienen dir als Ausreden.

Patanjali sagt: „*Samyama* muss sich stufenweise entfalten." Beeile dich nicht, geh langsam voran und wachse behutsam, so dass sich vor dem nächsten Schritt alles festigen kann. Gönne dir nach jedem Schritt eine Pause. Lass zu, dass sich in dieser Pause alles Erreichte setzen kann, dass du es verdauen und einverleiben kannst ... geh erst dann weiter. Eile nicht, denn sonst kommst du an einen Punkt, für den du noch nicht vorbereitet bist und wenn du nicht vorbereitet bist, ist er gefährlich.

Der gierige Verstand will alles sofort erreichen. Es kommen Leute zu mir und sagen: „Kannst du uns nicht einen Tipp geben, wie wir sofort erleuchtet sein könnten?" Aber genau das sind die Leute, die noch nicht soweit sind. Wären sie soweit, dann hätten sie Geduld. Wären sie soweit, dann würden sie sagen: „Mag es kommen, wann immer es will. Wir haben's nicht eilig, wir können warten." Es sind nicht die richtigen – sie sind gierig. Genau genommen wissen sie überhaupt nicht, worum sie da bitten. Sie laden damit den ganzen Himmel ein – sie würden bersten! Sie würden ihn nicht fassen können!

Patanjali sagt: *Samyama* muss sich in Stufen entfalten; und diese acht Stufen hat er beschrieben. Verglichen mit *yama, niyama, asana, pranayama* und *pratyahara,* sind *dharana, dhyana* und *samadhi* zwar innerlich, aber verglichen mit der Erfahrung, der letztendlichen Erfahrung eines Buddha oder Patanjali, sind sie äußerlich. Sie liegen genau dazwischen. Zuerst transzendierst du den Körper, das sind die äußeren Schritte; dann transzendierst du den Geist, das sind die inneren Schritte. Aber wenn du bei deinem Wesen ankommst, sieht von dieser Warte aus selbst das Innere noch äußerlich aus. Selbst das war noch nicht tief genug innen.

Dein Geist ist nicht tief genug. Ja, er ist tiefer als der Körper. Aber sobald du zum Zeugen wirst, wird auch er äußerlich: Dann kannst du deine eigenen Gedanken beobachten. Wenn du deine eigenen Gedanken beobachten kannst, werden deine Gedanken zu etwas Äußerem, werden sie zu Objekten. Du bist der Beobachter.

Diese drei – dharana, dhyana, samadhi –
sind im Vergleich zum nirbeeja samadhi äußerlich.

Nirbeeja samadhi heißt: Es kommt zu keiner Wiedergeburt mehr, es wird nie wieder ein ‚in die Welt kommen' geben, nie wieder einen Eintritt in die Zeit! *Nirbeej* heißt dieser *samadhi* deshalb, weil nunmehr jede Saat des Begehrens ein für alle Mal verbrannt ist.

Wenn du dich auf die Reise nach innen begibst, auch in den Yoga, geschieht dies zunächst aus Begierde – aus der Begierde nach Selbstverwirklichung, nach Frieden und Glückseligkeit, aus dem Begehren, die Wahrheit zu finden.

Wenn du zu deinem ersten *samadhi* gelangst – nach *dharana*, der Konzentration und nach *dhyana*, der Versenkung –, wenn du zu jenem *samadhi* gelangst, wo Subjekt und Objekt eins werden, dann verbirgt sich selbst darin noch ein leichter Schatten von Begierde – der Wunsch, die Wahrheit zu erkennen, die Sehnsucht nach Einheit, der Wunsch Gott zu erkennen – oder wie immer du es nennen magst.

Immer noch Wünsche, sehr subtile, fast unsichtbar, fast als gäbe es sie nicht, aber sie sind da. Es kann gar nicht anders sein, denn sie waren es ja, die dir auf dem ganzen Weg hierhin als Antriebskraft gedient haben. Jetzt gilt es, auch von diesen Begierden zu lassen

> Auch der *samadhi* ist loszulassen. Meditation kommt zu ihrem Höhepunkt, wenn sie losgelassen werden kann. Sobald du alles über sie vergisst, sobald du keinerlei Bedürfnis mehr hast, irgendwohin zu müssen, weder drinnen noch draußen, sobald alles Reisen aufhört – dann löst sich alle Begierde auf.

Begierde ist das Saatkorn. Zunächst treibt sie dich nach außen. Dann, wenn du intelligent genug bist zu verstehen, dass du dich auf dem Holzweg befindest, treibt sie dich allmählich nach innen. Aber sie ist nach wie vor vorhanden: Jetzt treibt dich dieselbe Begierde, enttäuscht von der Außenwelt, allmählich dazu an, deine Innenwelt zu erforschen. Diese Begierde muss losgelassen werden.

Nach dem *samadhi* muss sogar der *samadhi* losgelassen werden. So kommt es zum saatlosen *samadhi.* Das ist das Höchstmögliche. Er geschieht nicht aufgrund deiner Begierde, dann wäre er nicht saatlos. Dies gilt es zu verstehen! Er geschieht, weil du verstanden hast, wie fruchtlos alles Begehren überhaupt ist – selbst das Begehren, die Sinnlosigkeit des Begehrens zu verstehen, so löst sich das Begehren auf. Der saatlose *samadhi* lässt sich nicht begehren! Kaum ist die Begierde verschwunden, plötzlich – *nirbeeja samadhi!* Er hat nichts mit deiner Anstrengung zu tun. Dies ist der Vorgang. Bis hierhin, bis zum *samadhi*, gehört Anstrengung dazu.

Anstrengung bedarf der Wünsche, der Motivation. Wenn das Wünschen aufhört, verschwindet auch Anstrengung. Wer nichts mehr begehrt, hat nicht mehr den leisesten Antrieb etwas zu tun – weder einen Antrieb, irgendetwas zu tun, noch einen Antrieb, irgendetwas zu sein. Völlige Leere – das Nichts, das Buddha *shunyata* nennt ... ganz aus sich heraus. Und eben dies macht seine Schönheit aus: Unberührt vom Begehren, unverdorben von Motivation, ist es die Reinheit selber, Unschuld. Dies ist *nirbeeja samadhi.*

Nirodh parinam ist die Transformation des Geistes,
wobei der Geist vom Zustand des nirodh durchdrungen wird;
er kommt blitzartig zwischen dem Eindruck,
der gerade verblasst und dem Eindruck,
der an seine Stelle tritt, zustande.

Dieses Sutra ist sehr, sehr wichtig für dich, weil du es unmittelbar umsetzen kannst. Patanjali spricht von *nirodh. Nirodh* bedeutet: Das blitzartige Aussetzen des Verstandes, ein momentaner Zustand des Nichtdenkens. Jedem von euch geschieht es, aber es spielt sich sehr versteckt und blitzartig ab. Bevor du nicht ein wenig bewusster geworden bist, wirst du es nicht bemerken. Lass mich beschreiben, was es ist: Wann immer ein Gedanke auftaucht, wird der Geist davon zugedeckt, wie von einer Wolke, die am Himmel erscheint. Aber kein Gedanke kann ewig währen, Vergänglichkeit ist die Natur der Gedanken. Ein Gedanke taucht auf und geht wieder, dann kommt der nächste Gedanke und tritt an seine Stelle. Zwischen diesen beiden Gedanken gibt es eine ganz winzige Lücke – das ist der Augenblick von *nirodh* – eine unmerkliche Pause, in der du ohne Gedanken bist. Eine Wolke ist weiter gezogen, es ist noch keine andere da und der Himmel steht offen. Du kannst in ihn hinein sehen.

> Beobachte. Beobachte genau. Der eine Gedanke geht soeben, der andere kommt bereits – und die Lücke dazwischen! In dieser Lücke befindest du dich genau im Zustand desjenigen, der zum samadhi gelangt ist. Aber bei dir ist das vorerst ein flüchtiges Phänomen. Patanjali nennt es nirodh. Es ist sekundenschnell, blitzhaft und verändert sich ständig. Es ist flüchtig, wie eine Welle, die verebbt, die nächste schwillt an und zwischen den beiden keine. Versuche, es zu beobachten.

Dies ist eine der wichtigsten Meditationen überhaupt. Nichts anderes ist nötig. Du kannst dich hinsetzen und immerzu weiter beobachten. Achte auf die Lücke! Anfangs ist das sicher nicht leicht, aber nach und nach, im Maße wie du aufmerksamer wirst, kannst du die Lücken sehen. Schenke den Gedanken keine Beachtung. Konzentriere dich auf die Lücke, nicht auf die Gedanken! Fokussiere auf die Augenblicke, in denen die Straße leer ist und niemand vorbei kommt. Verändere einfach die Perspektive: Normalerweise achten wir auf unsere Gedanken und beobachten nicht die Lücken dazwischen. Wenn du auf die Gedanken achtest, kannst du nicht auf die Lücken achten. Die Lücken sind immer da: Fokussiere auf die Lücken und plötzlich wirst du merken, dass es Lücken gibt und dass die Gedanken verschwinden. Und in diesen Lücken werden die ersten Augenblicke des *samadhi* erreicht.

Du brauchst diesen Vorgeschmack, um weiterzugehen. Was ich oder Patanjali sagen, kann für dich nur bedeutungsvoll werden, wenn du bereits einen Vorgeschmack davon hast. Wenn du es nur ein einziges Mal erlebt hast, dass diese Lücke voller Seligkeit ist – nur für einen Augenblick und dann entschwindet sie wieder – weißt du: „Sollte ich ganz Lücke werden, sollte dies zu meiner Natur werden können, dann wäre mir diese Seligkeit dauerhaft zugänglich". Jetzt wirst du beginnen, wirklich zu arbeiten.

Dieses Fließen wird friedlich durch wiederholte Eindrücke.

Wenn du wieder und wieder in diese Lücke fällst, wenn du wieder und wieder von dieser Erfahrung kostest, wenn du wieder und wieder durch *nirodh* hindurch siehst – der Verstand still steht – und du ohne Gedanken einen Blick in dein Wesen wirfst, dann entsteht daraus ein friedlicher Strom, ein natürliches Fließen. Du erreichst, du beginnst deinen eigenen Reichtum zu erreichen. Zuerst sind es nur Augenblicke, winzige Lücken, danach größere Lücken, dann immer größere … und eines Tages geschieht es: Auch der letzte Gedanke ist verschwunden und kein weiterer kommt. Du bist in tiefer Stille, in zeitloser Stille. Das ist das Ziel.

6

Einblick in Vergangenheit und Zukunft

Wer *samadhi* erreicht hat, der ist auf Eines ausgerichtet,
dessen Bewusstsein wird zu einem Schwert,
scharf und klar:
Einblick in Vergangenheit und Zukunft.

Der Einblick allein in die Vergangenheit
wird zur Garantie,
dass du sie in Zukunft nicht mehr wiederholen wirst.

Wenn du zu Einem wirst, wirst du in der Lage sein,
alles zu sehen, was du je warst.
Allein dieser Anblick –
und dein ganzes Muster bricht in sich zusammen.

In Friedrich Nietzsches „Die fröhliche Wissenschaft" kommt folgendes Gleichnis vor: „Habt ihr nicht von jenem tollen Menschen gehört, der am hellen Vormittage eine Laterne anzündete, auf den Markt lief und unaufhörlich schrie: ‚Ich suche Gott! Ich suche Gott!' Da dort gerade viele von denen zusammenstanden, welche nicht an Gott glaubten, so erregte er ein großes Gelächter. Ist er denn verloren gegangen? sagte der eine. Hat er sich verlaufen wie ein Kind? sagte der andere. Oder hält er sich versteckt? Fürchtet er sich vor uns? Ist er zu Schiff gegangen? ausgewandert? – so schrieen und lachten sie durcheinander. Der tolle Mensch sprang mitten unter sie und durchbohrte sie mit seinen Blicken. ‚Wohin ist Gott?' – rief er, ‚ich will es euch sagen! Wir haben ihn getötet – ihr und ich. Wir alle sind seine Mörder! Aber wie haben wir dies gemacht? Wie vermochten wir das Meer auszutrinken? Wer gab uns den Schwamm, um den ganzen Horizont wegzuwischen? Was taten wir, als wir diese Erde von ihrer Sonne losketteten? Wohin bewegt sie sich nun? Wohin bewegen wir uns?' ... Hier schwieg der tolle Mensch und sah wieder seine Zuhörer an: Auch sie schwiegen und blickten befremdet auf ihn. Endlich warf er seine Laterne auf den Boden, dass sie in Stücke sprang und erlosch. ‚Ich komme zu früh!', sagte er dann, ‚ich bin noch nicht an der Zeit. Dies ungeheure Ereignis ist noch unterwegs.'"

Dieses Gleichnis ist von großer Bedeutung. Im selben Maße, wie der Mensch heranreift, verändert sich sein Gott. Das muss so sein, denn der Mensch erschafft sich seinen Gott nach seinem Ebenbilde. Und nicht etwa umgekehrt, wie es in der Bibel steht: „Und Gott erschuf den Menschen nach seinem Ebenbilde." Der Mensch erschafft Gott nach seinem Ebenbilde. Wenn sich das Selbstbild des Menschen ändert,

ändert sich offensichtlich auch sein Gottesbild. Und da kommt ein Zeitpunkt in der Entwicklung des Menschen, da Gott vollends verschwindet. Die Vorstellung von Gott als göttliche Person erwächst aus menschlicher Unreife.

Die Existenz als göttlich zu begreifen ist ein vollkommen anderes Konzept. Dann ist Gott kein persönliches Wesen mehr, das irgendwo hoch droben im Himmel die Welt regiert, manipuliert, kontrolliert und organisiert. Nein, all dieser Unsinn verschwindet, sobald der Mensch erwachsen wird. Das war der Kinderglaube an Gott – eine kindliche Gottesvorstellung. Soll ein kleines Kind Gott verstehen, muss es sich ihn als persönliches Wesen vorstellen. In dem Maße wie die Menschheit reifer wird, wird Gott sterben. So kommt es zu einer vollkommen anderen Existenz: Jetzt ist die gesamte Existenz „göttlich" – ohne einen Gott.

Für Nietzsche selbst war diese Einsicht, dass es keinen persönlichen Gott gibt, einfach zu viel. Er konnte es nicht ertragen: Er wurde wahnsinnig. Er war selber noch nicht in der Lage, die Erkenntnis, die ihm geschehen war, zu verstehen. Er war noch kindlich: Er brauchte einen persönlichen Gott. Aber er dachte darüber nach und je mehr er sich darauf einließ, desto klarer wurde ihm, dass es den Gott da droben im Himmel nicht mehr gab: Er ist tot. Und ebenso wurde ihm klar, dass er von uns selber getötet wurde.

Wie denn auch anders: Wenn wir ihn selber erschaffen hatten, musste er auch von uns selber getötet worden sein. Die Gottesvorstellung entstammt Zeiten, da die Menschheit noch in den Kinderschuhen steckte. Jetzt, da der Mensch erwachsen geworden ist, muss diese Vorstellung fallen – so wie du das Spielzeug, das dich einst als Kind entzückte, nun, da du gereift bist, einfach vergisst. Eines Tages fällt es dir dann plötzlich wieder in die Hand, in irgendeiner Ecke des Hauses, unterm Gerümpel: Dein altes Spielzeug! Dann erinnerst du dich, wie sehr du an ihm gehangen hast ... aber jetzt ist es bedeutungslos. Du kannst es weggeben; du hast dich verändert.

Erst hat der Mensch den persönlichen Gott erschaffen, dann hat der Mensch ihn zerstört. Diese Erkenntnis war für Nietzsche selbst zu viel; er verlor den Verstand. Sein Wahnsinn zeigt an, dass er für die Einsicht, die ihn überkam, nicht vorbereitet war.

Anders im Osten, Patanjali ist vollkommen gottlos. Man kann keinen größeren Atheisten finden als Patanjali; aber daraus entsteht für ihn kein Problem, weil er wirklich ein reif gewordener Mensch ist, mit einem in Wahrheit ausgereiften und ausgewogenen Bewusstsein. Auch für Buddha existiert kein Gott.

Wenn es einen persönlichen Gott gibt, wird er Friedrich Nietzsche vergeben; denn er wird verstehen, dass dieser Mann noch auf ihn angewiesen war. Nietzsche war noch entzweit, verwirrt – die eine Hälfte seines Wesens sagte Ja und die andere Hälfte sagte Nein. Wenn es einen persönlichen Gott gibt, wird er auch Gautama Buddha vergeben; denn Buddha hat ihn zumindest geleugnet, er hat gesagt: „Es gibt keinen Gott!" Damit ist noch eine Bestätigung verbunden. Aber Patanjali wird er nicht vergeben können. Dieser hat ihn benutzt! Er hat ihn nicht nur geleugnet und behauptet, es gäbe ihn nicht, sondern er hat die Gottesvorstellung als Werkzeug benutzt. Er hat nämlich gesagt: „Für den letzten Wachstumsschritt des Menschen kann man sogar die Gottesvorstellung einsetzen, als Hypothese." Was Gott betrifft, ist Patanjali eiskalt, kälter als Gautama Buddha. Denn verneinen kann man nur mit einer gewissen Leidenschaft, bejahen kann man nur mit einer gewissen Leidenschaft – in Liebe wie im Hass bedarf es der Leidenschaft. Patanjali hingegen ist absolut nüchtern. Er sagt: „Ja, auch die Gottesvorstellung kann man benutzen." Er ist der größte Atheist, den die Welt je erlebt hat.

Aber der Westen hat ein völlig anderes Verständnis von Atheismus, eine Vorstellung, die noch nicht ausgereift ist und letztlich den Atheisten auf dieselbe Stufe wie den Theisten stellt. Der Theist behauptet immerzu: „Es gibt einen Gott!" – in einem sehr kindlichen Sinne, Gott als Vater. Und der Atheist bestreitet dies immerzu: „So einen Gott gibt es nicht!" Beide stehen auf derselben Ebene.

Patanjali hingegen ist der wirkliche Atheist. Dies bedeutet nicht, dass er areligiös ist. Er ist der wahrhaft religiöse Mensch. Ein wahrhaft religiöser Mensch kann nicht an Gott glauben. Das klingt vielleicht paradox.

An einen Gott zu glauben hieße ja, die Existenz zu teilen: Gott und Nicht-Gott, der Schöpfer und die Schöpfung, das Diesseits und das Jenseits, die Materie und der Geist. Ein Gläubiger muss zwangsläufig diese Teilung vornehmen. Aber wie sollte ein religiöser Mensch fähig sein, eine solche Teilung vorzunehmen? Er glaubt nicht an Gott; er erkennt die Göttlichkeit der gesamten Existenz: Alles ist göttlich. Jedes Fleckchen Erde ein Tempel – wo auch immer du hingehst und was auch immer du tust – du bewegst dich in Gott und tust es am Gott. Das Ganze – du selber eingeschlossen – ist göttlich. Dies gilt es zu verstehen.

Yoga ist eine vollendete Wissenschaft. Er lehrt nicht einen Glauben, er zeigt dir, wie du forschen und erkennen kannst. Er verlangt nicht von dir: „Werde zu einem blinden Nachfolger!" Er sagt: „Mach die Augen auf!" – und er gibt dir eine Methode an die Hand, wie du deine Augen aufmachen kannst. Er verliert kein Wort über die Wahrheit. Er klärt dich lediglich über deine Sehweise auf und wie du sie voll zur Entfaltung bringen kannst – über deine Sehkraft und über alles, was deine Wahrnehmung betrifft, damit dir alles offenbar werden kann. Das ist mehr als du dir vorstellen kannst, mehr als all deine Götter zusammen genommen. Das ist grenzenlose Göttlichkeit.

Noch etwas zum Wahnsinnigen bei Friedrich Nietzsche. Er sagt: „Ich komme zu früh. Meine Zeit ist noch nicht gekommen.“ Das ist das Schicksal all jener, die die Wahrheit erkennen: Sie sind immer ihrer Zeit voraus – manchmal um Jahrtausende. Auch Patanjali ist zu früh gekommen. Auch heute noch! Er wartet immer noch auf seine Zeit. Jahrtausende sind verstrichen und noch immer ist seine Zeit nicht gekommen. Die Innenwelt des Menschen ist immer noch nicht erforscht. Patanjali hat sämtliche Grundlagen dafür geliefert, ein ganzes System. Es braucht lediglich von den Menschen angenommen und verstanden zu werden.

> Vergiss es für keinen Augenblick: Wenn du wirklich religiös sein willst, führt kein Weg um eine atheistische Phase herum. Wenn du authentisch religiös sein willst, dann fang mit Atheismus an. Werde erstmal zum Adam. Adam ist der Anfang von Christus. Mit Adam beginnt der Kreis und mit Christus schließt sich der Kreis. Setz beim Nein sagen an, damit es zu einem echten Ja kommt. Hab keine Angst und glaube niemals aus Angst. Wenn du eines Tages gar nicht mehr anders kannst als Gott anzuerkennen, dann aus Erkenntnis und Liebe – niemals aus Angst.

Das ist der Grund, warum das Christentum, das Judentum

und der Islam keinen Yoga entwickeln konnten. Yoga wurde von Menschen entwickelt, die den Mut besaßen, nein zu allen Glaubenssystemen zu sagen, zu jedem blinden Glauben; von Menschen, die in der Lage waren, sich selber die Bequemlichkeit des Glaubens zu versagen und bereit waren, sich auf die Unbekanntheit ihres eigenen Daseins einzulassen und es zu erforschen.

Es ist eine gewaltige Verantwortung. Atheist sein bedeutet, zutiefst verantwortlich zu sein: Wenn es keinen Gott gibt, stehst du allein da in einer kalten Welt. Wenn es keinen Gott gibt, hast du nichts mehr, woran du dich halten kannst, woran du dich klammern kannst. Es erfordert einen großen Mut und man muss die Wärme aus dem eigenen Sein erschaffen. Das ist der ganze Sinn von Yoga: Den Funken für die nötige Wärme aus deinem eigenen Dasein zu schlagen. Die Existenz ist kalt. Kein hypothetischer Gott kann dich wärmen; es wäre nur ein Wunschtraum, eine Illusion. Es ist besser, bei der Wahrheit zu bleiben und dafür in der Kälte zu stehen, als von Lügen umgeben zu leben und sich warm zu fühlen.

Es kommen Leute zu mir und fragen: „Bitte sag uns doch, worin der Sinn des Lebens besteht." Als ob der Sinn einfach irgendwo vorhanden wäre! Der Sinn ist nicht gegeben, du musst ihn herstellen.

Und das ist wunderbar! Wäre der Sinn vorgegeben, dann wäre der Mensch wie ein Stein. Er könnte nicht wachsen, es gäbe nichts zu entdecken, keinerlei Abenteuer – keine Möglichkeit, ganz verschlossen. Ein Stein ist in jede Richtung zu! Er ist bereits das, was er jemals zu werden vermag; anders der Mensch ... er ist eine Möglichkeit, eine zitternde Möglichkeit mit unbegrenzter Zukunft, mit tausendundeiner Alternative. Es kommt ganz auf dich an, wer und was aus dir werden wird.

Es ist deine Verantwortung! Wenn es keinen Gott gibt, liegt die Verantwortung ausschließlich bei dir. Darum glauben schwache Menschen so gerne an Gott. Nur sehr starke Menschen können auf eigenen Beinen stehen. Für Yoga ist dies eine grundlegende Voraussetzung: Auf eigenen Beinen zu stehen und zu begreifen, dass der Sinn nicht vorgegeben ist. Du kannst nach ihm forschen, du kannst ihn selbst entfalten. Das Leben kann einen Sinn bekommen, aber nur indem du ihn durch deine eigenen Anstrengungen entdeckst. An allem, was du tust, wird sich zunehmend zeigen, wer du bist. Jeder einzelne Akt wird deinem Leben, deiner Existenz mehr und mehr Sinn verleihen.

Nur wenn du dies verstanden hast, wird Yoga möglich. Andernfalls bete weiter, andernfalls falle weiter auf die Knie und bete weiterhin deine eigenen Vorstellungen an und deute dir weiterhin dein eigenes Gebet aus – lebe in einer Halluzination, lebe in einer Illusion.

Die verschiedenen Formen der Transformation
gehen auf die Verschiedenartigkeit der ihnen zugrunde liegenden
Prozesse zurück.

Ihr habt von zahllosen Wundern und *siddhis* gehört. Patanjali zufolge sind keine Wunder möglich, alle „Wunder" beruhen auf einem bestimmten Gesetz. Das Gesetz mag unbekannt sein. Weil die Leute das Gesetz nicht kennen, halten sie es in ihrer Unwissenheit für ein Wunder. Patanjali glaubt nicht an Wunder. Sein Ansatz ist absolut wissenschaftlich: Ihm zufolge muss es für alles, was geschieht, ein Gesetz geben. Das Gesetz mag unbekannt sein, du magst keine Ahnung von ihm haben – selbst der ‚Wundertäter' mag es nicht kennen; aber er ist darauf gekommen, darauf gestoßen, wie er es anstellen muss, also macht er davon Gebrauch.

Dies ist das ausschlaggebende Sutra für alle Wunder: Die verschiedenen Formen der Transformation gehen auf die Verschiedenartigkeit der ihnen zugrunde liegenden Prozesse zurück. Wenn du an dem zugrunde liegenden Prozess etwas änderst, ändert sich das Ergebnis. Du magst den zugrunde liegenden Prozess nicht kennen und siehst vielleicht nur seine Auswirkung. Und da du nur die Auswirkung siehst und nicht in die Tiefe zu sehen vermagst und den auslösenden Prozess – also die verborgenen Kräfte des Gesetzes – nicht erkennen kannst, hältst du es für ein Wunder. Es gibt keine Wunder. Wer die zugrunde liegenden Prozesse kennt, der kann Dinge zuwege bringen, die für die Menschen gewöhnlich außer Reichweite bleiben.

Wer in den drei Formen der Transformation –
nirodh, samadhi und ekagrata – zu samyama gelangt,
der gewinnt Einblick in Vergangenheit und Zukunft.

Wenn du dich auf *nirodh* konzentrierst, auf die Lücken zwischen den einzelnen Gedanken – und dies immer häufiger, bis sich das einstellt, was Patanjali *samadhi* nennt –, dann entsteht in dir eine Situation, in welcher du eins wirst und ganz auf eines ausgerichtet bist – *ekagrata.* Dann geschieht Wissen um Vergangenheit und Zukunft.

Patanjali sagt, wenn *nirodh* vollendet ist, kommt es zum *samadhi.* Wer *samadhi* erreicht hat, der ist auf eines ausgerichtet, dessen Bewusstsein wird zu einem Schwert, scharf und klar: Einblick in Vergangenheit und Zukunft. Dann löst sich die Zeit für dich auf und du wirst Teil der Ewigkeit. Dann ist für dich Vergangenheit nicht mehr Vergangenheit und Zukunft nicht mehr Zukunft. Dann hast du Zutritt zu allen drei Zeitformen gleichzeitig. Aber dies ist kein Wunder. Dies ist ein einfaches grundlegendes Gesetz. Man muss es verstehen und einsetzen.

Wenn du konzentriert bist – du wirst zu Einem und vermagst ohne jeden Gedanken einem Ton zu lauschen – wird dir dieser Ton selbst die verborgene Wahrheit offenbaren. Es kommt nicht darauf an, die Sprache zu verstehen, es kommt darauf an, die Stille zu verstehen. Wer selber in Stille ist, der kann die Stille verstehen. Wenn du Englisch sprichst, kannst du auch Englisch verstehen, wenn du Französisch sprichst, kannst du auch Französisch verstehen. Dasselbe gilt für Stille: Wenn du still bist, kannst du die Stille verstehen. Sie ist die Sprache des Ganzen.

Wenn du zu Einem geworden bist, wirst du vollkommen still. In dieser Stille wird alles offenbart – aber nicht als Wunder! Patanjali mag das Wort ‚Wunder' nicht. Er ist ein Mann der Wissenschaft. Da gibt es nichts Magisches, alles ist sehr einfach. Es gibt eine Art von Verstehen, wo nichts gesagt wird – denn damit wird etwas gesagt. Stille ist nicht einfach leer. Stille enthält ihre eigenen Botschaften. Aber weil du bis obenhin voller Gedanken bist, kannst du diese kleine, leise Stimme in deinem Inneren nicht verstehen, du kannst sie nicht einmal hören.

Lausch einem Kuckuck, dem Ruf des Kuckucks. Patanjali sagt: Lausch so meditativ, dass deine Gedanken verschwinden, *nirodh* kommt ... nicht nur lückenweise, sondern flutartig wie *samadhi.* Keine Gedanken stören, keine Ablenkung – alles ist plötzlich auf dies Eine gerichtet:

Plötzlich wirst du eins mit dem Kuckucksweibchen, du verstehst, warum sie ruft ... Denn wir alle bilden ein großes Ganzes. Hinter diesem Ton steckt im Herzen des Kuckuck eine verborgene Bedeutung: Wenn du still bist, wirst du sie verstehen können.

Indem man vergangene Eindrücke beobachtet,
gelangt man zur Erkenntnis früheren Lebens.

Und wenn du still wirst, tritt das ein, was Patanjali *ekagrata parinam* nennt – also jene Transformation, die dein Bewusstsein zu Einem werden lässt. Wenn dies geschieht, bekommst du Einblick in deine vergangenen Eindrücke, kannst du zurück gehen und damit Eingang finden in deine früheren Leben. Und das ist sehr wichtig; denn sobald du Einblick in deine vergangenen Leben gewinnst, wirst du ein anderer. Denn nur weil du das, was du schon früher gelebt hast, vergessen hast, wiederholst du den alten Unsinn – wieder und wieder.

Wenn du zurückblicken kannst und das sich ewig wiederholende Muster siehst, dass du eifersüchtig warst oder besitzergreifend, voller Hass und Wut, dass du gierig versucht hast, weltliche Macht zu erlangen, Reichtum, Erfolg, Rang und Namen und dass du wieder und wieder egoistisch warst und jedes mal den Irrweg gegangen bist und dass du immer wieder gestorben bist und dass alles, was du aufgebaut hattest, vernichtet wurde und du trotzdem immer wieder dasselbe Spiel von vorn angefangen hast ... Wenn du zurück gehen kannst und siehst, wie sich Millionen von Leben aneinander reihen bis ins Unendliche: Kannst du dann noch derselbe Mensch bleiben? Kannst du noch immer der Habgier frönen, wenn du erkennst, welche bittere Enttäuschung sie dir gebracht hat?

Aber wir vergessen. Unsere Vergangenheit ist in Unwissenheit eingehüllt, sie verliert sich im Dunkel der Nacht. Der Schleier des Vergessens hat sich auf sie gelegt und kein Weg führt zurück.

> Erfahrung verwandelt. Aber um dich verwandeln zu können, muss die Erfahrung bewusst sein. Unbewusste Erfahrungen können dich nicht verwandeln. Du hast dasselbe Muster, nach dem du jetzt lebst, schon früher gelebt – viele Male! – aber ständig vergisst du das wieder. Dann gerätst du wieder auf dasselbe Gleis, so als würde da etwas völlig Neues beginnen. Wie oft hast du dich verliebt und wie oft bist du enttäuscht worden? Wieder machst du die alten Wege ausfindig.

Dein Körper mag neu sein, aber deine Geisteshaltung ist alt. Dein Körper ist nur der neue Schlauch, aber deine Geisteshaltung ist ein sehr alter Wein. Die Schläuche mögen sich ändern, aber der Wein bleibt der gleiche.

Patanjali sagt, dass du, wenn du zu Einem wirst – und das kannst du werden, denn da gibt es kein Geheimnis; dafür sind nur Anstrengung, Ausdauer und Geduld nötig – dass du dann in der Lage sein wirst, alles zu sehen, was du je warst. Allein dieser Anblick – und dein ganzes Muster bricht in sich zusammen. Da geschieht kein Wunder, es ist eine einfache, natürliche Gesetzmäßigkeit. Das Problem rührt nur daher, dass du unbewusst bist. Du bist wieder und wieder gestorben und dann geboren, aber jedes Mal fällt ein Vorhang und verhüllt dir deine eigene Vergangenheit. Du bist wie ein Eisberg, von dem sich nur ein Bruchteil über dem Meeresspiegel befindet, der größte Teil liegt darunter. Deine Persönlichkeit ist zur Zeit nur ein Bruchteil, der oben herausragt. All deine Vergangenheit befindet sich unterhalb der Oberfläche. Sobald dir das klar wird, ist nichts weiter nötig. Dies bloße Bewusstsein löst eine Revolution aus.

Es scheint, dass es dich überfordern könnte, dies alles zu erinnern. Es könnte dich zu sehr belasten, also verdrängst du es ständig in den Keller deines Bewusstseins. Der Keller muss gefunden werden, denn in ihm liegen auch Schätze verborgen und die Kellerräume müssen durchsucht werden, weil dir nur so deine Dummheit klar werden wird, die du ständig wiederholt hast. Du kannst das alles nur hinter dir lassen, wenn du es verstanden hast. Nur ein ausgeleuchteter Keller gewährt dir Zugang zu einer höheren Etage deines Daseins.

Der modernen Psychologie zufolge unterteilt sich unser Bewusstsein in zwei Bereiche, das Bewusste und das Unbewusste. Yoga zufolge gibt es noch einen weiteren Bereich: Das Überbewusste. Ihr lebt auf der ersten Etage, im Bewussten. Darunter liegt ein großer Keller, das Unbewusste – die ganze angesammelte Vergangenheit. Und wenn ich sage „die ganze angesammelte Vergangenheit" meine ich damit: All eure Leben als Mensch, all eure Leben als Tiere, all eure Leben als Vögel, all eure Leben als Bäume, Pflanzen, all eure Leben als Gestein, als Metalle – kurz von allem Anfang an, falls es so etwas wie einen Anfang gab, oder vom anfanglosen Anfang an.

Alles was dir je widerfahren ist, alle Verwandlungen sind im Keller gespeichert. Das gilt es zu erforschen. Durch das Verstehen selbst bekommt man den Schlüssel zum Treppenhaus in die Hand, das zum Überbewussten hinauf führt. Patanjali zufolge liegt dem ein einfaches Gesetz zugrunde: Alle Wunder beruhen auf diesem einfachen Gesetz, dass dein Bewusstsein eins wird. Es gibt nur dieses eine Wunder, das Wunder des zu Einem gewordenen Bewusstseins.

Diese Sutras sind die Grundlage für die Entstehung einer zukünftigen Wissenschaft – wann immer das sein mag. Inzwischen hat die Vorbereitung dafür im Westen bereits begonnen. Dort ist schon vieles im Gange, was die feinstoffliche Wahrnehmung betrifft. Trotzdem ist alles noch unklar, die Leute tasten im Dunkeln. Sobald mehr Licht in die Sache kommt, wird Patanjali den ihm gebührenden Platz in der Geschichte des menschlichen Bewusstseins einnehmen. Er ist unvergleichlich – der erste Wissenschaftler, der frei von jedem Aberglauben ist; er glaubt nicht an Wunder und führt alles auf wissenschaftlich erforschbare Gesetze zurück.

Aber wozu die vergangenen Türen öffnen? Weil in der Vergangenheit die Zukunft verborgen liegt. Wenn du deine Vergangenheit kennst, wirst du sie in der Zukunft nicht wiederholen. Wenn du sie nicht kennst, wirst du sie wiederholen, wieder und wieder und wieder. Der Einblick allein in die Vergangenheit wird zur Garantie, dass du sie in Zukunft nicht mehr wiederholen wirst, dass du in Zukunft ein vollkommen neuer Mensch sein wirst. Yoga ist die Wissenschaft des neuen Menschen.

Das ist es, was ich die Wissenschaft der Religion nenne. Patanjali hat den Grundstein dazu gelegt. Es gibt vieles zu tun. Er hat lediglich den groben Bauplan entworfen, viele Lücke gilt es noch zu füllen. Es steht erst der Rohbau. Die Wände sind noch hochzuziehen, die Zimmer sind noch nicht fertig. In einem nackten Rohbau kann man nicht wohnen, er muss erst in ein Haus verwandelt werden. Patanjali aber hat uns die Grundstruktur gegeben. Seit über tausend Jahren ist es bei der Grundstruktur geblieben. Sie ist noch nicht zum Haus der

Menschheit geworden. Der Mensch ist noch nicht bereit. Der Mensch gibt sich lieber mit Spielsachen ab – während das, was zählt, immer noch warten muss – darauf warten, dass ihr endlich die nötige Reife entfaltet, Gebrauch davon zu machen. Niemand anders ist verantwortlich dafür; wir sind es. Jedes einzelne menschliche Wesen ist für den umfassenden Schlaf verantwortlich, der die Erde einhüllt. So wie ich es sehe, ist es wie ein Nebel, der die ganze Erde umgibt, der Mensch im Tiefschlaf.

> Freiwillig lebt der Mensch im Dunkeln. Freiwillig lebst du in der Dunkelheit. Keiner hat dich gezwungen, dort zu leben. Es ist deine Verantwortung da herauszukommen. Niemand verdirbt dich. Nur du selbst. Und wenn du erst einmal schläfrig bist, siehst du alles verzerrt – alles was du anfasst wird verdreht, alles was in deine Hände fällt wird schmutzig.

Wir torkeln wie Betrunkene – betrunken vom Ego, betrunken von Besitz, betrunken von Sachen, ohne Ahnung von der Wirklichkeit, alles, was wir sehen, ist verzerrt. Diese Verzerrung kreiert die Welt der Illusion. Die Welt ist keine Illusion. Erst unsere betrunkenen Augen konstruieren eine illusorische Welt. Sobald unsere Trunkenheit aufhört, wird die Welt zu einem unfassbaren wunderschönen Phänomen, sie wird zu Gott. Gott und die Welt sind nicht zweierlei. Sie erscheinen als zweierlei, weil wir schlafen. Sobald du wach bist, sind sie eins. Und sobald du die herrliche Schönheit rings um dich herum erblickst, ist alle Traurigkeit, alle Verzweiflung, alle Seelenqual verflogen. Dann lebst du in einer vollkommen anderen Dimension der Segnung.

Yoga ist nichts als ein Weg, die Welt mit wachen Augen zu betrachten … und die Welt wird zu Gott. Man braucht Gott nirgendwo anders zu suchen. Ja, du kannst Gott vergessen – werde einfach nur wacher. In deiner Wachheit kommt Gott zur Welt. In deinem Schlaf ist er verschollen. Gott ist nicht verschollen – nur du bist verschollen. In deinem Schlaf vergisst du, wer du bist.

Samadhi ist die zu ihrem Crescendo gesteigerte Bewusstheit. *Samadhi* ist die Blüte der Stille. Jeder kann hin gelangen, weil es jedermanns Geburtsrecht ist. Selbst wenn du dein Anrecht noch nicht geltend gemacht hast – es bleibt dein. Dann liegt es solange brach und wartet. Verschwende nicht noch mehr Zeit. Gib jedes Zipfelchen Leben und Zeit, das du hast, nur mit diesem einen Ziel vor Augen: Ständig bewusster und bewusster zu werden.

7

Die magischen Kräfte des Samyama

Wenn du dich konzentrierst,
meditierst und dich dabei auf *samadhi* einstimmst,
bist du in der Lage,
den genauen Zeitpunkt deines Todes zu erkennen.

Richte dein *samyama* auf Mitgefühl,
Liebe und Freundlichkeit und sie werden zunehmen.

Du kannst dein *samyama* auf alles richten
was du willst und es wird eintreten.

Sobald du verstehst, ohne Ego zu sein,
sobald du verstehst, reines Bewusstsein zu sein,
ohne Subjekt und ohne Objekt, wird alles möglich –
du wirst alles verstehen.

Der Tod gehört zum Ego. Wenn das Ego existiert, existiert auch der Tod. In dem Augenblick, in dem sich das Ego auflöst, gibt es keinen Tod. Du wirst nicht sterben, vergiss das nicht. Wenn du denkst, dass es dich gibt, wirst du sterben. Solange du dich für ein existierendes Wesen hältst, wirst du sterben; die Illusion Ego wird sterben. Sobald du dich als Nicht-Ich siehst, gibt es auch keinen Tod – dann bist du unsterblich geworden. Du bist zwar von Anfang an unsterblich gewesen; aber jetzt hast du diese Tatsache erkannt.

Buddha sagt im *dhammapada*: „Wenn du den Tod sehen kannst, kann der Tod dich nicht sehen. Wenn du sterben kannst, ehe der Tod kommt, kann der Tod nicht mehr zu dir kommen." Meditation ist in einem gewissen Sinne zerstörerisch, negativ. Sie vernichtet dich – vernichtet dich vollständig, bis ans Äußerste.

Du kommst mit irgendwelchen Vorstellungen von irgendwelcher Erfüllung zu mir und ich bin hier, um sie völlig zunichte zu machen. Du hast deine Vorstellungen; ich habe die meinen. Du möchtest gerne Erfüllung finden – die Erfüllung deine Egos – und ich möchte, dass du dein Ego aufgibst, dich auflöst, nicht mehr bist ... denn erst dann ist Erfüllung. Das Ego weiß nur von Hohlheit; es ist immer unerfüllt. Seiner ganzen Natur, ja seiner ganzen Beschaffenheit nach kann es gar keine Erfüllung finden. Wenn du nicht mehr bist, ist Erfüllung. Nenne es Gott oder nenne es so, wie Patanjali es gern nennt: *Samadhi*, das Erreichen des Höchstmöglichen ... aber das kommt nur, wenn du nicht mehr bist.

Die folgenden Sutras Patanjalis sind wissenschaftliche Anleitungen, wie man sich auflösen, wie man sterben, wie man wirklichen Selbstmord begehen kann. Ich nenne es den wirklichen Selbstmord, denn er ist unwirklich, wenn du nur deinen Körper tötest. Wenn du dein Ego zerstörst, ist das Selbstmord im eigentlichen Sinne.

Und das ist die Paradoxie: Dass du, wenn du stirbst, zu ewigem Leben gelangst. Wenn du dich am Leben festhältst, wirst du tausendundeinen Tod sterben. Du wirst geboren werden und wieder sterben … immer und immer und immer wieder. Es ist ein Rad: Wenn du festhältst, drehst du dich mit dem Rad.

> Steig aus dem Rad von Leben und Tod aus! Aber wie aussteigen? Das scheint so unmöglich, weil du dich noch nie nicht-seiend gedacht hast, weil du dich noch nie einfach als Raum gedacht hast, als reinen Raum – mit niemandem in ihm.

Jetzt die Sutras. Jedes Sutra gilt es zutiefst zu verstehen. Ein Sutra ist etwas sehr Dichtes. Ein Sutra ist wie ein Saatkorn. Du musst es tief in deinem Herzen annehmen; dein Herz muss ihm ein Mutterboden werden. Dann sprießt es und dann verstehst du.

Ich kann dich nur ermuntern, offen zu sein; so offen, dass das Saatkorn tief ins Dunkel deines Nichtseins versinken kann. In diesem Dunkel deines Nichtseins wird es lebendig werden. Ein Sutra ist ein Saatkorn. Es intellektuell nachzuvollziehen, ist sehr einfach. Doch es auch existenziell zu verstehen ist sehr schwer. Genau das aber möchte Patanjali erreichen; genau das möchte auch ich erreichen.

Und Buddha hat Recht, wenn er sagt: „Wenn du den Tod sehen kannst, kann der Tod dich nicht sehen;“ denn sobald du den Tod siehst, hast du den Tod bereits transzendiert. Dann gibt es für dich keinen Tod mehr.

Indem man samyama auf die beiden Arten von karma richtet,
aktiv und latent, oder auf Omen und Zeichen,
lässt sich der genaue Zeitpunkt des Todes vorhersagen.

In der östlichen Religion ist der Blick auf den Tod gerichtet, da dieser ständig geschehen kann.Wenn du den Zeitpunkt schon vorher kennst, ist das eine große Chance. Viele Türen öffnen sich. Dann kannst du auf deine eigene Weise sterben, dann trägt noch dein eigener Tod deine Handschrift. Dann kannst du es schaffen nie wieder geboren zu werden – das ist die ganze Bedeutung. Dieses Interesse am Tod ist nicht morbid. Es ist ausgesprochen wissenschaftlich. Wenn jeder sterben muss, wäre es ja töricht, nicht über den Tod nachzudenken, nicht sein Augenmerk auf ihn zu richten, nicht zutiefst danach zu streben, ihn zu verstehen. Wenn du verstehst, wird vieles möglich.

Patanjali zufolge kann man sogar das genaue Datum, die Stunde, die Minute, die Sekunde des Todes vorher erkennen. Wenn du genau weißt, wann dein Tod kommen wird, kannst du dich vorbereiten. Seinen Tod muss man empfangen wie einen großen Gast. Er ist kein Feind. Er ist vielmehr ein Geschenk Gottes. Er ist eine große Gelegenheit, durch ihn hindurch zu gehen, er kann zu einem Durchbruch werden. Wenn es dir gelingt, hellwach, bewusst, aufmerksam zu sterben, wirst du nie wieder geboren werden – es wird keinen weiteren Tod mehr geben. Wenn du die Chance verpasst, wirst du wieder geboren.

Lass es mich einmal so sagen: Das ganze Leben ist ein einzige Schule des Todes, eine Vorbereitung auf den Tod. Darum kommt der Tod auch am Ende. Er ist der Gipfel, das Crescendo, der eigentliche Höhepunkt, das Höchste.

Besonders im Westen sind Psychologen sich dessen bewusst geworden, dass in einer tiefen sexuellen Vereinigung ein bestimmter Gipfel erreicht werden kann – ein Höhepunkt, ein großer Orgasmus, der ungeheuer befriedigend ist, begeisternd, ekstatisch. Du wirst gereinigt. Du kommst verjüngt, erfrischt wieder hervor – jünger, lebendiger geworden, aller Staub ist wie weggeblasen, so als hättest du eine großartige Dusche, eine Energiedusche genommen.

Nur haben sie eines noch nicht erkannt – nämlich dass der Sexakt ein kleiner Tod ist. Und dass derjenige, der einen tiefen Orgasmus zulassen kann, auch jemand ist, der es sich gestattet in der Liebe zu sterben. Es ist ein kleiner Tod – nicht zu vergleichen mit dem Tod. Der Tod ist der größte Orgasmus, den es gibt.

> Die Kraft des Todes ist so groß, dass die Menschen fast immer bewusstlos werden. Sie können ihm nicht ins Auge sehen. In dem Augenblick, in dem der Tod kommt, bist du so voller Angst, so voller Furcht, dass du bewusstlos wirst, um auszuweichen. Fast neunundneunzig Prozent aller Menschen sterben bewusstlos. Sie lassen sich die Gelegenheit entgehen

Den Tod schon vorher kennen zu lernen ist eine Methode, die dir hilft, dich vorzubereiten, so dass du, wenn der Tod kommt, absolut wach und bewusst bist – wartend und bereit mit ihm zu gehen, bereit dich ihm hinzugeben, bereit den Tod in die Arme zu schließen. Sobald du den Tod mit Bewusstheit akzeptiert hast, steht dir keine Geburt mehr bevor, hast du deine Lektion gelernt. Jetzt brauchst du nicht zurück zur Schule. Dieses Leben ist nur eine Schule, eine Aufgabe, – eine

Aufgabe, den Tod zu verstehen. Mit Morbidität hat das nichts zu tun.

Indem man samyama auf die beiden Arten von Karma richtet – aktives oder latentes – oder aber auf Omen und Zeichen, lässt sich der genaue Zeitpunkt des Todes vorhersagen. Der Osten unterscheidet drei Arten von Karma. Lasst sie uns näher betrachten. Das erste wird *sanchita* genannt. *Sanchita* bedeutet „die Summe" – die Summe all deiner vergangenen Leben. Alles was du je getan hast – alle Situationen, auf die du je reagiert hast, alles was du je gedacht und gewünscht hast, erreicht oder nicht erreicht hast – das alles zusammen genommen, kurz die Summe all deines Tuns, Denkens und Fühlens in all deinen Leben heißt *sanchita.* Die zweite Art von Karma wird *prarabdha* genannt. Dieses zweite Karma ist derjenige Teil von *sanchita,* den du in diesem Leben vollenden musst, das Arbeitspensum für dein jetziges Leben. Du hast schon viele Leben gelebt; da hat sich viel angesammelt. Jetzt bekommt ein Teil davon die Gelegenheit, in diesem Leben zum Ende gebracht, erkannt, durchlitten, durchgangen zu werden. Nur ein Teil davon deswegen, weil dieses Leben seine Grenze hat ... siebzig, achtzig, vielleicht hundert Jahre. In hundert Jahren kannst du nicht all deine vergangenen Karmas leben – nicht *sanchita,* die Gesamtsumme, sondern nur einen Teil davon. Dieser Teil heißt *prarabdha.*

Und dann die dritte Art von Karma, das so genannte *kriyaman.* Das ist das tägliche Karma. Zuerst also die Gesamtsumme, ein kleiner Teil davon für das jetzige Leben und schließlich ein noch kleinerer Teil davon für heute oder für diesen Augenblick. Jeder Augenblick bringt die Gelegenheit, etwas zu tun oder nicht zu tun. Jemand beleidigt dich: Du wirst wütend. Du reagierst, du tust etwas. Oder aber, wenn du bewusst bist, beobachtest du, du wirst gar nicht wütend, du bleibst Zeuge. Du tust überhaupt nichts; du reagierst nicht, du bleibst kühl und gesammelt. Du bleibst in deiner Mitte. Der andere hat dich nicht aus der Ruhe zu bringen vermocht. Wenn du dich von dem anderen aus der Ruhe bringen lässt und reagierst, dann nimmt das tiefe Sammelbecken deines sanchita dies *kriyaman karma* auf. Dann sammelst du von neuem, für deine zukünftigen Leben. Wenn du nicht reagierst, dann wird ein vergangenes Karma abgeschlossen – offenbar hattest du diesen Menschen in einem vergangenen Leben beleidigt; jetzt hat er dich beleidigt – ihr seid quitt. Ende! Ein bewusster Mensch wird sich darüber freuen, dass zumindest dieser Teil abgeschlossen ist. Er ist ein wenig freier geworden.

Jemand kam einmal zu Buddha und beleidigte ihn. Buddha blieb ruhig, hörte aufmerksam zu und sagte darauf: „Danke!" Der Mann verstand überhaupt nichts mehr; er fragte: „Bist du verrückt geworden? Ich beleidige, verletze dich hier und du sagst einfach nur: „Danke!" Buddha sagte: „Ja, denn ich habe auf dich gewartet. Ich selbst hatte dich früher einmal beleidigt und deshalb hab ich gewartet – solange du nicht kommst, kann ich nicht völlig frei werden. Du warst der letzte auf meiner Liste – jetzt ist alles abgeschlossen. Dank dir, dass du gekommen bist. Du hättest dir Zeit lassen können, du hättest in diesem Leben überhaupt nicht zu kommen brauchen und dann hätte ich auf dich warten müssen. Aber nun kein Wort mehr, denn genug ist genug. Ich möchte keine neue Kettenreaktion auslösen."

So wird das *kriyaman karma*, das alltägliche Karma, nicht angesammelt, es kommt zur Ansammlung nicht dazu, vergrößert sie nicht – im Gegenteil, die Ansammlung wird kleiner. Und dasselbe gilt für *prarabdha* – das ganze Leben, dein jetziges Leben. Wenn du auch dieses Leben damit zubringst, ständig zu reagieren, wird die Ansammlung nur immer größer und dann wirst du immer und immerzu wiederkehren müssen. Auf die Art schmiedest du immerzu neue Ketten, wirst du in Knechtschaft bleiben.

> Bindung wird durch Karmas verursacht. Alles unbewusst Getane wird zum Karma. Alles unbewusste Tun und Lassen wird deshalb zu einem Karma, weil all das, was man unbewusst tut, keine Handlung, sondern nur Reaktion ist. Wenn du etwas in voller Bewusstheit tust, ist es keine Reaktion, es ist eine Handlung – spontan und ganz, es hinterlässt keine Spuren in dir. Sie ist vollendet; es gibt nichts mehr zu vollenden. Bliebe sie unvollendet, müsste sie eines schönen Tages vollendet werden. Wenn du in diesem Leben bewusst bleibst, löst sich dein prarabdha auf und deine Anhäufung wird kleiner und kleiner. In ein paar solcher Leben ist die Anhäufung vollends verschwunden.

Dies Sutra lautet: Indem man *samyama* auf die beiden Arten von Karma richtet ... Patanjali spricht von *sanchita* und *prarabdha*, denn *kriyaman* ist ein Teil von *prarabdha*, deshalb unterteilt er in zwei Arten von Karma.

Was heißt *samyama*? Das gilt es noch einmal zu verstehen: *Samyama* ist die größt mögliche Synthese im Bewusstsein des Menschen – die Synthese aus *dharana, dhyana, samadhi.*

Normalerweise springt dein Verstand ununterbrochen von einem Gegenstand zum anderen. Keinen Augenblick lang kannst du bei einem einzigen Gegenstand verweilen. Du springst ständig weiter. Dein Verstand ist in ständiger Bewegung, er hat es eilig wie ein Fluss. Eben konzentriert sich der

Verstand noch auf dieses, im nächsten Moment ist er schon ganz woanders, im nächsten Moment wieder woanders, danach dann noch mal wieder woanders ... das ist der Normalzustand des Verstandes.

Der erste Schritt heraus ist *dharana*, Konzentration. Du richtest dein ganzes Bewusstsein auf nur einen Gegenstand, lässt ihn nicht aus den Augen, bringst dir diesen Gegenstand wieder und wieder zu Bewusstsein, so dass die unbewusste Angewohnheit deines Gedankenstroms außer Kraft gesetzt wird. Gelingt es dir, diese Gewohnheit des ständigen Wechsels aufzugeben, erreichst du inneres Gesammeltsein – eine Kristallisierung. Wenn es so viele Objekte gibt, die in ständiger Bewegung sind, bleibst du sehr viele. Verstehe das! Du selbst bleibst uneinheitlich, weil deine Objekte uneinheitlich sind.

Zum Beispiel: Heute liebst du die eine Frau, morgen eine andere, übermorgen wieder eine andere Frau. Das wird eine innere Spaltung schaffen. Du kannst nicht eins mit dir sein, du wirst zu vielen, aus dir wird eine Menge. Daher besteht der Osten so sehr darauf, eine Liebe zu wecken, bei der du über einen längeren Zeitraum hinweg, so lange wie möglich, bleiben kannst. Es hat im Osten Experimente gegeben, bei denen ein Paar über mehrere Leben hinweg zusammen blieb. Wieder und wieder dieselbe Frau, derselbe Mann. Das lässt Einheitlichkeit entstehen. Zu häufiges Wechseln zersetzt dein Wesen, spaltet. Wenn also im Westen Schizophrenie mehr oder weniger normal ist, darf man sich nicht wundern – es ist nicht seltsam, sondern nur natürlich. In allem wird ständig gewechselt.

Dieser ständige Wechsel besagt nichts weiter, als dass dein Geist fiebert. Du kannst es mit nichts länger aushalten – folglich wird dein Leben zu einem Leben im ständigen Wechsel.

So wie wenn man einen Baum immer wieder und wieder umpflanzt und er nie die nötige Zeit bekommt, um seine Wurzeln tief ins Erdreich zu schicken. Der Baum wird kaum noch ‚lebendig' zu nennen sein. Er wird nicht aufblühen könen, unmöglich. Ehe die Blüten kommen, müssen die Wurzeln Fuß fassen.

Konzentration also heißt: Dein Bewusstsein auf ein Objekt lenken und lernen, es auch dort zu halten – gleich welches Objekt. Wenn du eine Rose anschaust, dann schaust du sie andauernd an. Ständig und immer wieder will der Verstand weiter, hierhin und dorthin: Du holst ihn zurück. Du zähmst deinen Verstand – du zähmst den Stier. Du holst ihn zurück zu der Rose. Der Verstand geht wieder, du holst ihn zurück. Nach und nach gewöhnt sich der Verstand daran, über längere Strecken hin bei der Rose zu bleiben. Sobald dein Verstand über einen längeren Zeitraum hinweg bei der Rose bleibt, wirst du zum ersten Male erkennen, was eine Rose ist. Sie ist nicht nur eine Rose: Gott ist in ihr aufgeblüht. Ihr Duft ist nicht allein Rosenduft; ihr Duft ist göttlich. Aber du warst eben nie länger zu ihr in Beziehung getreten.

Setze dich zu einem Baum und sei mit ihm. Setze dich zu deinem Freund oder zu deiner Freundin und sei mit ihm oder ihr und bringe dich selbst immer wieder zurück. Wie läuft es sonst? Selbst wenn du mit einer Frau in einer Liebesumarmung bist, denkst du an andere Dinge – möglicherweise bewegst du dich in einer vollkommen anderen Welt. Selbst in der Liebe bist du nicht zentriert. Du lässt dir vieles entgehen. Eine Tür öffnet sich, aber du bist nicht da, um es zu sehen. Du kommst zurück, wenn die Tür wieder zu ist. Jeden Augenblick ergeben sich abertausende

Gelegenheiten, Gott zu sehen, aber du bist nicht da. Er kommt und klopft an deine Türen, aber du bist nicht zu Hause anzutreffen. Du wanderst ständig in der Welt herum. Dieses Herumwandern muss aufhören. Das genau heißt *dharana.*

Dharana ist der erste Schritt der großen Synthese von *samyama.* Im *dharana*, in der Konzentration, wird der Verstand auf einen Punkt gerichtet: Das Objekt ist wichtig. Du musst dieses Objekt wieder und wieder in dein Bewusstsein bringen, du darfst es nicht aus den Augen verlieren.

Der zweite Schritt ist *dhyana*, Meditation. In der Meditation ist das Objekt nicht mehr wichtig; es wird sekundär. Jetzt wird der Strom des Bewusstseins wichtig – das Bewusstsein selber, das sich über das Objekt ergießt. Jedes Objekt ist geeignet, aber dein Bewusstsein sollte ununterbrochen fließen, es dürfen keine Lücken aufkommen.

Hast du schon einmal folgendes beobachtet? Wenn man Wasser aus dem einen Gefäß in ein anderes umgießt, gibt es Lücken. Aber mit Öl gibt es keine Lücken. Öl fällt ununterbrochen, Wasser fällt mit Unterbrechungen. *Dhyana* – Meditation – bedeutet, dass sich dein Bewusstsein, über welches Konzentrationsobjekt auch immer, wie Öl ergießt, ohne Unterbrechung. Normalerweise flackert es. Es flackert immerzu, es ist keine ruhige Flamme. Manchmal ist es da, dann wieder nicht da; dann ist es wieder da, dann wieder weg, dann wieder da. Im *dhyana* musst du zusehen, dass es zu einer Kontinuität kommt, zu einer absoluten Kontinuität.

Wenn das Bewusstsein eine Kontinuität wird, wirst du ungeheuer stark. Zum ersten Mal bekommst du ein Gefühl dafür, was Leben heißt. Zum ersten Mal verschwinden die

Löcher in deinem Leben. Zum ersten Mal bist du mit dir selbst zusammen. Dieses Zusammensein meint die Kontinuität des Bewusstseins. Solange dein Bewusstsein Wassertropfen gleicht und nicht dauerhaft ist, kannst du nicht wirklich da sein. Diese Lücken stören alles. Dein Leben wird sehr trübe und schwach sein; ihm fehlt es an jeglicher Stärke, Kraft, Energie. Wenn dein Bewusstsein – einem Fluss ähnlich – kontinuierlich strömt, bist du zu einem Wasserfall der Energie geworden.

Dies ist der zweite Schritt von *samyama* – die zweite Zutat; und dann gibt es noch die dritte Zutat, die höchste und letzte, nämlich *samadhi.* Im *dharana* ist das Objekt bedeutsam, denn du musst eines unter Millionen von Objekten auswählen. Im *dhyana* kommt es auf das Bewusstsein an; du musst Bewusstsein zu einem ununterbrochenen Strom machen. Im *samadhi* geht es um das Subjekt: Das Subjekt muss fallen gelassen werden. Du hast schon viele Objekte fallen gelassen.

Als noch viele Objekte da waren, warst du viele Subjekte, eine Menschenmenge, es lebten viele Seelen in deiner Brust, nicht nur eine Denkwelt, sondern viele Denkwelten. Es kommen Leute zu mir und sagen: „Ich würde ja gern Sannyas nehmen, aber … " Mit diesem „aber" meldet sich eine zweite Denkwelt. Sie meinen, sie wären „eines Sinnes", doch mit dem „aber" meldet sich ein anderer Sinn. Sie sind nicht „eines Sinnes". Sie möchten etwas Bestimmtes tun, und gleichzeitig möchten sie es auch nicht tun: Zwei Seelen, zweierlei Sinn. Wenn du genau hinschaut, wirst du viele Gesinnungen in dir finden – geradezu einen Jahrmarkt!

Wenn es für dich viele Objekte gibt, sind auch entsprechend viele Denkwelten da. Wo nur ein Objekt ist, waltet nur eine Denkwelt – fokussiert, zentriert, verwurzelt, geerdet. Jetzt gilt es diese eine Denkwelt fallen zu lassen; andernfalls wirst du im Ego bleiben. Die Vielheit hast du hinter dir, jetzt lässt du auch noch diese eine los. Im *samadhi* ist diese eine Denkwelt loszulassen, mit ihr verschwindet auch dieses letzte Objekt, es kann nicht bleiben, sie sind nicht zu trennen.

Im *samadhi* bleibt nur Bewusstheit zurück, als reiner Raum. Alle drei zusammen genommen heißen *samyama. Samyama* ist die größtmögliche Synthese menschlichen Bewusstseins.

Nun wirst du das Sutra verstehen können: Indem man *samyama* auf die beiden Arten von Karma richtet – aktives oder latentes – oder aber auf Omen und Zeichen, lässt sich der genaue Zeitpunkt des Todes vorhersagen. Wenn du dich konzentrierst, wenn du meditierst und dich dabei auf *samadhi* einstimmst, bist du in der Lage, den genauen Zeitpunkt deines Todes zu erkennen. Wenn du dein *samyama*, diese große Synthese deines Bewusstseins, diese große Kraft, die in dir wirksam geworden ist, wenn du diese Kraft auf deinen Tod richtest, wirst du unmittelbar erkennen, wann du sterben wirst.

Wie kommt das? Wenn man ein dunkles Zimmer betritt, kann man nichts darin erkennen. Wenn man ein Licht bei sich hat, kann man alles sehen, was da ist oder was nicht da ist.

Du bewegst dich praktisch dein ganzes Leben lang im Dunkeln, so weißt du auch nicht, wie viel *prarabdha* noch da ist – erinnere dich: *Prarabdha* ist dasjenige Karma, das es in diesem Leben zu erfüllen gilt. Wenn du mit *samyama* gehst, mit einer hell leuchtenden Kerze, kommt Licht in die Sache. Jetzt erkennst du, wie viel *prarabdha* noch da ist. Man sieht das ganze Haus ausgeräumt, bis auf ein paar Dinge, die noch in der Ecke herum stehen … bald werden auch sie verschwunden sein. Jetzt kannst du erkennen, wann du sterben wirst.

Aus dem *samyama*, im voll erwachten Bewusstsein also,

kannst du sehen, wie viel Karma noch übrig ist. Dies kann auf zweierlei Weise geschehen. Dem Sutra zufolge entweder, indem man sein Augenmerk auf den Tod richtet, also auf das *prarabdha karma* – indem man *samyama* auf die beiden Arten von Karma richtet, das aktive oder das latente – oder aber auf Omen und Zeichen. Auf zweierlei Art also kann dies geschehen: Entweder man prüft das *prarabdha* oder es gibt ein paar Omen und Zeichen, die sich beobachten lassen. Zum Beispiel geschieht etwas Bestimmtes, ehe ein Mensch stirbt – fast genau neun Monate vorher …

Normalerweise sind wir uns dessen nicht bewusst, weil wir nicht wach sind. Das Phänomen ist sehr subtil. Ich sage fast neun Monate, weil das von Mensch zu Mensch verschieden ist. Es kommt darauf an: Der Zeitraum zwischen seiner Empfängnis und seiner Geburt wird die Zeit sein. Genau so lange nämlich: Wenn du neun Monate im Mutterleib warst, ehe du geboren wurdest, dann neun Monate. Wenn du zehn Monate im Mutterleib warst, dann zehn Monate. Wenn du nach sieben Monaten im Mutterleib geboren wurdest, dann sieben Monate. Es richtet sich nach dem Zeitraum zwischen Empfängnis und Geburt. Genau zum entsprechenden Zeitpunkt vor dem Tod geschieht etwas im hara, im Nabelzentrum: Es geschieht, weil zwischen deiner Empfängnis und deiner Geburt neun Monate lagen. Neun Monate hast du bis zu deiner Geburt gebraucht; genauso lange brauchst du zu deinem Tod. Genauso, wie du dich neun Monate lang im Mutterleib für deine Geburt vorbereitet hast, musst du dich auch auf dein Sterben einrichten. Damit rundet sich der Kreis. Es passiert etwas im Nabelzentrum. Wer gelernt hat wach zu leben, wird augenblicklich merken, dass in seinem Nabelzentrum etwas zerbrochen ist – zum Zeichen, dass nunmehr der Tod naht.

Ungefähr in neun Monaten: Es öffnet sich das Zentrum des Loslassens. Dieses Zentrum ist erkennbar.

Diese Anzeichen können dich darauf vorbereiten, den Tod willkommen zu heißen; und wenn du den Tod in großer Festlichkeit, mit Freuden, mit Jubel – ja tanzend und in Ekstase willkommen zu heißen vermagst, wirst du nie wieder geboren werden. Du hast ausgelernt. Du hast alles gelernt, was es hier auf Erden zu lernen gab und bist nun bereit, darüber hinaus zu gehen, zu höheren Aufgaben, zu einem höheren Leben, einem grenzenlosen Leben. Jetzt bist du bereit, im Kosmos, im All aufzugehen. Du hast es dir verdient.

Noch eines zu diesem Sutra. Das *kriyaman karma*, das Karma von Tag zu Tag, macht nur einen winzigen Bruchteil aus; in der Terminologie der modernen Psychologie können wir es „das Bewusste" nennen. Darunter liegt *prarabdha*, das wir in der Terminologie der modernen Psychologie „das Unterbewusste" nennen können. Noch tiefer als das *prarabdha* liegt *sanchita*, das wir in der Terminologie der modernen Psychologie „das Unbewusste" nennen können.

Wenn du dir normalerweise deines alltäglichen Tuns und Lassens nicht bewusst bist, wie könntest du dir dann deines *prarabdha* oder *sanchita* bewusst sein? Also werde dir deines alltäglichen Tuns und Lassens bewusst.

> Du gehst die Straße entlang – sei wach! Du nimmst dein Essen zu dir – sei wach. Bleibe aufmerksam bei dem, was du tust. Sei mit der Handlung! Wandere nicht nach hier und dort. Handle nicht wie ein Zombie. Bewege dich nicht, als ob du in tiefer Hypnose wärest. Sag alles, was du sagst, mit voller Bewusstheit, damit du es hinterher nie zu bereuen brauchst.

Wenn du sagst: „Tut mir leid. Ich hab was gesagt, das ich nie sagen wollte," beweist das nur, dass du geschlafen hast, dass du nicht wach warst. Wenn du sagst: „Ich habe etwas getan und weiß weder warum noch wie – ich weiß einfach nicht, wie das passieren konnte, es ist gegen meinen Willen passiert", dann mach dir klar, dass du ein Schlafwandler bist, der nicht weiß, was er im Schlaf tut.

> Werde zusehends wach! Nichts anderes ist mit dem „im Hier-Jetzt sein" gemeint. Im Moment hörst du mir zu: Du kannst ganz Ohr sein. Im Moment siehst du mich an: Du kannst ganz Auge sein, absolut wachsam, ohne dass dir auch nur ein Gedanke in den Sinn kommt, ohne Störung, dein Inneres unbewölkt. Nur auf mich fokussiert – restlos lauschend, restlos schauend. Bei mir bleibend im Hier-Jetzt, das ist der erste Schritt.

Wenn dir das gelungen ist, wird der zweite Schritt möglich; dann kannst du ins Unterbewusste gehen. Dann wirst du nicht nur dann wach sein, wenn dich jemand beleidigt und du wütend wirst. Dann wird dir in dem Augenblick, in dem dich jemand beleidigt, bewusst, dass sich eine bestimmte Wut in der Tiefe deines Unterbewusstseins bewegt hat, nur eine kleine Welle, sehr subtil. Wenn du nicht sehr feinfühlig und achtsam bist, wirst du sie nicht wahrnehmen. Solange sie nicht in dein Bewusstsein dringt, weißt du überhaupt nichts von ihr … Nach und nach wirst du feinste Nuancen wahrnehmen, die feinsten Stimmungen deiner Gefühle … das ist *prarabdha*, dein Unterbewusstes. Wenn dir dein Unterbewusstes bewusst wird, kannst du einen weiteren Schritt tun. Je mehr du dich entwickelst, desto mehr Wachstum wird dir möglich sein. Du wirst nun auch den dritten, den letzten Schritt gehen können: Dir dein sanchita, deine angehäufte Vergangenheit bewusst zu machen. Sobald du ins Unbewusste vordringst, sobald du das Licht deines Bewusstseins in den tiefsten Kern deines Wesens hinein trägst, wirst du erleuchtet werden. Das ist mit „ein Buddha werden" gemeint: Jetzt liegt nichts mehr im Dunkeln. Jede Ecke, jeder Winkel ist ausgeleuchtet. Dann lebst und handelst du, ohne irgendwelches Karma anzuhäufen.

Richtet man samyama auf Freundlichkeit
oder welche Eigenschaft auch immer,
entwickelt diese Eigenschaft eine gewaltige Kraft.

Erst muss man bewusst werden und augenblicklich folgt der zweite Schritt: *Samyama* auf das Gefühl der Freundlichkeit zu richten ... Liebe, Mitgefühl.

Lass mich folgende Geschichte erzählen: Tamino, ein buddhistischer Mönch, hatte mit großer Ausdauer meditiert und war in den Zustand des *satori* eingetreten – in den Zustand des *samyama* – er befand im Bewusstsein der Leere.

Wenn du wirklich bewusst bist, bist du dir nicht einer bestimmten Sache bewusst, du bist dir ausschließlich des Wachseins bewusst. Und selbst das zu sagen, ist nicht gut, weil so Bewusstheit zu einem Objekt gemacht wird. Nein, man ist sich der Leere bewusst – einfach bewusst.

Da war er also, sich des Nichts bewusst und seine Seele war wie Leere. Und dieser Zustand war sogar noch jenseits von Frieden und er wäre allzu gern für immer und ewig in ihm geblieben. Aber es kam anders. Eines Tages war er hinaus gegangen um in dem Wäldchen bei seinem Kloster zu meditieren. Und während er so da saß, neben dem Weg, in Meditation versunken, kam ein Wanderer vorbei, den Diebe anfielen, ausraubten und verletzten. Sie ließen ihn für tot liegen. Er aber rief nach Tamino um Hilfe. Doch Tamino saß da, ohne auch nur etwas wahrzunehmen, er sah und hörte nichts.

Da saß Tamino also und neben ihm starb dieser Mann und der Mann rief um Hilfe; er aber war so tief in sich versunken, dass ihn nichts zu erreichen vermochte. Er hörte nicht, er sah nicht – seine Augen standen zwar offen, aber in diesen Augen war niemand da. Tamino war zum untersten Felsengrund seines Wesens abgetaucht. Nur sein Körper atmete noch, er jedoch war nicht mehr an seiner Außenseite vorhanden.

Und so lag dort der Mann am Boden in seinem Blut – wo er immer noch lag, als Tamino wieder zur Erde zurückkam – wieder in seinen Körper zurückkehrte, wieder bei Sinnen war. Tamino war benommen und begriff lange Zeit weder was er sah, noch wusste er, was zu tun war.

Kurz darauf jedoch, als seine Lebensgeister zurück gekehrt waren, trat er zu dem Mann und verband ihm seine Wunden, so gut er konnte. Der Mann hatte aber zuviel Blut verloren; er warf Tamino noch einen Blick zu und starb. Tamino aber konnte diese Augen nicht vergessen und diese Augen verfolgten ihn. Und er war vollkommen verstört, sein ganzes satori war verloren, er vergaß alles über die Mitte. Er verstand gar nichts mehr.

Aber den Blick in den Augen des Sterbenden – diesen Blick hatte Tamino schon einmal gesehen: Auf dem Schlachtfeld! Und all sein Friede, so schmerzhaft gewonnen, war hin, war verflogen.

Er ging zum Kloster zurück und setzte über zur Insel, wo er auf die höchste Terrasse des Berges stieg und sich dort zu Füßen einer der Buddhastatuen setzte. Es war Abend und der letzte Strahl der sinkenden Sonne fiel auf das steinerne Antlitz … und es schien lebendig zu werden!

Tamino sah der Statue in die Augen und fragte: „Erhabener Buddha, ist deine Botschaft wahr?"

Und die Statue antwortete: „Ja und nein."

„Was ist wahr daran?" wollte Tamino wissen.

„Mitgefühl und Liebe."

„Und was ist nicht wahr daran?"

„Weltflucht und Abkehr."

„Muss ich zurück ins Leben?"

Aber da war das Licht auf dem Antlitz auch schon erloschen und es wurde wieder zu Stein.

Eine wunderschöne Geschichte. Ja, Tamino musste zurück ins Leben. Man muss vom *samadhi* zurück zur Liebe. Deshalb Patanjalis Sutra unmittelbar nach dem *samadhi*, in dem man den Tod erfährt: *Richtet man samyama auf Freundlichkeit oder welche Eigenschaft auch immer, entwickelt diese Eigenschaft eine gewaltige Kraft.* Es ist so: Du erschaffst die Welt, in der du lebst. Du erschaffst auch den Körper, in dem du lebst; du erschaffst auch den Geist, in dem du lebst. Du erschaffst ihn mit deinen Vorstellungen. Alles was du denkst, muss früher oder später Wirklichkeit werden. Jeder Gedanke wird letzten Endes zu einem Ding.

Und wenn es sich schon beim Durchschnittsverstand so verhält – der ständig von einem Objekt zum anderen wechselt und von hier nach dort springt –, was soll man dann erst von *samyama* sagen? Wenn überhaupt kein Verstand mehr da ist und nur die Idee der Freundlichkeit aufsteigt, ist man sosehr darauf bezogen, man wird zu ihr. Buddha hat gesagt: „Wenn ich das nächste Mal in die Welt komme, wird mein Name *maitreya* sein – „der Freund". Damit wird etwas Wichtiges symbolisch zum Ausdruck gebracht: Nachdem man zu einem Buddha geworden ist, muss man zum Freund werden.

Nachdem man zum *samadhi* gefunden hat, muss man zum Mitgefühl finden. Erst dein Mitgefühl wird erkennen lassen, ob dein *samadhi* echt ist oder nicht.

Denke daran: Geize nicht! Denn Gewohnheiten sind zäh. Wenn du in der Außenwelt geizt und an Dingen festhältst, sei es Geld oder was auch immer, dann wirst du, wenn *samadhi* in dir aufsteigt, auch am *samadhi* festhalten. Das Festhalten geht weiter – aber das Festhalten muss fallen.

Darum sollt ihr, sagt Patanjali, unmittelbar nach eurem *samadhi*, eurem Tod, sobald ihr das Unsterbliche spürt, Freundlichkeit einbringen. Jetzt, sagt Patanjali, denkt ans Teilen. Patanjali sagt: Richte dein *samyama* auf Mitgefühl, Liebe und Freundlichkeit und sie werden zunehmen. Nicht dass du freundlich würdest – du wirst der Freund sein. Nicht dass du freundlich sein wirst – du wirst zu Freundschaft, zu Freundlichkeit werden. Nicht dass du lieben wirst – du wirst zu Liebe werden, du wirst die wahrhafte Liebe sein.

Richtet man samyama auf die Stärke eine Elefanten,
gewinnt man die Stärke eines Elefanten.

Du kannst dein *samyama* auf alles richten was du willst, und es wird eintreten – weil du grenzenlos bist. Gleich welche Form du annehmen möchtest, mit *samyama* kannst du es. Alle Wunder sind möglich, es kommt nur auf dich an. Wenn du so stark wie ein Elefant werden möchtest, kannst du das: Einfach die Idee als Samen in dir halten und sie mit *samyama* überschütten, du wirst sie verwirklichen.

Wegen dieses Sutra haben viele Menschen viel Falsches getan. Dies ist ein Schlüssel … aber wenn du zu etwas Teuflischem werden willst, geht das. Yoga lässt sich so missbrauchen wie die Naturwissenschaft. Die Naturwissenschaft hat zur Freisetzung der Atomenergie geführt: Jetzt kann man sie über Großstädte abwerfen und Menschen vernichten. Ihr könnt noch mehr Hiroshimas und Nagasakis herbeiführen. Ihr könnt aus der ganzen Erde einen toten, verbrannten Platz, einen Friedhof machen.

In ähnlicher Weise ist auch Yoga missbraucht worden. Alles Wissen bringt Macht und Macht lässt sich positiv oder negativ einsetzen. Es kommt ganz darauf an. Ein Segen kann zum Fluch gereichen. Was Patanjali hier sagt, ist reine weiße Magie; es ist eine Zauberformel. Ihr könnt eine teuflische, schwarze Magie daraus machen. Dann werdet ihr anderen Schaden zufügen – und euch selbst zerstören. Vergesst das nicht. Das ist der Grund, warum er zuerst sagt: „Werdet freundlich!"

Menschen wie Patanjali sind äußerst vorsichtig. Sie müssen vorsichtig sein – deinetwegen. Sie achten auf jeden ihrer Schritte. Erst teilt dir Patanjali mit, wie du zu *samyama* gelangst und sofort spricht er von Mitgefühl und Freundlichkeit; erst danach kommt er auf die Kräfte zu sprechen. Wenn du voller Mitgefühl bist, können diese Kräfte nicht missbraucht werden.

Indem man das Licht auf die übernatürliche Fähigkeit richtet,
gewinnt man Wissen des Feinstofflichen,
Verborgenen und Entlegenen.

Jede Dimension erschließt sich – das Feinstoffliche, Verborgene und Entlegene – wenn du einmal um das Wissen des Nicht-Seins weißt. Sobald du es verstehst, ohne Ego zu sein, sobald du verstehst, reines Bewusstsein zu sein, ohne Subjekt und ohne Objekt, wird alles möglich – du wirst alles verstehen. Indem eines erkannt wird, wird alles erkannt.

Indem man samyama auf die Sonne richtet,
gelangt man zur Kenntnis des Sonnensystems.

Dieses Sutra ist ein wenig kompliziert – nicht in sich, sondern wegen seiner Kommentatoren. Alle Kommentare zu Patanjali reden von diesem Sutra so, als spräche Patanjali von dem Sonnensystem draußen. Von dieser Sonne spricht er nicht, darüber kann er nicht sprechen. Er ist kein Astrologe, Astrologie interessiert ihn nicht. Ihn interessiert der Mensch. Ihm geht es darum, einen Atlas des menschlichen Bewusstseins zu erstellen. In der Yoga-Terminologie ist der Mensch ein Mikrokosmos. Der Mensch ist in einer subtilen Weise ein kleines Universum, verdichtet zu einer Mikro-Existenz.

Die Existenz, der ganze Kosmos, ist nichts anderes als der Mensch in Ausdehnung. So ist die Yoga-Terminologie: Mikrokosmos / Makrokosmos. Alles, was es da draußen gibt, existiert maßstabsgetreu im Inneren des Menschen. Ähnlich der Sonne, hat der Mensch eine Sonne in sich. Und ähnlich dem Mond, hat der Mensch einen Mond in sich. Patanjali möchte euch durch die gesamte Geographie der inneren Welt, des inneren Menschen führen. Wenn er also sagt: I*ndem man samyama auf die Sonne richtet, gelangt man zur Kenntnis des Sonnensystems*, spricht er nicht von der Sonne im Weltraum, sondern meint die Sonne in unserer Innenwelt.

Wo liegt unsere innere Sonne? Wo liegt die Mitte unseres inneren Sonnensystems? Sie liegt genau in der Tiefe des Fortpflanzungssystems. Darum ist der Sex so heiß, er ist eine Art

Hitze. Wir haben den Ausdruck für Tiere: Wenn das Weibchen empfängnisbereit wird, sagen wir, sie ist heiß. Dieser Ausdruck trifft es genau. Das Sex-Zentrum ist die Sonne. Darum macht Sex euch so heiß und fiebrig. Wenn du in den Sex gehst, wirst du zunehmend heißer, du steigerst dich geradezu bis zu einem Fiebergipfel: Du fängst an zu schwitzen, atmest stoßweise … und hinterher fühlst du dich erschöpft und schläfst ein.

Ist die Sexenergie erschöpft, beginnt unmittelbar der Mond zu funktionieren. Wenn die Sonne untergeht, geht der Mond auf. Die Funktion der Sonne ist beendet, jetzt übernimmt der Mond. Die Sonne ist das Sex-Zentrum. Indem man *samyama* auf es richtet, wird man das gesamte innere Sonnensystem erkennen können. Indem du *samyama* auf das Sex-Zentrum richtest, wirst du in der Lage sein, über dieses Zentrum hinaus zu gehen, du wirst all seine Geheimnisse erfahren.

Sex ist die innere Sonne; die Sonne ist das Geschlechtsorgan des Sonnensystems. Spiegelbildlich werdet ihr auch das äußere Sonnensystem verstehen können. Aber der springende Punkt ist, das innere Sonnensystem zu verstehen.

Dies also möchte ich noch einmal unterstreichen: Dass Patanjali hier unseren Innenraum verdeutlicht. Und natürlich kann er da nur bei der Sonne anfangen, weil die Sonne den Mittelpunkt darstellt. Nicht das Ziel, sondern den Mittelpunkt. Nicht das Höchste, sondern das Zentrum. Man muss über sie hinausreichen, man muss sich über sie hinaus bewegen, aber sie macht den Anfang. Sie ist nicht das Omega, sondern das Alpha.

Sobald Patanjali erklärt hat, wie man zu *samyama* gelangt, wie man sich transformiert – zu Mitgefühl, Liebe und Freundschaft, wie man stark genug wird für Mitgefühl, für Liebe, kommt er auf das innere Gelände, die innere Topographie zu sprechen: Indem man *samyama* auf die Sonne richtet, gelangt man zur Kenntnis des Sonnensystems.

Die ganze Welt lässt sich in zwei Kategorien von Menschen aufteilen: Die Sonnenmenschen und die Mondmenschen – nennt sie meinetwegen auch Yang und Yin. Die Sonne ist das Männliche, der Mond ist das Weibliche. Die Sonne ist Aggression, das Positive; der Mond ist empfänglich – das Passive. Man kann die ganze Existenz in Sonne und Mond aufteilen, so wie du auch deinen Körper in Sonne und Mond aufteilen kannst. Genau das hat Yoga getan.

Und das hat er so gründlich getan, dass er sogar eure Atmung aufgeteilt hat. Dem einen Nasenflügel hat er die Sonnen-Energiee, dem anderen die Mond-Energie zugewiesen. Wenn man wütend wird, atmet man durch die Sonnenseite. Wenn man still werden möchte, atmet man durch die Mondseite. Dein ganzer Körper ist in zwei Seiten eingeteilt: Die eine Seite ist die männliche, die andere Seite ist die weibliche. Dein Geist ebenso: Die eine Hälfte ist männlich, die andere Seite eures Geistes ist weiblich.

Man muss von der Sonne zum Mond weiter gehen und dann über beides hinaus.

8

Der Zeuge der inneren Astronomie

Alle Yoga-Übungen dienen dazu,
die Sonnenenergie zum Mond hin zu leiten.

Sobald du deine Energie von der Sonne
auf den Mond verlagerst,
kannst du auch den Mond hinter dir lassen.

Wenn du dein *samyama*,
dein Zeugesein auf das Hara richtest,
wirst du fähig sein,
all die Sterne im Inneren deines Körpers zu erkennen.

Die ganze Anstrengung geht dahin, das Dauerhafte,
das Eine hinter der Vielfalt zu finden,
das Unbewegliche hinter allen Veränderungen.

Die Wahrheit kann nicht gedacht, sie kann nur empfangen werden. Sie ist da, entzieht sich aber dem Denken. Je mehr du nachdenkst, desto mehr entfernst du dich von ihr. Über die Wahrheit nachzudenken ist eine Art sinnloses Herumwandern, eine ziellose Träumerei. Sobald du anfängst, über Wahrheit nachzudenken, entfernst du dich von ihr.

Die Wahrheit muss man sehen. Patanjalis grundlegender Ansatz besteht darin, die nötige Klarheit herzustellen; Augen, mit denen wir die Wahrheit sehen können. Natürlich ist das ein hartes Stück Arbeit; es ist nicht Poesie und auch nicht Träumerei. Es geht um Selbsterforschung: Das ganze Leben zu einem Experiment werden lassen – nur so kann die Existenz in seiner Bedeutung offenbar werden.

Der Mensch lässt sich in zwei Typen einteilen: Den Sonnen-Typ und den Mond-Typ. Der Sonnen-Typ ist aktiv, aggressiv und außen-orientiert. Der Mond-Typ ist passiv, empfänglich und innen-orientiert. Man kann sie aber auch Yang und Yin nennen, oder „das Männliche" und „das Weibliche". Das Weibliche geht nach innen, das Männliche nach außen. Das Männliche ist positiv; das Weibliche negativ. Mann und Frau verhalten sich unterschiedlich, weil sie von verschiedenen Zentren her funktionieren. Der Mann funktioniert aus dem Sonnen-Zentrum, die Frau aus dem Mond-Zentrum.

Wenn ich die Wörter „Mann" und „Frau" gebrauche, meine ich damit nicht unbedingt alle Männer und alle Frauen; denn es gibt auch Männer, die eher weiblich als männlich sind und es gibt Frauen, die eher männlich als weiblich sind. Lasst euch also nicht verwirren. Ein Mann kann durchaus ein Mond-Typ und eine Frau Sonnen-Typ sein – das hängt ganz davon ab, von woher, aus welcher Quelle ihre Energie gespeist wird. Der Mond hat keine eigene Energiequelle; er reflektiert lediglich die Sonne. Er ist nur eine Art Spiegel – darum ist er so kühl. Er transformiert die Energie von heiß zu kühl. Die Frau bezieht ihre Energie ebenfalls aus dem Sex-Zentrum, aber über den Mond.

Wird samyama auf den Mond gerichtet,
lernt man die Anordnung der Sterne kennen.

Der Mond ist also das *hara*, etwa zwei Fingerbreit unterhalb des Nabels. Wenn dich an diesem Punkt ein Fausthieb trifft, stirbst du. Ohne auch nur einen Tropfen Blut zu vergießen, fällst du tot um, ohne jeden Schmerz. Das Mond-Zentrum ist das Todeszentrum. Darum haben die Männer so viel Angst vor den Frauen. Es kommen so viele Männer zu mir, die sagen, dass sie Angst vor den Frauen haben. Was ist diese Angst? Die Angst rührt daher, dass die Frau das Hara, Mond ist – sie verschlingt den Mann. Das ist der Grund, warum die Männer seit jeher versuchen, die Frauen unter Kontrolle zu halten – weil diese sie sonst ‚essen', sie zerstören würden. Die Frauen sind seit Urzeiten in einer gewissen Sklaverei gehalten worden. Versucht das Phänomen zu verstehen.

Sex-Energie gibt dir Leben. Je mehr du deine Sex-Energie gebrauchst, desto näher rückt der Tod. Darum vermieden es die Yogis, der Sex-Energie freien Lauf zu lassen und zogen es vor, sie zu bewahren. Sie wollten damit ihr Leben verlängern, um ihre Arbeit an sich selbst vor dem Sterben vollenden zu können; sonst hätten sie wieder von vorne anfangen müssen.

Sex schenkt dir Leben. Sobald die Sex-Energie aus deinem Körper weicht, gehst du dem Tod entgegen. Es gibt viele kleine Insekten, die nur eine einzige sexuelle Verbindung haben und dabei sterben. Es gibt Spinnen, die auf ihren Freundinnen sterben – während sie sich verbinden, sterben sie. Nur dieses eine Mal und nicht nur das, ihr werdet überrascht sein: Wenn sie sterben – und sie sind immer noch miteinander verbunden - beginnt die Freundin sie aufzuessen. Sie isst sie wirklich. Was soll man auch sonst mit seinem toten Freund anfangen? Und dasselbe gilt für jede Sex-Beziehung – sodass dem Mann im Laufe der Zeit angst und bange wird.

Die sexuelle Liebe verleiht der Frau Energie, während der Mann Energie verliert. Das Hara der Frau tritt dann in Funktion. Sie transformiert die heiße Energie in kühle Energie. Sie ist Empfänglichkeit, sie ist ein passives Sich-Öffnen, ein Willkommenheißen. Sie absorbiert Energie, der Mann verliert Energie.

Dies Zentrum namens Hara oder auch „Mond", ist auch bei den Männern vorhanden, tritt aber nicht in Funktion. Es kann nur dann in Funktion treten, wenn viel Mühe darauf verwendet wird, es zu transformieren, es zu aktivieren.

Die ganze Wissenschaft des Tao besteht darin, das Mond-Zentrum voll zur Entfaltung zu bringen. Aus diesem Grund ist die ganze Tao-Einstellung empfänglich, weiblich, passiv. Yoga folgt dem gleichen Weg, nur aus einem anderen Blickwinkel. Yoga versucht die Sonnenenergie ins Innere des Körpers zu leiten; er arbeitet mit der Sonnenenergie und der Bahn, der sie folgen und sie zum Mond bringen soll. Tao und Tantra arbeiten beide mit dem Mond und machen ihn empfänglicher, magnetischer, so dass er die Solarenergie auf sich zieht. Yoga ist eine Sonnen-Methode, Tao und Tantra sind Mond-Methoden, aber die Arbeit ist die gleiche.

Alle Yoga-Übungen dienen dazu, die Sonnenenergie zum Mond hin zu leiten. Alle Tao- und Tantra-Übungen dienen dazu, die Anziehungskraft des Mondes so zu stärken, dass er die gesamte vom Sonnen-Zentrum erzeugte Energie auf sich zieht und transformiert.

Das ist der Grund, warum ein Buddha oder ein Mahavira oder ein Patanjali oder Laotse – wenn sie zu ihrer vollkommenen, absoluten Entfaltung gelangt sind – weiblicher wirken als Männer. Sie verlieren all die Ecken und Kanten der Männer; sie werden eher rund. Ihr Körper wird weiblicher. Sie gewinnen eine gewisse Anmut, die weiblich ist. Ihre Augen, ihre Gesichter, die Art wie sie gehen, wie sie sitzen – alles kommt dem Weiblichen näher. Sie sind nicht mehr aggressiv, nicht mehr gewaltsam.

Wenn du dein *samyama*, dein Zeugesein auf das Hara richtest, wirst du fähig sein, all die Sterne im Inneren deines Körpers zu erkennen – alle Zentren in deinem Körper. Solange du auf dein Sonnen-Zentrum fixiert bleibst, bist du zu aufgeregt, bist du zu fiebrig, als dass du Klarheit finden könntest. Um zu Klarheit zu gelangen, muss man den Weg über den Mond wählen. Der Mond ist ein großartiger Energietransformer.

Du brauchst nur zum Himmel aufzuschauen: Dort bekommt der Mond ebenfalls seine Energie von der Sonne und reflektiert sie. Er hat keine Energie aus sich, er spiegelt sie nur – aber wie sehr verändert er dabei ihre Qualität! Schau zum Mond auf und du wirst Frieden spüren; schau zur Sonne auf und sie macht dich verrückt. Schau zum Mond auf und du wirst dich von Ruhe umgeben fühlen. Buddha gelangte zu seiner endgültigen Erleuchtung in einer Vollmondnacht.

Tatsächlich sind alle, die je angekommen sind, bei Nacht angekommen. Kein einziger Mensch ist jemals bei Tage angekommen. Mahavira wurde bei Nacht erleuchtet – bei Neumond, *amavas:* Es herrschte stockdunkle Nacht. Buddha wurde bei Vollmond – *poornima* – erleuchtet. Aber beide wurden nachts erleuchtet. Es gibt bis heute keinen Fall, dass jemand bei Tage erleuchtet worden ist. Und es wird auch nie einen geben; denn damit es zur Erleuchtung kommen kann, muss die Energie von der Sonnen- zur Mondqualität übergehen. Denn die Erleuchtung ist ein Abkühlen aller Aufregung, aller Spannungen. Sie ist eine immense Entspannung – die letztmögliche Entspannung. Es gibt keine Bewegung in ihr.

> Versuche einmal folgendes: Wann immer du dafür Zeit findest, schließe einfach die Augen. Drücke mit den Fingern anfangs auf den Punkt zwei Fingerbreit unter dem Nabel, um ihn zu spüren und ihn dir bewusst zu machen. Das ist der Punkt, dem deine Atmung zustrebt. Wenn du natürlich atmest, hebt sich dein Bauch, senkt sich, hebt sich, senkt sich. Nach und nach wirst du merken, dass Atmen genau den Hara-Punkt berührt. Es muss ihn berühren. Deswegen musst du auch sterben, sobald du zu atmen aufhörst: Dein Atmen berührt das Hara nicht mehr, das Hara und das Atmen sind voneinander getrennt, du stirbst. Der Tod kommt aus dem Hara.

Ist ein Mann jung, ist er Sonne; wird ein Mann alt, wird er Mond. Ist eine Frau jung, ist sie Mond, wird eine Frau alt, wird sie Sonne. Diese beiden Energieformen funktionieren unterschiedlich. Die Mondenergie wird zur Trauer, wenn das Leben nicht so gut läuft. Die Sonnenenergie wird zur Wut, wenn alles im Leben schief läuft. Deshalb werden Frauen traurig und Männer voller Ärger. Wenn für einen Mann etwas falsch läuft, möchte er gern aktiv werden. Eine Frau dagegen wartet ab.

Ein vollkommener Mensch braucht die Synthese beider Energien. Wenn beide Energien im gleichen Maß vorhanden und ausgewogen sind, findet man seine Seelenruhe. Wenn Mann und Frau in dir ausgeglichen sind, überkommt dich eine Stille, die nicht von dieser Welt ist. Die Sonne hebt den Mond auf, der Mond hebt die Sonne auf und du bist einfach da, unverstört ... ganz in deinem Sein, ohne jede Regung, ohne jede Motivation, ohne jeden Wunsch.

Das ist das forschende Anliegen: Was in dir ist zeitlos?

Wenn du dich weiterhin mit Dingen beschäftigst und dich für sie stark machst, die keinen Bestand haben, lebst du weltlich. Im selben Moment, da du dein Augenmerk auf das lenkst, was Bestand in dir hat, wirst du religiös.

Du kannst Zeuge deines Ärgers sein: *Sakshin*, der Zeuge. Du kannst Zeuge deiner Trauer sein. Du kannst Zeuge deiner Seelenqual sein. Du kannst Zeuge deiner Seligkeit sein. Der Zeuge bleibt derselbe. Oder, um ein Beispiel zu nennen: Nachts schläfst du. Der Tag ist weg und das Bild, das du den ganzen Tag über von dir gehabt hast – dein Selbstbild – ist ebenfalls weg. Du magst tagsüber ein schwerreicher Mann gewesen sein. Nachts aber, in deinem Traum, magst du ein Bettler sein.

Jeder Mangel stellt sich in deinen Träumen ein; das Träumen ergänzt, ist etwas Komplementäres. Wenn du deine Träume prüfst, wirst du entdecken, woran es in deinem Leben fehlt. Sobald nichts mehr fehlt, verschwinden die Träume. Ein Erleuchteter träumt nie; er kann nicht träumen. Es ist ihm unmöglich zu träumen, weil ihm nichts fehlt. Er ist erfüllt, absolut erfüllt.

In der Nacht träumst du und vergisst dabei völlig das Bild, das du den ganzen Tag über von dir hattest. Du magst bei

Tage ein großer Gelehrter sein; nachts vergisst du das. Selbst wenn du ein König sein solltest, vergisst du das. Oder du magst ein berühmter Asket sein, der der Welt entsagt hat, aber in deinen Träumen umtanzen dich schöne Frauen und du vergisst, dass du eigentlich ein Asket, ein Mönch bist und dass so etwas nicht gut ist. Alles was tagsüber gut und schlecht ist, ist verschwunden, denn nun bist du jemand völlig anderes. Die Stimmung ist anders, das Klima ist anders.

Nur eines ist gleich geblieben. Wenn du tagsüber Zeuge deiner Aktivitäten bist – du gehst die Straße entlang, du nimmst deine Mahlzeit ein, du bist im Büro, du kommst heim, bist wütend, bist liebevoll – wenn du alles beobachtest, dann kannst du auch nachts beobachten – und kannst dir bewusst bleiben, dass du gerade träumst: „Sieh an, ich bin im Traum also Kaiser geworden? Gut …" Und so kannst du immerzu weiter beobachten. Nur eines kann vierundzwanzig Stunden lang andauern: Der Zuschauer, der Zeuge. Das ist der Polarstern in dir.

Indem du samyama auf den Polarstern richtest,
gelangst du zur Erkenntnis der Sternenbewegungen.

Behalte in Erinnerung, als erstes sagt Pantanjali: *Wenn man samyama auf den Mond richtet, gelangt man zur Kenntnis der Anordnung der Sterne …* welcher Stern ist welcher und wo ist er? Und dann: *Indem du samyama auf den Polarstern richtest, gelangst du zur Erkenntnis der Sternbewegungen.* Bewegung kann man nur auf dem Hintergrund von etwas Beständigem erkennen. Wenn sich alles bewegt und du keine beständige Basis hast, wie kannst du dann Bewegung erkennen? In dir ist alles in Bewegung, ausgenommen der *sakshin*, der Zeuge.

Außer deiner Bewusstheit ist alles ständig im Fluss. Sobald du diesen Zeugen kennst, wirst du in der Lage sein zu sehen, wie schnell sich alles übrige bewegt.

Und nun gilt es etwas sehr Kompliziertes zu verstehen. Ich habe bis jetzt von den Zentren immer so gesprochen, als wären sie statisch. Das sind sie nicht. Manchmal befindet sich das Sex-Zentrum im Kopf – es ist in Bewegung. Deswegen ist der Verstand voller Sex-Vorstellungen, du denkst ständig daran, du fantasierst. Manchmal ist dein Sex-Zentrum in deinen Händen und du möchtest eine Frau berühren. Manchmal steckt das Sex-Zentrum in deinen Augen – und was immer du siehst, wird zu einem Sex-Objekt. Manchmal steckt das Sex-Zentrum in deinen Ohren und alles was du hörst, macht dich sexuell.

Es ist durchaus möglich, dass du einen Tempel betrittst um den *bhajans*, den andächtigen Gesängen zu lauschen und dass du dich genau in jenem Zentrum sexuell erregt fühlst, wo du dich gerade befindest, also im Gehör. Und dann wirst du entsetzt von dir sein: „Was ist nur los? Ich bin in einem Tempel, bin zur Andacht gekommen. Was ist in mich gefahren?" Und manchmal kann es vorkommen, dass du neben deiner Freundin oder Frau sitzt und sie bereit ist, nicht nur bereit, sondern einladend, erwartungsvoll – und du fühlst dich absolut nicht erregt: Deine Sex-Energie befindet sich nicht dort, wo sie hingehört, in deinem Sex-Zentrum. Manchmal kommt es vor, dass dir sexuelle Fantasien ausgesprochen Spaß machen, aber wenn du mit einer Frau im Bett bist, keinerlei Lust verspürst – einfach gar nichts.

Woher kommt das? Du weißt nicht, wo sich dein Zentrum befindet. Wenn man zum *sakshin*, zum Zeugen wird, sieht man, wo sich das Zentrum befindet und dann wird vieles möglich. Wenn es sich in deinen Ohren befindet, verleiht es deinen Ohren Energie. Das sind die Momente, in denen du dein Ohr schulen und ein Musiker werden kannst. Wenn es sich in deinen Augen befindet, sind das die Augenblicke, in denen du zum Maler werden kannst. Dann schaust du auf die Bäume und sie werden grüner sein als sie sind. Dann werden die Rosenblüten ganz anders blühen als sonst ... Dann projizierst du. Wenn sich dein Sex-Zentrum auf der Zunge befindet, kann ein großer Redner aus dir werden, kannst du die Menschen in Bann schlagen. Ein einziges Wort aus deinem Munde, und es wird deine Zuhörer mitten ins Herz treffen: Sie sind hypnotisiert. Es gibt so etwas wie den „richtigen Moment“: Wenn dein Sex-Zentrum in deinen Augen ist, kannst du jemanden anblicken und er wird hypnotisiert sein. So wird man zum Hypnotiseur, bekommt man hypnotische Kräfte.

Wenn sich dein Todeszentrum in deinen Händen befindet und du ein Arzt bist, kannst du dem Patienten Medizin verabreichen und er wird sterben. Dann kannst du tun was du willst, aber du wirst deinen Patienten nicht retten können. In Indien sagt man: „Dieser Arzt hat die Hände eines Heilers: Was immer er anfasst, wird zu Arznei.“ Und über einen anderen Arzt? „Komm ihm nicht zu nahe: Wenn du mit einem kleinen Leiden zu ihm gehst, macht er ein großes draus. Und dann wird es dir hinterher schlechter gehen als zuvor.“

Es gibt Menschen, deren Lebenszentrum sich in ihren Augen eingenistet hat. Wohin sie auch blicken, verteilen sie Segen; ein Blick von ihnen und du fühlst dich gesegnet. Sie blicken dich an und irgendetwas, etwas Lebendiges überschüttet dich.

Ein Yogi wird hellwach. Im Ayurveda, das sich neben dem

Yoga im alten Indien entwickelt hat, musste ein Arzt zugleich auch ein Yogi sein. Du konntest erst dann ein wirklicher Arzt werden, wenn du bereits ein Yogi warst. Sonst warst du kein echter Heiler. Der Arzt musste mit seiner eigenen Innenwelt gänzlich vertraut sein, ehe er sich einem Patienten zuwandte und ihn behandeln durfte. Wenn sich sein Todeszentrum in seinen Händen befand, ging er nicht hin. Auch nicht, wenn es sich in seinen Augen befand. Das Todeszentrum hatte in seinem Hara zu sein und das Lebenszentrum in seinen Händen, nur dann ging er hin. Alles hatte am richtigen Platz zu sein.

Sobald du deine innere Welt kennst, wird vieles möglich. Du magst ähnliches beobachtet, aber nicht verstanden haben, was da geschieht. Manchmal bist du gar nicht aktiv und du hast einen Erfolg nach dem anderen. Und ein andermal strengst du dich über die Maßen an und nichts will gelingen, alles geht schief. Dann ist etwas in dir durcheinander geraten.

Indem du samyama auf das Nabelzentrum richtest,
gelangst du zur Erkenntnis der Organisation des Körpers.

Das Nabelzentrum ist die Mitte deines Körpers; durch das Nabelzentrum wurdest du im Bauch deiner Mutter ernährt. Neun Monate lang hast du nur über das Nabelzentrum gelebt, warst du mit dem Nabel verbunden: Er bildete den Zugang, die Brücke. Und dadurch, dass man dein Nabelzentrum von der Mutter trennte und die Verbindung durchschnitt, wurdest du zu einem unabhängigen Wesen. Dein Nabelzentrum ist ungemein wichtig, was den Körper betrifft.

Dein Körper ist ein großartiger Organismus, er ist sehr empfindlich. Allein in deinem Körper befinden sich Millionen von Zellen und in deinem kleinen Kopf Millionen von

Nerven. Wissenschaftler haben viele hochkomplizierte Maschinen zu entwickeln vermocht, aber nichts im Vergleich zum menschlichen Körper… und es scheint ausgeschlossen, dass sie jemals in der Lage sein werden, ein so komplexes System zu entwickeln. Es ist ein Wunder. Es organisiert sich selbst, ununterbrochen, siebzig oder gar hundert Jahre lang.

Alles ist so beschaffen, als wäre es nahezu vollkommen. Das körperliche System organisiert sich selbst: Sobald du Hunger verspürst; erzeugt es Hunger; sobald du genug gegessen hast, gibt es dir ein Zeichen, dass es reicht; es verdaut; erzeugt Blut und Knochen und Knochenmark und reinigt sich unaufhörlich selber, denn jeden Augenblick sterben so viele Zellen ab, dass sie ausgeschieden werden müssen. Es erzeugt, reinigt, hält sich selber instand und all dies voll selbstorganisierend. Wenn du einem natürlichen Lebensstil folgst, funktioniert der Körper so wunderbar, einem harmonischen Summen gleich.

Indem du dich mit deinem Nabelzentrum vertraut machst, wirst du in der Lage sein, den gesamten Organismus des Körpers zu erkennen. Auf diese Weise ist die Yoga-Physiologie entstanden. Sie wurde nicht aufgrund von Außenbeobachtungen entwickelt, nicht durch Forschung am toten Körper. Für den Yoga kann das, was immer man über einen Toten weiß, nicht das Wissen vom Lebenden sein. Ein toter Körper ist etwas völlig anderes als ein lebender Mensch. Jetzt sprechen auch die Naturwissenschaftler davon, dass die Autopsie nur Annahmen ermöglicht. Folglich können wir aus dem, was wir über den toten Körper wissen, nur ungefähre Rückschlüsse auf den lebendigen Körper ziehen – sie sind bestenfalls annähernd wahr, aber nicht wirklich.

Yoga entwickelte sein Wissen von innen und entdeckte die Physiologie bei voller Lebendigkeit und Bewusstheit. Darum gibt es so viele Dinge, von denen Yoga spricht, die aber von der modernen Physiologie nicht bestätigt werden; die moderne Physiologie beruft sich auf den toten Körper, Yoga auf dessen Leben.

Denkt an Folgendes: Wenn die Kabel unter Strom sind und ihr die Kabel berührt, kommt es zu einer bestimmten Erfahrung. Wenn ihr den Strom ausgeschaltet habt und die Kabel erneut berührt, kommt es zu einer ganz anderen Erfahrung. Welten liegen dazwischen.

Ihr seziert eine Leiche. Ihr könnt keinen lebenden Körper sezieren, denn wenn ihr damit fertig seid, ist er tot. Eines Tages werden also die Ärzte mit der Yoga-Wissenschaft übereinstimmen müssen: Wenn man den lebenden Körper erkennen will – also während die Energie fließt und er voller Kraft ist – gibt es nur einen Weg dahin, nämlich den, tief in sich selbst hinein zu gehen und von dort aus, von dieser höheren Warte aus nachzuschauen, was der Körper eigentlich ist, wie er angeordnet ist. Wenn man eine Leiche untersucht, betritt man ein Haus, dessen Besitzer fort ist. Man mag auf Möbel stoßen, aber nicht auf deren Besitzer. Wenn man in ein Haus geht, dessen Besitzer da ist, dann füllt er, füllt seine Anwesenheit das ganze Haus. Wenn du in deinem Körper anwesend bist, wird jede Zelle durch deine Anwesenheit qualitativ anders. Wenn du weg bist, dann bleibt nur etwas Totes zurück, nichts als Materie.

Indem man samyama auf die Kehle richtet,
kommt es zum Stillstand der Empfindungen
von Hunger und Durst.

Dies sind innere Forschungsergebnisse. Yoga ist zur Erkenntnis gelangt, dass dein Hungergefühl nicht genau im Magen und dein Durstgefühl nicht genau in der Kehle sind. Der Magen gibt die Information ans Gehirn und dann leitet das Gehirn sie an dich weiter. Dazu bedient es sich gewisser Hinweise. Wenn du dich z.B. durstig fühlst, gibt dein Gehirn dieses Gefühl an deine Kehle weiter. Wenn der Körper also Wasser benötigt, löst das Gehirn in der Kehle ein Symptom aus und du fühlst dich durstig. Wenn du Nahrung brauchst, löst das Gehirn etwas im Magen aus, so dass er vor Hunger knurrt.

Yoga erkannte, dass bei der gezielten Ausrichtung von *samyama* auf Zentren bestimmte Symptome verschwinden. Wenn du z.B. *samyama* auf deine Kehle richtest, wirst du feststellen, dass Durst und Hunger verschwinden. Deshalb konnten Yogis so lange fasten. Von Mahavira heißt es, dass er manchmal sogar drei Monate, vier Monate lang fastete, ununterbrochen. Von den zwölf Jahren, die er meditierend zubrachte, fastete er nahezu elf Jahre lang. Alle drei Monate legte er einen Tag ein, an dem er aß, dann fastete er wieder einen Monat und aß an zwei Tagen – in der Art. Das summiert sich in zwölf Jahren auf ein einziges Jahr, in dem er aß. Mit anderen Worten: Von zwölf Tagen aß er im Durchschnitt an einem Tag und fastete elf Tage. Wie machte er das? Wie brachte er das fertig? Es ist nahezu unmöglich, nicht menschenmöglich. Yoga hat seine Geheimnisse.

Probiere selbst. Wenn du das nächste Mal durstig bist, schließe die Augen, setz dich und richte deine gesamte Aufmerksamkeit auf deine Kehle. Sobald die Aufmerksamkeit dort liegt, wirst du sehen, wie sich die Kehle entspannt. Jedes mal, wenn deine Aufmerksamkeit restlos auf einem Punkt liegt, löst du dich von ihm. Die Kehle hat Durst, du fühlst dich durstig. Wenn du aber als Zeuge dein Bewusstsein darauf richtest, bist du plötzlich getrennt davon, bleibt deine Kooperation aus. Jetzt weißt du: „Die Kehle hat Durst, nicht ich." Und wie kann eine Kehle durstig sein ohne dich?

Wie könnte der Körper ohne dich hungrig sein? Hast du je einen Toten hungrig oder durstig erlebt? Selbst wenn alles Wasser aus seinem Körper verschwindet und verdunstet, wird ein Toter keinen Durst verspüren. Dazu ist Identifikation erforderlich.

Indem man samyama auf den Nerv kurma nadhi richtet,
ist der Yogi in der Lage, vollkommen reglos zu sein.

Kurma-nadhi ist das Vehikel des *prana*, des Atems. Wenn du still deinen Atem beobachtest, ohne seinen Rhythmus im geringsten zu ändern, ohne weder schneller noch langsamer zu atmen, ihn natürlich und entspannt sein lässt und selber einfach nur zuschaust, wirst du vollkommen still werden, wird keine Bewegung mehr in dir sein. Warum? Weil alle Bewegung auf dem Atem, dem *prana* beruht. Alle Bewegung kommt vom Atem. Bewegung in dir ist nur durch deinen Atem möglich. Steht der Atem still, ist der Mensch tot – er ist ohne Bewegung.

Wenn du fortwährend dein *samyama* auf den Atem richtest, auf *kurma-nadhi*, gerätst du nach und nach in einen Zustand, wo du sehen wirst, dass der Atem nahezu still steht. Yogis machen diese Meditation vor einem Spiegel; denn das Atmen wird so still, dass sie ihn nicht mehr spüren können. Sie können nur sehen, ob sich der Spiegel von ihrem Atem beschlägt oder nicht. Manchmal sind sie so still geworden, dass sie nicht mehr beurteilen können, ob sie überhaupt noch leben. In tiefer Meditation wird es dir manchmal genauso ergehen. Wenn das Bewusstsein vollkommen ist, kommt das Atmen fast zum Stillstand. Hab keine Angst. Das ist nicht der Tod; das ist einfach nur Stille.

Das Bestreben des Yoga ist ganz darauf ausgerichtet, dich in eine solche Stille zu bringen, die durch nichts mehr zu brechen ist – in einen Bewusstseinszustand, der durch nichts mehr gestört werden kann.

Die ganze Anstrengung geht dahin, das Dauerhafte, das Eine hinter der Vielfalt zu finden, das Unbewegliche hinter allen Veränderungen – kurz, das Unsterbliche, das, was jenseits des Todes liegt. Deine Gewohnheiten werden dabei Schwierigkeiten machen, weil du schon so lange damit gelebt hast. Dein Verstand wurde in eine irreführende Richtung programmiert – du kannst nur trennen. Dein Verstand ist einseitig gebildet: Analysieren, auseinander nehmen und aus einem vieles machen. Der Mensch hat bis heute nur vom Intellekt her gelebt und hat vergessen, wie er alles wieder zusammensetzen soll.

Achte also darauf, der Verstand ist sehr auf Analyse eingestellt. Yoga ist Synthese. Wann immer der Verstand sich meldet und analysieren möchte, setz ihn zur Seite, schieb ihn beiseite. Durch Analyse erreichst du das letzte, kleinste Teilchen, durch Synthese wirst du zum Höchsten, zum Allumfassenden vordringen. Die Wissenschaft erforscht die Welt der kleinsten Teilchen; sie entdeckte das Kleinste und das noch Kleinere und noch Kleinere und so arbeitet sie sich ständig weiter. Yoga entdeckte *atma*, das Ganze. Im Yoga kam es zum

Wissen des Ganzen, zur Verwirklichung des Allumfassenden. Dein Geist ist entweder sonnen- oder mondorientiert. Ein sonnenorientierter Verstand ist wissenschaftlich; ein mondorientierter Geist ist poetisch. Die Sonnenhaltung ist analytisch; die Mondhaltung ist synthetisch. Die Sonnenhaltung ist mathematisch, logisch, aristotelisch; die Mondhaltung ist vollkommen anders – unlogisch, irrational. Sie funktionieren dermaßen unterschiedlich, dass es keine gemeinsame Sprache für beide gibt.

Versuche herauszufinden, wo du stehst: Auf Seiten des sonnenorientierten Verstandes, also rational, argumentativ, streitsüchtig, logisch? oder auf Seiten des mondorientierten Geistes, also poetisch, imaginativ, träumerisch. Wo stehst du?

Und vergiss nicht: Jede dieser beiden Geisteshaltungen ist nur die eine Hälfte. Man muss beide hinter sich lassen. Wenn du zur Sonnenseite gehörst, lass dich als aller Erstes auf die Mondseite ein, denn darüber führt der Weg. Wenn du ein Haushälter bist, werde erst zum Zigeuner.

Sobald du deine Energie von der Sonne auf den Mond verlagerst, eröffnet sich dir eine neue Möglichkeit: Nun kannst du auch den Mond hinter dir lassen. Dann wirst du zu einem Zeugen; und das ist das Ziel.

Frage:
Gewöhnlich stehe ich auf beiden Seiten – Sonne und Mond. Was sagst du dazu?

Jeder steht gewöhnlich auf beiden Seiten – so funktioniert dein Geist nun einmal. Du wirst den ganzen Verstandesmechanismus verstehen müssen – wie er funktioniert. Die

Funktion des Verstandes besteht in der Teilung. Wenn du nicht unterteilst, verschwindet dein Verstand. Der Verstand lebt von der Unterteilung. Der Verstand erzeugt das Einerseits-Andererseits. Der Verstand sagt: „Ich mag dich; ich kann dich nicht leiden. Ich liebe dich; ich hasse dich." Der Verstand sagt: „Dies ist schön; jenes ist hässlich." Der Verstand sagt: „Dies gilt es zu tun; jenes gilt es zu lassen. Verstand heißt wählen. Darum betont Krishnamurti so sehr, dass man, wenn man wahllos wird, zum Nicht-Verstand wird. Wahllos werden heißt: Aufhören, die Welt zu unterteilen.

Überlege: Würde der Mensch von der Erdoberfläche verschwinden, gäbe es dann noch etwas Schönes? Oder etwas Hässliches? Gäbe es dann etwas Gutes oder Schlechtes? Alle Einteilungen würden sich in Luft auflösen. Die Welt wäre dieselbe geblieben: Die Blumen würden blühen, die Sterne ihre Kreise ziehen, die Sonne aufgehen … alles würde genauso weitergehen. Aber das Teilen würde mit dem Menschen verschwinden. Dieses Trennen ist mit dem Menschen in die Welt gekommen. Mensch sein bedeutet auch Verstand sein.

Das ist der ganze Sinn der biblischen Geschichte: Gott verlangte von Adam, die Frucht vom Baum der Erkenntnis nicht zu essen. Es wäre besser gewesen, statt „Baum der Erkenntnis" – „Baum des Verstandes" zu sagen, dann wäre daraus sofort eine Zen-Geschichte geworden. Und genau das ist sie auch. Der Baum der Erkenntnis ist der Baum des Verstandes. Oder soll Gott etwa den Wunsch gehegt haben, seine Kinder in Unwissenheit zu halten? Nein – er wollte nur, dass sie nicht aus dem Verstand heraus lebten. Er wollte, dass sie ohne Einerseits/Andererseits, in Einheit, in Einmütigkeit lebten. Das ist der Sinn der biblischen Geschichte. Wenn man sie einem Zen-Meister zum Kommentar vorlegen würde, oder wenn ich dazu meinen Kommentar abgeben soll, möchte ich sagen: „Sprecht lieber vom Baum des Verstandes." Dann würde das Ganze sehr klar.

Gott wollte, dass Adam nicht aus dem Verstand heraus lebt. Leben, aber ohne das Leben zu teilen – dann ist es von einer ungeheuren Intensität. Dein Teilen erzeugt auch in dir eine Teilung. Hast du nicht beobachtet? Sobald du eine Trennung vornehmt, zieht sich in dir etwas zusammen, zerbricht etwas. Sobald du zu jemandem sagt: „Ich liebe dich", streckt sich diesem jemanden eine Hand entgegen; sobald du sagst: „Ich mag dich nicht", zuckt die Hand zurück, bist du nicht mehr offen für das Leben in seiner Gesamtheit. Gott wollte, dass Adam aus seiner Ganzheit lebt.

Die biblische Geschichte besagt auch: Bevor der Mensch sein Wissen nicht wieder loslässt, wird er keinen Einlass in den Garten Gottes finden. Jesus hat sein Wissen losgelassen. Darum wirkt Jesus so absurd, so paradox. Was Adam gegen den Willen Gottes getan hatte, hat Jesus wieder gutgemacht, er reinigte das Bewusstsein des Menschen. Adam musste den Garten verlassen – Jesus kehrte in ihn zurück. Wie konnte Jesus ihn wieder betreten? Indem er den Verstand aufgab – das Trennen.

Versuche es, höre einfach auf, einzuteilen. Du siehst eine Blume: Sag nicht „Sie ist schön". Das ist nicht nötig. Sie ist schön, ohne dass du es sagst. Dadurch, dass du es sagst, machst du sie nicht schöner. Wozu also?

Über Laotse gibt es folgende kleine Geschichte. Er pflegte morgens einen Spaziergang zu machen. Ein Nachbar folgte ihm – wohl wissend, dass Laotsenicht sprechen wollte, dass er stets Wert darauf legte, zu schweigen. Aber einmal hatte der Nachbar Besuch von einem Freund und der wollte ebenfalls mitkommen und tat es auch. Laotse und sein Nachbar wechselten kein einziges Wort. Der Freund fühlte sich etwas betreten, aber er hielt den Mund, denn sein Gastgeber hatte ihn gebeten, nicht zu sprechen. Da ging die Sonne auf und es war so wunderbar. Er vergaß und sagte: „Was für ein schöner Morgen!" Mehr nicht. Niemand ging darauf ein, weder sein Freund noch Laotse.

Nach Hause zurückgekehrt, sagte Laotse zu seinem Nachbarn: „Bring diesen Mann bitte nicht wieder mit. Er ist zu geschwätzig."

Zu geschwätzig?! Der Nachbar sagte: „Er hat doch kaum was gesagt, nichts als: ‚Was für ein schöner Morgen!'"

Laotse antwortete: „Ich war da, wozu es also noch aussprechen? Es war schön, ohne dass es gesagt werden musste. Warum den Verstand einschalten? Nein, dieser Mann ist zu geschwätzig. Lass ihn daheim."

Er hatte den ganzen Morgen zerstört, die Welt entzweit. Er hatte gesagt: „Wie schön, dieser Sonnenaufgang!" Wann immer ihr etwas „schön" nennt, wird damit gleichzeitig etwas verurteilt, weil das Schöne nicht ohne das Hässliche bestehen kann. Sobald man etwas schön nennt, hat man etwas anderes hässlich genannt. Sobald man sagt ‚Ich liebe dich' hat man gesagt, dass man jemanden anders hasst.

Schau die Blume einfach an. Lass sie so sein, wie sie ist. Lass sie in ihrer Wirklichkeit, sag gar nichts. Nimm sie einfach wahr. Sag nicht nur äußerlich, sag auch innerlich nichts. Forme keinen Gedanken über sie aus. Lass sie nur da sein und du wirst zu einer großen Erfahrung gelangen.

Wenn dich Traurigkeit überkommen will, nenn es nicht Traurigkeit. Ich habe diese Meditation schon vielen gegeben und jedes mal sind die Leute überrascht. Ich sag ihnen: „Wenn du das nächste Mal traurig wirst, nenn es nicht ‚traurig'. Beobachte es einfach nur." Erst weil du es Traurigkeit nennst, macht es traurig. Beobachte einfach, was immer es ist. Lass den Verstand beiseite, analysiere nicht, etikettiere nicht. Der Verstand ist ein großer Einteiler und kann es einfach nicht lassen, Dinge zu etikettieren, in Schubladen zu stecken. Kategorisiere nicht! Gestatte der Wirklichkeit, sich zu zeigen, lass die Tatsache da sein – du bist einfach der Zeuge. Dann wirst du nach einiger Zeit sagen: „Sieh, Traurigkeit ist gar nicht Traurigkeit". Und auch das Glück ist gar nicht sosehr das Glück, wie du immer gedacht hast. Nach und nach verschwimmen die Grenzen, überschneiden sich und verschwinden. Und dann wirst du sagen, dass es nur eine Energie gibt – Unglück, Glück: Beides ist eins. Erst dein Interpretieren erzeugt den Unterschied – die Energie ist dieselbe. Ekstase und Agonie sind eins. Deine Interpretation entzweit sie. Die Welt und Gott sind eins. Deine Interpretation entzweit sie.

Lass das Interpretieren sein und schau aufs Wirkliche. Das Uninterpretierte ist das Reale, das Interpretierte ist Illusion.

Du sagst: „Gewöhnlich stehe ich auf beiden Seiten ..." Der Geist hat immer die zwei Seiten, so funktioniert und entwickelt er sich, so ist er.

... *Sonne und Mond.* Auch dies will verstanden sein. Denn jeder Mann ist zugleich eine Frau und jede Frau ist zugleich ein Mann. Du kannst innerlich geteilt leben – der Mann getrennt von der Frau, die innere Frau getrennt vom inneren Mann. Dann wird es immer einen Konflikt geben, eine Art Tauziehen. Das ist der gewöhnliche Zustand der Menschheit.

Erst wenn dein innerer Mann und deine innere Frau zusammenfinden, in einer tiefen Umarmung ineinander verschmelzen, wirst du zum ersten Male eins sein ... weder Mann noch Frau. Dann wirst du jenseits von beiden sein.

Solange der innere Konflikt zwischen Sonne und Mond in dir anhält, wirst du dich für die äußere Frau interessieren ... wirst du als Mann an der äußeren Frau interessiert bleiben, von der äußeren Frau fasziniert sein und als Frau vom äußeren Mann fasziniert bleiben. Sobald der innere Konflikt gelöst ist und deine Sonnenenergie mit der Mondenergie verschmilzt und keine Spaltung mehr in euch ist, ist Verbindung da. Dann wird keine äußere Frau oder äußerer Mann mehr Faszination auf dich ausüben, du wirst zum ersten Mal sexuell erfüllt sein.

Womit ich nicht sage, dass du dich von der äußeren Frau oder von dem äußeren Mann trennen wirst – das wird nicht nötig sein! Aber jetzt wird die ganze Beziehung völlig anders sein – sehr harmonisch. Es wird keine Beziehung aus Bedürftigkeit mehr sein, sondern vielmehr eine Beziehung des Austausches, des Teilens. Bis jetzt geht es, wenn sich ein Mann einer Frau nähert, um ein Bedürfnis. Der Mann braucht die Frau und die Frau braucht den Mann. Das ist der Grund, warum alle Frauen und alle Männer unentwegt Streit miteinander haben. Aber letztlich kämpfen sie mit sich selbst und genau dieser innere Kampf wird nach außen projiziert.

Wenn du als Mann eine Frau benutzt, wie kannst du erwarten, dass die Frau mit dir sich völlig entspannen, in Harmonie mit dir leben kann? Sie spürt doch, dass sie nur als Mittel zum Zweck dient. Und kein Mann und keine Frau ist Mittel zum Zweck. Sie fühlt sich als Ding missbraucht, zur Sache gemacht. Ihre Seele scheint verloren zu gehen; das ist es, was sie so empört. Und sie versucht ihrerseits den Mann zu einer Sache zu machen; sie macht ihn zum Pantoffelhelden. Sie zwingt ihn dazu. Und so geht es immer weiter … Da geht es mehr ums Streiten als um Liebe – ums Kämpfen. Mehr um Krieg als um Liebe, mehr ums Hassen als ums Lieben.

Kommt es aber zum Einklang zwischen deiner inneren Frau und deinem inneren Mann, bist du auch in Einklang mit den anderen. Aller innerer Konflikt verschwindet, aller äußerer Streit ist verpufft. Der äußere ist nur ein Schatten des inneren. Dann kannst du Beziehungen eingehen. Oder auch nicht: Du bist völlig unabhängig. Dann lebst du genau so, wie du zu leben wünschst: Wenn du in einer Beziehung leben willst, dann kannst du das, aber es wird nicht zum Streit kommen. Wenn du keine Beziehung willst, wenn du allein sein möchtest, kannst du auch allein sein, aber es wird keine Einsamkeit sein. Das ist die Schönheit, wenn man zur organischen Einheit in sich gefunden hat.

Und genau darum geht es Patanjali: Wie lässt sich die Sonnenenergie in Mondenergie transformieren. Und danach: Wie zum Zeugen von beiden werden, wie sie sich vereinigen, verschmelzen und eins werden – über beide hinaus gelangen.

Dein Verstand wird das niemals zulassen – es sei denn, du gibst den Verstand auf. Der Verstand ist immer zwiespältig, davon lebt er. Er ist auf Teilung angewiesen. So bist du entweder ein Mann oder eine Frau. Das ist Spaltung, das ist der Verstand. Was ist ein Buddha – ein Mann oder eine Frau? In Indien kennen wir eine symbolische Darstellung von Shiva als *ardhanarishwar* – halb Mann, halb Frau. Das trifft es genau. Und so muss es auch sein, weil du aus einem Vater und einer Mutter geboren wirst – zur einen Hälfte stammst du von deinem Vater und zur anderen Hälfte von deiner Mutter ab. Der Unterschied zwischen einer Frau und einem Mann ist allenfalls einer der Akzentuierung, nicht der Qualität. Die Frau ist bewusst Frau und unbewusst Mann, der Mann ist bewusst Mann und unbewusst Frau. Das ist der ganze Unterschied.

Sehr schwer, weil dein Verstand dazu abgerichtet wurde, ein Mann oder eine Frau zu sein und die Gesellschaft die Rollen zu sehr betont. Sie gestattet dem Menschen keine fließenden Grenzen, sie macht euch zu festgelegten Größen. Sobald die Kleinkinder verstehen können, schärfen die Eltern ihnen ein: „Du bist ein Junge. Spiel nicht mit Puppen, das ziemt sich für einen Jungen nicht. Du willst doch einmal ein Mann werden – so etwas ist für Mädchen!" Für Männer zählen Mädchen nicht. „Du mädchenhafter Weichling, so etwas tut man nicht, sei ein Mann!" Und der kleine Junge, der keine Ahnung hat, wohin man ihn gängelt, beißt die Zähne zusammen und will mehr und mehr ein Mann werden. Er entfernt sich weiter und weiter von seiner ursprünglichen Ganzheit seines Wesens. Er wird zum Mann – das ist die eine Hälfte seines Wesens. Und das Mädchen wird zur Frau – das ist ebenso nur die eine Hälfte seines Wesens. Man verbietet dem Mädchen, auf Bäume zu klettern – „das ist nur für Jungs". Was für eine Dummheit. Bäume sind für alle da. „Geh nicht im Fluss schwimmen – das dürfen nur Jungs!" Flüsse sind für alle da.

„Mann" ist eine Form, „Frau" ist eine Form – aber nicht euer Wesen. Identifiziert euch nicht zu sehr mit der Form. Lasst sie los! Sobald du damit beginnst, dich von der Form zu lösen, zu entspannen und sobald du damit anfängst, dir die zurückgewiesene und verleugnete Seite wieder anzueignen, wird dich das in einem solchen Ausmaße bereichern, wie du es dir nicht einmal vorstellen, nicht erträumen kannst. Dann wird dein Wesen heil und ganz sein.

9

Die Vereinigung von Sonne und Mond

Durch den Sex reproduzierst du deinen Körper.
Wenn deine Energie durch das *sahasrara* fließt,
verwirklichst du dich selbst.

Erst wenn die linke Hirnhälfte sich mit der rechten
Hirnhälfte trifft und verschmilzt,
wirst du zum *sahasrara* gelangen.

Bevor du nicht *sahasrara* verwirklicht hast,
kannst du die Sexenergie nicht wirklich verstehen.
Sahasrara ist die höchste Möglichkeit der Sexenergie –
deren letzte Transformation.

Die Sonne steht für Intellekt, der Mond für Intuition.
Werden beide transzendiert, tritt *pratibha* ein –
durch *pratibha* das Wissen von allem.

Der Mensch ist Evolution. Nicht nur, dass er sich entwickelt, sondern er ist das Medium der Evolution selbst: Er ist die Evolution. Eine ungeheure Verantwortung, aber auch eine Freude, denn gerade dies macht die Herrlichkeit des Menschen aus. Am Anfang steht Materie, am Ende Gott. Materie ist der Alphapunkt, Gott der Omegapunkt. Der Mensch ist die Brücke – Materie wird auf ihrem Weg durch den Menschen zu Gott. Gott ist nicht etwas Bestimmtes und Gott wartet nicht irgendwo. Gott bildet sich erst durch dich heraus. Gott ist durch dich im Werden begriffen. Du verwandelst Materie in Göttlichkeit. Du bist das größte Experiment, das die Wirklichkeit hervorgebracht hat. Bedenke diese Großartigkeit und bedenke auch die Verantwortung dabei.

Sehr viel hängt vom Menschen ab. Wenn du denkst, bereits am Ziel zu sein, nur weil du der Form nach ein Mensch bist, bist du vom Verstand verführt worden. Du hast nur die Form, du bist nur eine Möglichkeit. Das Wirkliche steht noch aus und es hängt davon ab, ob du es zulässt, ob du dich ihm öffnest. Das ist das ganze Anliegen des Yoga: Dir zu helfen, dich zum Omegapunkt hinaufzubewegen, dorthin, wo deine gesamte Energie freigesetzt, transformiert wird, wo alle Materie zu Göttlichkeit verwandelt wird. Yoga hat diese Reise, die gesamte Pilgerfahrt des Menschen landkartenähnlich dargestellt: Von der Sexenergie zum *samadhi*; vom *mooladhara*,, dem tiefsten Zentrum, bis zum höchsten Zentrum, dem Höhepunkt der Evolution – dem *sahasrara*. Diese Dinge gilt es zu verstehen, ehe wir auf die heutigen Sutras eingehen können. Yoga unterscheidet im Menschen sieben Ebenen oder sieben Stufen oder sieben Zentren. Das erste ist das *mooladhara*,, das Sex-Zentrum oder Sonnen-Zentrum; das letzte, das siebente, ist das *sahasrara*, das Gottzentrum – der Omegapunkt.

Die Energie des Sex-Zentrums fließt von Natur aus abwärts. Das ist deine Verbindung mit der Materie, welche die Yogis prakriti – Natur nennen. Das Sex-Zentrum ist deine Verbindung zur Natur – zu jener Welt, die du hinter dir gelassen hast, deine Vergangenheit. Wenn du auf das Sex-Zentrum beschränkt bleibst, wirst du nicht wachsen, du wirst da bleiben, wo du bist: Du hast Kontakt mit der Vergangenheit, aber noch keine Verbindung zu deiner Möglichkeit. Du bist steckengeblieben. Der Mensch sitzt im Sex-Zentrum fest.

Die Leute bilden sich ein, alles zu verstehen, was den Sex betrifft. In Wirklichkeit verstehen sie herzlich wenig ... jedenfalls gerade diejenigen, die sich auszukennen glauben, die Psychologen. Sie meinen Bescheid zu wissen, aber das Wesentlichste fehlt noch. Das Wissen darum, dass die Sexenergie eine Aufwärtsbewegung machen kann, sich nicht unbedingt nach unten bewegen muss. Nach unten bewegt sie sich deshalb, weil diese Abwärtsbewegung instinkthaft im Menschen angelegt ist. Genauso wie in den Tieren, in den Bäumen ... es hat nicht viel zu bedeuten, dass es beim Menschen auch so ist.

Die Bedeutung des Menschseins liegt darin, dass es in ihm etwas gibt, was in den Pflanzen, in den Vögeln, in den Tieren nicht vorhanden ist. Diese müssen nach unten gehen; in ihnen führt keine Treppe nach oben. Das ist es, was wir mit „sieben Zentren" meinen: Die Stufen der Evolution nach oben. Sie sind in dir angelegt: Du kannst aufwärts steigen – wenn du willst. Wenn nicht, wirst du weiterhin nach unten fallen. Wenn du nicht weitergehst, wenn du dich nicht um deine Entwicklung bewusst bemühst, wenn du die Verantwortung ablehnst, wirst du stecken bleiben. Dieses Steckenbleiben kommt aus dem *mooladhara,* – dem Sex-Zentrum, dem Sonnen-Zentrum. Diejenigen, die das verstanden haben, haben selbst die Verantwortung übernommen und sind zu *siddhas*, Buddhas geworden – zu Erwachten.

Dein weiterer Weg wird dein eigener Entschluss sein müssen. Jetzt musst du von dir aus weitergehen. Auch diese Möglichkeit existiert im *mooladhara*, es kann sich nach oben hin öffnen. Das allererste, was es hier zu verstehen gilt, ist also: Denk nicht, dass du die Sexenergie schon zur Gänze verstanden hast. Du verstehst sie noch nicht.

Bevor du nicht *sahasrara* verwirklicht hast, kannst du die Sexenergie nicht wirklich verstehen. Sahasrara ist die höchste Möglichkeit der Sexenergie – deren letzte Transformation. Solange du nicht weißt, wer du bist, wirst du auch nicht wissen, was die Sexenergie in ihrer ganzen Tragweite ist. Du wirst sie nicht fassen können.

Du kennst nur die eine Seite von ihr, ihren Sonnenteil, ihr Mondteil ist dir noch fremd. Eine Psychologie, welche die weibliche Energie zu erforschen vermag, muss noch entwickelt werden. Das, womit sich Freud, Jung und Adler und andere befasst haben, hat sich mehr oder weniger um den Mann gedreht. Jung hatte ein paar Lichtblicke. Freud blieb völlig sonnenfixiert. Jung machte ein paar Schritte auf den Mond zu, wenn auch nur sehr zaghaft. Unser Verstand ist nur rational geschult; wer auf den Mond zugeht, gerät in eine Welt, die sich radikal von der Wissenschaft absetzt. Man betritt eine Welt der Mythen, das Reich der Dichtung und Einbildungskraft. Es bedeutet, sich für die Welt des Nicht-Rationalen, des Nicht-Logischen zu öffnen.

Wer sich nur an der Sonne orientiert, dem erscheint jeder Mensch gefährlich, der sich am Mond orientiert. Der Sonnen-Mensch hält sich an die schnurgeraden Autobahnen des

Verstandes, während sich der Mond-Mensch in Labyrinthe hineinwagt. Er dringt in eine Wildnis vor, in der nichts mehr eindeutig ist – zwar lebendig, aber nicht mehr eindeutig.

Die größte Angst des Mannes ist die Angst vor der Frau. Irgendwie ahnt der Mann, dass ihm von der Frau der Tod droht – schließlich hat er von ihr auch sein Leben bekommen. Jeder wird aus einer Frau geboren. Wenn du also das Leben von der Frau hast, dann wird wohl irgendwie auch der Tod durch sie kommen. Denn das Ende kehrt immer zum Anfang zurück. Nur so schließt sich der Kreis.

In Indien, in der indischen Mythologie haben wir das erkannt. Du hast vielleicht schon Bilder oder Statuen der Mutter Kali gesehen, die das Symbol des Weiblichen schlechthin ist – und sie tanzt auf dem Leichnam ihres Mannes Shiva. Sie hat so entfesselt getanzt, dass Shiva jetzt tot ist, aber sie tanzt immer noch weiter. Das Weibliche hat das Männliche umgebracht – das will dieser Mythos besagen. Und warum ist sie schwarz bemalt? Ihr Name Kali bedeutet „schwarz". Und warum so bedrohlich? In der einen Hand hält sie einen frisch abgeschlagenen Kopf, aus dem noch Blut tropft. Sie ist eine Darstellung des Todes. Sie tanzt wie wild und dazu auf der Brust ihres Mannes und er ist tot ... Sie aber tanzt in großer Ekstase! Warum ist sie schwarz? Weil man sich den Tod seit jeher als schwarz vorgestellt hat, als finstere, schwarze Nacht. Und warum hat sie ihren Mann getötet? Der Mond tötet immer die Sonne. Sobald in eurem Wesen der Mond aufgeht, stirbt die Logik. Jetzt habt ihr eine vollkommen andere Dimension betreten. Von einem Dichter erwartet man keine Logik. Von einem Maler erwartet man keine Logik – auch nicht vom Tänzer oder Musiker. Sie wandern in einer absolut dunklen Welt.

Und davor hat der Verstand Angst, davor hat der Mann Angst, denn er orientiert sich am Verstand. Habt ihr noch nie bemerkt, dass der Mann das Gefühl hat, die Frau nicht verstehen zu können? Ihre weibliche Intelligenz? Und umgekehrt genauso: Die Frauen verstehen die Männer nicht. Da klafft ein Abgrund, so als gehörten sie nicht derselben Menschheit an, als lägen Welten zwischen ihnen.

Der Mann versteht die Frau nicht, die Frau versteht den Mann nicht. Es ist praktisch wie Sonne und Mond: Ist die Sonne da, verschwindet der Mond. Wenn die Sonne untergeht, zeigt sich der Mond. Nie begegnen sie einander. Nie sehen sie sich Auge in Auge. Dein Intellekt, dein Verstand verschwindet, sobald deine Intuition in Kraft tritt. Frauen sind intuitiver. Sie können es nicht begründen, aber sie haben ein Gefühl ... und meistens liegen sie richtig damit! Sie haben eine andere, eigenständige Art des Wissens: Es ist das Wissen des Mondweges.

Die Frau ist nach wie vor *terra incognita.* Die weibliche Psychologie muss noch entwickelt werden. Solange die Mondpsychologie noch nicht entwickelt ist, kann die Psychologie den Status der Wissenschaft nicht beanspruchen. Sie wird ein männliches Vorurteil bleiben und nichts über das Wesentliche des menschlichen Lebens aussagen können.

Freuds Psychologie ist Sonnenpsychologie, Jungs Psychologie neigt ein wenig zum Mond. Dann gibt es noch Roberto Assagioli; dessen Psychologie ist eine Synthese zwischen Sonne und Mond, zumindest ansatzweise – er nennt seine Schule „Psychosynthese". Freud nennt seine Psychologie „Psychoanalyse". Analyse ist Sache der Sonne; Synthese ist Sache des Mondes. Achtet mal drauf: Wo Licht ist, da ist alles säuberlich voneinander getrennt. Da steht hier ein Baum, dort ein anderer Baum, aber jeder für sich. Und dann kommt die Dunkelheit der Nacht und alle Trennung löst sich auf, alles wird eins. Die Mondpsychologie ist notwendigerweise synthetisch, die Sonnenpsychologie analytisch, zergliedernd, argumentativ, nachweisend. Aber höhere Psychologien sind möglich. Ich möchte dir ein paar Hinweise zu dem geben, was ich „Psychologie der Buddhas" nenne. Freud ist Sonne, Jung ist Mond, Assagioli ist Sonne plus Mond. Ein Buddha dagegen ist Sonne plus Mond plus ‚jenseits davon'; etwas später werde ich dir erklären, was ich unter jenseits davon' verstehe. Und danach kann auch dieses ‚jenseits davon' von verschiedenen Warten aus betrachtet werden. Sonne plus Jenseits: Das ergibt Patanjali, das ergibt Mahavira, Yoga. Die Sprache ist die der Sonne; die Erfahrung jedoch ist ein ‚darüber hinaus'. Dann, Sonne plus Mond plus jenseits davon: Das ist Tantra. Die Erfahrung ist die des Jenseits, aber die Ausdrucksweise ist sowohl Sonne wie Mond. Und dann gibt es noch Mond plus jenseits davon: Narada, Chaitanya, Meera, Jesus. Die Erfahrung ist die des Jenseits, aber die Ausdrucksweise die des Mondes. Und schließlich gibt es dann noch das reine Jenseits: Bodhidharma, Laotse, Chuangtse. Sie glauben nicht an die Ausdrucksweise, weder an die Ausdrucksweise der Sonne noch an die Ausdrucksweise des Mondes und sagen: „Es lässt sich nicht sagen." Laotse sagt: „Das Tao, das gesagt werden kann, ist nicht mehr das Tao. Die Wahrheit, die zum Ausdruck gebracht werden kann, ist bereits eine Lüge. Sie ist nicht zum Ausdruck zu bringen." Dies sind all die Möglichkeiten – verwirklicht worden sind sie noch nicht. Hier und da hat ein Mensch es erreicht. Diese Verwirklichung muss in einer solchen Art und Weise systematisiert und dargelegt werden, dass sie Teil des allgemeinen menschlichen Bewusstseins werden kann.

Indem man samyama auf das Licht unter dem Scheitel des Kopfes richtet,
gewinnt man die Fähigkeit zum Kontakt mit allen zur Vollendung gelangten Wesen.

Das *sahasrara* ist das Zentrum genau unter dem Scheitel des Kopfes. Es ist eine feinstoffliche Öffnung in deinem Kopf. Genau wie deine Geschlechtsorgane eine feinstoffliche Öffnung im *mooladhara,* sind, von der aus du Zugang nach unten hast – zur Natur, zum Leben, zum Sichtbaren, Stofflichen, zum Reich der Formen; genauso besitzt du ein noch nicht funktionierendes Organ im Scheitel deines Kopfes, mit einer ebenso feinstofflichen Öffnung. Strömt deine Energie dorthin, birst diese Öffnung und von dort aus kommst du in Kontakt mit der Übernatur ... nenne sie Gott oder das Reich der *siddhas,* der vollkommenen Wesen, das Reich all derer, die bereits angekommen sind.

Durch den Sex reproduzierst du deinen Körper. Sex ist schöpferisch; er setzt Kinder in die Welt, die genau so sind wie du selbst – du reproduzierst deinen Körper. Wenn deine Energie durch das *sahasrara,* das siebente Chakra fließt, verwirklichst du dich selbst: Das bedeutet Wiederauferstehung. Das ist damit gemeint, wenn Jesus sagt: „Werde neu geboren!" Dann wirst du dir selbst zu Vater und Mutter. Dein Sonnen-Zentrum wird zu deinem Vater, dein Mond-Zentrum wird zu deiner Mutter und in der inneren Vereinigung deiner Sonne mit deinem Mond wird die Energie in Richtung Kopf freigesetzt.

Es ist ein innerer Orgasmus – die Vereinigung von Sonne und Mond, oder nennt es die Vereinigung von Animus und Anima, des Männlichen und Weiblichen im Inneren.

Dein Körper ist männlich und weiblich. Dies gilt es zu verstehen. Seht ihr nicht, wie viele Linkshänder unterdrückt werden? Wenn ein Kind mit der linken Hand schreibt, hat es sofort die ganze Gesellschaft gegen sich – die Eltern, die Gleichaltrigen, die Lehrer. Die gesamte Gesellschaft zwingt es, mit der rechten Hand zu schreiben. Rechts ist richtig und links ist falsch. Was geschieht da? Warum soll rechts richtig und links falsch sein? Was ist verkehrt an links? Und zehn Prozent aller Menschen sind Linkshänder. Zehn Prozent – nicht eben eine winzige Minderheit! Er mag sich dessen nicht wirklich bewusst sein, er hat es vielleicht völlig vergessen … Denn von Anfang an werden Linkshänder dazu gezwungen, nur ihre rechte Hand zu benutzen. Warum? Die rechte Hand ist mit dem Sonnen-Zentrum, mit dem Männlichen in dir verknüpft; die Linke ist mit dem Weiblichen, mit dem Mond-Zentrum verknüpft. Aber die gesamte Gesellschaft orientiert sich am Männlichen.

> Dein linkes Nasenloch ist mit dem Mond-Zentrum verknüpft, dein rechtes Nasenloch ist mit dem Sonnen-Zentrum verknüpft. Du kannst folgendes ausprobieren: Halte, wann immer es dir zu heiß wird, den rechten Nasenflügel zu und atme nur durch den linken und binnen zehn Minuten wirst du spüren, wie dich eine feine Kühle durchströmt. Du kannst damit experimentieren, es ist ganz einfach. Oder verschließe, wenn du vor Kälte zitterst, den linken Nasenflügel und atme nur durch den rechten und binnen zehn Minuten wird dir ganz warm werden.

Im Yoga achtet man auf Folgendes: Beim Aufstehen am Morgen ist es besser, durch den linken Nasenflügel zu atmen.

Wenn man durch den rechten Nasenflügel einatmet, wachsen die Chancen, dass man tagsüber wütend wird, sich mit anderen anlegt und aggressiv wird – jedenfalls nicht kühl und gesammelt bleibt. Es ist also im Yoga ein Teil der Disziplin, darauf zu achten, durch welchen Nasenflügel man vor dem Aufstehen einatmet; geschieht dies durch den linken, ist alles in Ordnung, dann ist es Zeit zum Aufstehen. Wenn nicht, dann dreht man sich auf die rechte Seite, verschließt das rechte Nasenloch und atmet durch das linke ein. Wenn dann die linke Seite übernommen hat, kann man aufstehen.

Steh immer nur dann auf, wenn der linke Nasenflügel aktiv ist; du wirst merken, wie völlig anders sich dein Tagesablauf gestalten wird. Du wirst dich weniger aufregen, dich weniger reizen lassen und insgesamt kühler, gesammelter, ruhiger sein. Deine Meditation wird tiefer gehen. Wenn du kampflustig sein möchtest, dann ist der rechte Nasenflügel bestens dazu geeignet; ist dir nach Liebe zumute, dann der linke Nasenflügel. Dieser Atemrhythmus wechselt ständig. Es mag dir nicht bewusst sein, aber achte darauf. Die moderne Medizin muss dies noch verstehen lernen, denn das kann auf die Behandlung entscheidenden Einfluss haben. Es gibt Krankheiten, denen durch die Mondseite zu helfen ist, ebenso wie es Krankheiten gibt, denen durch die Sonnenseite zu helfen ist. Wer sich damit genau auskennt, der kann das Atmen bei der Krankenversorgung einsetzen.

Aber die moderne Medizin hat die Tatsache bis heute noch nicht realisiert, dass der Atem ständig wechselt. Erst tritt vierzig Minuten lang der eine Nasenflügel in Funktion, dann vierzig Minuten lang der andere Nasenflügel. Ständig wechseln sich in dir Sonne und Mond ab, ständig pendelst du von der Sonne zum Mond, vom Mond zur Sonne.

Das ist auch der Grund, warum deine Stimmungen so oft umschlagen. Manchmal fühlt man sich plötzlich gereizt – ohne jeden ersichtlichen Grund. Es ist nichts vorgefallen, alles ist wie zuvor, du sitzt nach wie vor da, wo du eben gesessen hast, nichts ist passiert ... aber plötzlich bist du gereizt. Achte darauf. Führe deine Hand zur Nasenspitze und spüre hin: Dein Atem muss von links nach rechts umgeschlagen sein. Eben noch hast du dich so wohl befunden und jetzt fühlst du dich so schlecht, dass du einen Streit anfangen oder sonst etwas anstellen könntest.

Vergiss nicht: Dein ganzer Körper ist zweigeteilt. Dein Gehirn ist in zwei Gehirne aufgeteilt, in zwei Hemisphären. Die linke Hirnhälfte ist das Sonnenhirn, die rechte Hirnhälfte ist das Mondhirn. Du magst dich wundern: Die linke Seite des Körpers ist Mondenergie, während doch die rechte Hirnhälfte das Mondhirn ist. Nun, die rechte Gehirnhälfte ist mit der linken Körperseite verbunden. Deine linke Hand ist mit der rechten Gehirnhälfte verbunden, deine rechte Hand mit der linken Gehirnhälfte. Deshalb: Die Verbindung läuft überkreuz.

Die rechte Hirnhälfte ist der Sitz von Imagination, Poesie, Liebe, Intuition. Die linke Hirnhälfte ist der Sitz von Verstand, Logik, Argumentation, Philosophie, Wissenschaft.

Solange du nicht zum Gleichgewicht zwischen deiner Sonnen- und deiner Mondenergie gelangt bist, wirst du nicht transzendieren können. Erst wenn die linke Hirnhälfte sich mit der rechten Hirnhälfte trifft und verschmilzt, wirst du zum *sahasrara* gelangen. Du musst zu einer Einheit werden, um das *sahasrara* zu erreichen, denn das *sahasrara* ist der Omegapunkt deines Daseins. Du kannst nicht als Mann dorthin gelangen und du kannst nicht als Frau dorthin gelangen. Du kannst nur als reines Bewusstsein dorthin gelangen – eins, vollkommen, ganz.

Indem man *samyama* auf das Licht unter dem Scheitelpunkt seines Kopfes richtet, wird man fähig, mit allen vollendeten Wesen in Kontakt zu treten. Die Energie muss aufwärts fließen, *samyama* ist die Methode hierfür. Erst musst du, wenn du ein Mann bist, dir deiner Sonne, deines Solarzentrums, deines Sex-Zentrums völlig bewusst sein. Du musst ganz bei deinem *mooladhara,* sein und es mit deinem Bewusstsein überschütten. Ist das *mooladhara,* ganz in Bewusstsein getaucht, kannst du sehen, wie sich dort eine Energie erhebt und sich auf das Hara zu bewegt – zum Mond. Wenn deine Energie in dein Mond-Zentrum aufsteigt, wirst du dich so selig fühlen, dass alle sexuellen Orgasmen dagegen verblassen – sie sind damit nicht zu vergleichen. Wenn deine Sonnenenergie in deine Mondenergie einströmt, entsteht zehntausendmal mehr Intensität. Dann kommt der wahre Mann mit der wahren Frau zusammen. Wenn du mit der äußeren Frau zusammenkommst, kannst du ihr noch so nahe kommen, ihr bleibt dennoch getrennt, es treffen zwei Oberflächen aufeinander, das ist alles. Aber wenn deine Sonnenenergie in deine Mondenergie einfließt, dann verschmelzen zwei Energiekerne. Ein Mensch, dessen Sonne und Mond sich verschmelzen, bleibt fortan heiter und selig – es gibt keinen Grund mehr, diesen Orgasmus zu verlieren. Dies ist ein fortwährender Orgasmus.

Wenn du eine Frau bist, dann sammle dein ganzes Bewusstsein im Hara und du wirst erleben, wie deine Energie zum Sonnen-Zentrum hinstrebt. Eines von diesen beiden Zentren ist außer Funktion, das andere in Funktion. Das aktive Zentrum muss mit dem nichtaktiven zusammengeführt werden: Augenblicklich beginnt das Nichtaktive aktiv zu werden.

Wenn die Energie verschmilzt, Sonne und Mond eins werden, wirst du erleben, wie deine Energie aufwärts strebt: Du wirst nach oben gezogen.

In der Yoga-Symbolik stellt man sich das *mooladhara,*, das Sex-Zentrum, als einen roten, vierblättrigen Lotus vor. Die vier Blütenblätter stehen für die vier Himmelsrichtungen und das Rot steht für Hitze, denn dies ist das Sonnen-Zentrum. Das *sahasrara* wird als tausendblättriger Lotus in allen Farben dargestellt. Und zwar deshalb tausendblättrig – *sahasrara padma* heißt tausendblättriger Lotus – und deshalb in allen Farben, weil er alles einschließt. Das Sex-Zentrum ist nur rot. *Sahasrara* ist ein Regenbogen, schillert in allen Farben, umfasst die gesamte Existenz.

Durch pratibha das Wissen von allem.

Das Wort *pratibha* ist ein schwieriges Wort; es lässt sich schlecht übersetzen. „Intuition" ist ein sehr, sehr schwacher Ersatz und ich werde es dir erklären müssen. Es ist unübersetzbar; ich kann es nur umschreiben.

Die Sonne steht für Intellekt; der Mond steht für Intuition. Werden beide transzendiert, tritt pratibha ein – aber dafür gibt es kein anderes Wort. Die Sonne ist Intellekt: Analyse, Logik. Der Mond ist Intuition, Eingebung, eine unvermittelte Einsicht, plötzlich kommt dir die Lösung. Der Intellekt arbeitet mit Methode, Verfahren und Schlussfolgerungen. Die Intuition kommt ganz plötzlich zu einer Lösung – ohne Methode, ohne Verfahren und ohne Schlussfolgerungen. Man kann die Intuition nicht nach dem Warum fragen. Es gibt für die Intuition kein Deswegen. Eine plötzliche Eingebung – so als hätte der Blitz eingeschlagen und du hättest plötzlich etwas gesehen, dann verschwindet der Blitz und du weißt nicht, wie es geschah und warum es geschah – aber es ist geschehen und du hast etwas gesehen! Alle ursprünglichen Gemeinschaften sind intuitiv; alle Frauen sind intuitiv; alle Kinder sind intuitiv; alle Dichter sind intuitiv.

Pratibha aber ist etwas vollkommen anderes. In allen englischen Übersetzungen von Patanjalis Yoga-Sutras ist es mit „Intuition" übersetzt worden. Ich möchte mich dem nicht anschließen. *Pratibha* setzt voraus, dass deine Energie über die Dualität von Intellekt und Intuition hinausgegangen ist. *Pratibha* ist jenseits von beiden. Jetzt gibt es weder Logik noch plötzliche Einsichten – in *pratibha* ist alles zeitlos offenbar. In *pratibha* ist man allwissend, allmächtig, allgegenwärtig. Vergangenheit, Gegenwart, Zukunft – alles ist gleichzeitig offenbar – das bedeutet *pratibha va sarvam:* Durch *pratibha* das Wissen von allem.

Wenn die Energie durch das *sahasrara* fließt und sich in deinem Inneren zehn Millionen Sonnen mit zehn Millionen Monden vereinigen, zu einer einzigen ozeanischen Orgasmuserfahrung, die zeitlos ist, dann gibt es kein Ende mehr, dann ist *pratibha.* Dann siehst du, durchschaust du, erkennst du alles, durch und durch. Zeit und Raum, beide lösen sich auf, mit all ihren Begrenzungen.

Die eine Psychologie orientiert sich an der Sonne, die andere orientiert sich am Mond. Die wirkliche Psychologie wird sich an pratibha orientieren. Sie wird nicht mehr in männlich und weiblich aufgeteilt sein. Sie wird die höchste und größtmögliche Synthese sein – und deren Transzendenz.

Der Intellekt ist wie ein Blinder: Er tappt im Dunkeln. Darum gibt es so viel Diskussion. Die Intuition ist zwar nicht blind, aber im Gehen behindert. Sie kommt nicht vom Fleck.

Pratibha ist wie ein gesunder Mensch, alle seine Gliedmaßen sind gesund.

Da gibt es eine indische Fabel: Einst geriet der Dschungel in Brand. Ein Blinder und ein Gehbehinderter befanden sich im Wald. Der Blinde konnte nicht sehen, dafür aber laufen. Nur: Wohin sollte er laufen, wenn er nicht sehen konnte, in welche Richtung? – wo doch rings um ihn herum das Feuer wütete! Der Gehbehinderte konnte nicht laufen, dafür aber sehen. Also einigten sie sich darauf, ein Team zu bilden: Der Blinde nahm den Gehbehinderten auf seinen Rücken, damit er für ihn sah und der Gehbehinderte war bereit für ihn zu sehen, wenn er ihm dafür das Laufen abnahm. Mit Hilfe ihrer Synthese entkamen sie dem Wald und dem Feuer.

Der Intellekt ist die eine Hälfte, die Intuition die andere Hälfte. Die Intuition kann nicht laufen; ihre plötzlichen Einsichten sind nur Augenblicke. Sie ist keine stetige Quelle von Einsichten. Der Intellekt ist unbeholfen, wie im Dunkeln: *Pratibha* ist eine Synthese und zugleich das Transzendieren beider. Wenn du zu intellektuell bist, müssen dir ein paar Dinge im Leben entgehen, die sehr schön sind: Du kannst keine Poesie genießen, kein Singen kann dich entzücken, du kannst nicht im Tanzen feiern. Das alles kommt dir nur etwas albern vor, unter deiner Würde. Du wirst verklemmt sein, du wirst dich zurückhalten, du wirst ein wenig gehemmt bleiben: Dein Mond muss leiden.

Wenn du nur intuitiv bist, magst du dich über vieles freuen, anderen jedoch wirst du kaum helfen können, weil in deiner Kommunikation etwas fehlen wird. Du selbst kannst ein wunderschönes Leben führen, aber du wirst nicht in der Lage sein, um dich herum eine bessere, schöne Welt mit aufzubauen, weil dies nur mit Hilfe des Intellektes möglich ist. Nur wenn sich die Wissenschaft mit der Poesie versöhnt, wird eine vollkommene Welt möglich sein. Ansonsten wird der Intellekt wie bisher die Intuition verurteilen und umgekehrt.

Du musst in dir zur Synthese finden. Das meint Patanjali mit *pratibhad va sarvam.* Du musst zu einer so tiefen Synthese finden, damit *pratibha* in dir erscheint – ein Zustand, worin Logik und Andacht, wo Arbeit und Anbetung verschmelzen, wo die Wissenschaft nichts mehr gegen die Poesie und die Poesie nichts mehr gegen die Wissenschaft hat.

Aus diesem Grund sage ich, dass der Mensch erst im Entstehen begriffen ist. Der Mensch ist vorläufig nur eine Form, ohne Inhalt. Den Inhalt gilt es erst zu erreichen; die große Alchemie muss erst stattfinden. Du musst dich selbst als ein großartiges experimentelles Labor der Evolution verstehen und dafür sorgen, dass deine Energie vom *mooladhara,* zum *sahasrara* aufsteigt.

Wenn man samyama auf sein Herz richtet,
wird man sich der Beschaffenheit seines Verstandes bewusst.

Auch das ist wieder keine zutreffende Übersetzung, aber es ist auch schwer! Übersetzer befinden sich in großen Schwierigkeiten. *Hridaye chitta samvit:* Erstens spricht Patanjali, wenn er das Wort *hridaye* benutzt, nicht vom physischen Herzen. Nach der Yoga-Terminologie liegt das wirkliche Herz direkt hinter dem physischen Herzen verborgen. Es gehört nicht dem physischen Körper an. Das physische Herz ist lediglich die Entsprechung zum wirklichen, zum spirituellen Herzen. Zwischen beiden besteht eine Gleichzeitigkeit, ein nichtkausaler Zusammenhang. Jenes Herz lässt sich nur erkennen, wenn du den Gipfel erklommen hast. Erst wenn deine

Energie den Omegapunkt des *sahasrara* erreicht hat, kannst du dein wirkliches Herz – den wahren Sitz des Göttlichen – erkennen. *Hridaye chitta samvit: Wer samyama auf das Herz richtet, wird man sich der Beschaffenheit seines Verstandes bewusst.* Auch letzteres stimmt nicht; *chitta samvit* bedeutet: Die wahre Beschaffenheit des Bewusstseins, nicht des Verstandes. Der Verstand ist schon längst verabschiedet, wurde zurückgelassen, denn der Verstand steht entweder im Bann der Sonne oder des Mondes. Wenn du Sonne und Mond transzendiert hast, ist auch der Verstand transzendiert. Genau genommen bezeichnet *chitta samvit* den Zustand des Nicht-Verstandes.

Wenn man Zen-Leute danach fragt, sprechen sie vom „Nicht-Verstand". Der Verstand ist deshalb nicht mehr da, weil er nur kraft der Teilung existiert; entfällt die Teilung, entfällt auch der Verstand. Beides hängt zusammen, wie die zwei Seiten derselben Medaille. Der Verstand teilt, er besteht dadurch, dass er teilt; beides ist aufeinander angewiesen. Fällt das Teilen weg, fällt auch der Verstand weg; ist der Verstand fort, ist auch das Teilen fort.

Zwei Wege führen zu diesem Zustand des Nicht-Verstandes. Einmal der Weg des Tantra: Du gibst den Verstand auf – die Teilung verschwindet. Oder der Weg des Yoga: Du gibst das Teilen auf – der Verstand verschwindet. Ihr habt also die Wahl. Beide Wege bewirken das Gleiche: Du wirst eins, es entsteht Einheit.

Hridaye chitta samvit: Dann wirst du die wahre Beschaffenheit deines Bewusstseins kennen lernen. Noch einmal: Dieses Wort „Bewusstsein" kann den Beigeschmack haben, als bezeichnete es das Gegenteil zur Bewusstlosigkeit. Mit *chitta samvit* ist nicht das Gegenteil von Bewusstlosigkeit gemeint; „Bewusstsein" schließt alles ein, auch den Zustand der Bewusstlosigkeit, der ja nur ein Schlafzustand des Bewusstseins ist, also nicht ihr Gegenteil. Bewusstsein, Bewusstlosigkeit, das Unbewusste, einfach alle Bewusstseins-Formen, kurz, die wahre Natur des Bewusstseins wird dem offenbar, der seine vollendete Aufmerksamkeit, *samyama,* auf das Herz richtet.

Im Yoga wird das Herz-Zentrum *Anahata*-Chakra genannt.

Ihr habt sicher schon von dem berühmten Zen-Koan gehört: Wenn ein Zen-Schüler seinem Meister begegnet, trägt dieser ihm auf, über etwas völlig Absurdes zu meditieren. Eine der berühmtesten Absurditäten ist zum Beispiel, dass der Meister vom Schüler verlangt: „Geh hin und lausche dem Klatschen einer Hand!" Nun, das ist absurd. Eine Hand allein kann nicht klatschen, also kann es auch nicht den Ton einer klatschenden Hand geben! Zum Klatschen gehören zwei Hände. *Ahat* bedeutet „durch Konflikt", *anahata* bedeutet „ohne Konflikt". *Anahata* bedeutet: „Das Klatschen einer Hand".

Wenn alle Töne in dir verklungen sind, hörst du den Ton, der immerfort währt, der einfach der Natur innewohnt, der das eigentliche Wesen des Daseins ausmacht – den Ton der Stille, den Ton der Tonlosigkeit. Das Herz trägt den Namen *Anahata*-Chakra – der Ort, wo ein ständiger Ton erzeugt wird, ohne Konflikt, ohne jeglichen Gegensatz … ein immerwährender Ton. Die Hindus haben diesen Ton *aumkar* genannt – AUM.

Werde absolut still, gib alles Denken auf, werde reglos und plötzlich stellt er sich ein – er ist von jeher da gewesen, nur warst du nicht offen dafür ihn zu hören. Es ist ein sehr, sehr leiser Ton. Wenn du deinen Verstand von der ganzen Welt leer gemacht hast und du nur noch für diesen Ton wach bist, dann wirst du nach und nach empfänglich für ihn, du fängst allmählich an, ihn zu hören. Sobald du das „Klatschen der einen Hand" hören kannst, hast du Gott gehört, hast du alles gehört.

Patanjali führt dich Schritt für Schritt bis an den Omegapunkt. Diese drei Sutras sind sehr wichtig. Versenke dich immer wieder in sie, meditiere dazu. Versuche sie in deinem Innersten zu empfinden. Sie können zu Schlüsseln werden, die dir die Tore des Göttlichen auftun.

10

Die Unwirklichkeit der Erfahrung

Jede Erfahrung ist ein Irrtum – ein Missverständnis.

Alle Erfahrungen gehören dem Körper-Geist an,
du bist nie der Erfahrende,
du bist das zuschauende Bewusstsein der Erfahrung.

Es gibt keine spirituelle Erfahrung -
es kann keine geben.

Die höchste Wahrheit ist jenseits jeder Tätigkeit.

Das Wort „Alleinsein" will richtig verstanden sein. Es bedeutet nicht dasselbe wie Einsamkeit. Einsamkeit ist negativ: Einsamkeit ist das Verlangen nach einem anderen. Einsamkeit ist das Gefühl, dass dir jemand fehlt. Alleinsein ist die Entdeckung deiner selbst. Einsamkeit ist hässlich, Alleinsein ist von einer großartigen Schönheit. Im Alleinsein bist du dermaßen zufrieden, dass du den anderen nicht brauchst, er ist völlig aus deinem Bewusstsein verschwunden, er erzeugt keinen Schatten, er weckt keine Träume mehr in dir, niemand in dir zerrt dich nach außen.

Nicht mehr nach dem anderen zu verlangen heißt, in der ursprünglichen Klarheit deines Wesens zu sein. Dann *bist* du – und du bist das Ganze und es gibt niemanden außer dir. Dies nennt Patanjali *kaivalya.*

Der Weg, der Pfad, der zu *kaivalya* hinführt, der erste äußerst bedeutungsvolle Schritt ist *viveka* – die Unterscheidung. Der zweite wichtige Schritt ist *vairagya* – Entsagung; und der dritte ist, dass du *kaivalya*, dein Alleinsein erkennst.

Warum verlangst du so sehr nach dem anderen? Woher dieser Wunsch – dieses ständige verrückte Bedürfnis nach dem anderen? Wo bist du vom rechten Weg abgekommen? Warum bist du dir nicht selbst genug? Warum fühlst du dich unerfüllt? Warum denkst du, es würde dir irgendetwas fehlen? Woher rührt diese missliche Vorstellung? Es kommt daher, dass du dich mit dem Körper identifiziert hast. Der Körper ist der andere. Wenn du einmal den ersten Schritt in die falsche Richtung getan hast, bewegst du dich weiter und weiter so und dann ist kein Ende mehr abzusehen.

Mit *viveka* meint Patanjali: Dich selber als getrennt von deinem Körper zu unterscheiden; zu sehen, dass du zwar in deinem Körper wohnst, aber nicht dein Körper bist; zu sehen, dass du zwar in deinem Geist wohnst, aber nicht dein Geist bist; zu sehen, dass du immer der reine Zeuge – *sakshin, drashta* – der Seher bist; dass du nie das Gesehene, nie das Objekt bist. Du bist reine Subjektivität.

Dies ist einer der inneren Mechanismen: Dass durch deine Gegenwart die Natur, dass allein durch deine Präsenz dein Körper lebendig wird und dass allein durch deine Präsenz der Geist zu funktionieren beginnt.

Patanjali zufolge ist dein innerstes Wesen nicht aktiv, es ist untätig. Dieses innerste Wesen wird im Yoga *purusha* genannt. Dein reines Bewusstsein ist ein Katalysator, ein auslösender Faktor. Es ist einfach nur da und tut nichts – sieht alles, aber tut nichts; beobachtet alles, aber lässt sich in nichts hineinziehen. Allein durch die Anwesenheit von *purusha* setzt sich *prakriti* – Natur, Geist, Körper –, kurz alles in Gang.

Aber wir identifizieren uns mit unserem Körper, wir identifizieren uns mit unserem Geist. Wir verlassen das Zuschauer-Bewusstsein und werden zum Macher. Hierauf beruht die ganze Krankheit des Menschen. *Viveka* ist die Arznei – wie du wieder nach Hause findest, wie du diese falsche Idee, dass du ein Macher bist, loslässt und wie du zur Klarheit gelangst, einfach nur zuschauendes Bewusstsein zu sein. Die Methode hierfür heißt *viveka*.

Sobald du begriffen hast, dass du nicht der Macher, sondern zuschauendes Bewusstsein bist, stellt sich das zweite spontan ein: Loslassen, Sannyas, *vairagya*. Das zweite ist: Jetzt kannst du all das, was du bisher gemacht hast, einfach nicht mehr machen. Du hast dich auf viele Dinge allzu sehr eingelassen, nur weil du dich für deinen Körper oder für deinen Verstand gehalten hast. Jetzt weißt du, dass du keines von beidem bist, weder Körper noch Geist, all die Betriebsamkeit, all diese

Hetze und Verrücktmacherei fällt einfach von dir ab. Dieser Stillstand heißt *vairagya*: Das ist Sannyas – Loslassen.

Deine Klarsicht, dein *viveka*, deine Einsicht führt zur Transformation, *vairagya*. Und wenn *vairagya* sich ganz vollzogen hat, erhebt sich ein weiterer Gipfel, nämlich *kaivalya* – jetzt weißt du zum ersten Mal, wer du bist. Dein erster Schritt in die Identifikation hat dich in die Irre geführt. Wenn du einmal diesen ersten Schritt getan und dein Getrenntsein missachtet hast und dich in der Identifikation verloren hast, ist einfach kein Halten mehr, es geht immer so weiter. Der erste Schritt führt zum nächsten, dann wieder zum nächsten und so gerätst du mehr und mehr in den Morast und in den Schlamassel.

Gurdjieff pflegte zu seinen Schülern zu sagen: „Zu allererst müsst ihr damit aufhören, euch zu identifizieren; erinnert euch ständig daran, dass ihr Zeuge seid, nichts als Bewusstheit – weder ein Akt, noch ein Gedanke." Wenn sich dieses Sich-Erinnern in dir kristallisiert hat, hast du *viveka*, die Unterscheidung erlangt; dem folgt spontan *vairagya*. Wenn du nicht zu unterscheiden vermagst, folgt *samsara*, die Welt. Wenn du dich mit dem Körper und dem Verstand identifizierst, gehst du nach außen, ins Materielle. Du bist aus dem Garten Eden vertrieben. Wenn du zu unterscheiden vermagst und nie vergisst, dass du zwar im Körper bist, der Körper aber nur deine Wohnung ist, die du innehast und dass dein Verstand nur ein Biocomputer ist, den du als sein Meister bedienst, dein Verstand also nur dein Diener ist, dann – die Wende nach innen! Dann bewegst du dich nicht mehr in Richtung Welt, denn du hast den ersten Schritt rückgängig gemacht. Jetzt hast du deine Brücke zur Welt abgebrochen – plötzlich beginnst du nach innen zu fallen. Das ist *vairagya*, Entsagung.

Wenn du weiter, immer tiefer nach innen fällst, kommt

schließlich der letzte Punkt, wo es nicht mehr weiter geht – das summum bonum, welches *kaivalya* genannt ist: Du bist allein. Du brauchst niemanden mehr. Du brauchst nicht mehr die ständige Anstrengung, dich mit diesem oder jenem auszufüllen. Jetzt bist du im Einklang mit deiner Leere und weil du mit ihr im Einklang bist, ist die Leere selber zu einer Fülle geworden – eine Unendlichkeit, eine Erfüllung der Existenz. Dieses *purusha* ist am Anfang, dieses *purusha* ist am Ende und dazwischen ist ein großer Traum.

Erfahrung ist das Ergebnis der Unfähigkeit, zwischen purusha,
reinem Bewusstsein und sattva, reiner Intelligenz,
zu unterscheiden, obwohl sie eindeutig anders sind.

Hier gilt es jedes einzelne Wort zu verstehen, denn jedes Wort ist ungeheuer bedeutsam. Erfahrung ist das Ergebnis der Unfähigkeit … zu unterscheiden. Jede Erfahrung ist ein Irrtum. Ob du sagst: „Ich bin unglücklich!" oder sagst: „Ich bin glücklich!" oder sagst „Ich bin hungrig" oder sagst „Ich fühle mich sehr gut und gesund" – jede Erfahrung ist ein Irrtum, ein Missverständnis. Was meinst du wirklich damit, wenn du sagst „Ich bin hungrig"? Du kannst sagen: „Ich bin mir bewusst, dass der Körper hungrig ist." Du solltest nicht sagen „Ich bin hungrig." Du bist nicht hungrig, sondern der Körper. Du siehst diese Tatsache, die Erfahrung ist nicht die deine, du bist die beobachtende Aufmerksamkeit. Die Erfahrung ist die des Körpers, die Aufmerksamkeit bist du. Wenn du dich unglücklich fühlst, mag das wiederum die Erfahrung deines Körpers oder deines Verstandes sein – die nicht zweierlei sind.

Körper und Geist bilden einen Mechanismus. Der Körper ist die Grobmechanik derselben Wesenheit, deren Feinmechanik der Verstand ist. Aber beide sind dasselbe. Es ist nicht gut von „Körper und Geist“ zu sprechen, wir sollten „Körper-Geist“ sagen. Der Körper ist nichts weiter als Verstand in grobstofflicher Form und wenn du deinen Körper beobachtest, wirst du sehen, dass dein Körper genauso funktioniert wie dein Verstand. Du schläfst gerade fest und tief und eine Fliege kommt geflogen und summt dir ständig ums Gesicht: Du scheuchst sie mit der Hand fort, ohne deswegen aufzustehen oder aufzuwachen. Der Körper hat funktioniert, sehr achtsam. Oder dir krabbelt etwas über die Füße ... du streifst es ab. Im Tiefschlaf. Am Morgen kannst du dich nicht dran erinnern. Der Körper funktioniert als Verstand – sehr grob zwar, aber er funktioniert als Verstand.

Alle Erfahrungen gehören also dem Körper-Geist an – ob gute oder schlechte, glückliche oder unglückliche, es macht keinen Unterschied. Du jedenfalls bist nie der Erfahrende, du bist immer das zuschauende Bewusstsein der Erfahrung. So stellt Patanjali die äußerst kühne Behauptung auf: Erfahrung ist das Ergebnis der Unfähigkeit ... zu unterscheiden. Jede Erfahrung ist ein Irrtum. Der Irrtum rührt daher, dass du nicht unterscheidest, nicht weißt, wer was ist. Patanjali zufolge ist also jede Erfahrung ein Irrtum – eine irrige Sicht der Dinge. Du hast dich mit dem Objekt identifiziert und das Subjekt fängt an, sich für das Objekt zu halten. Du fühlst Hunger aber du bist nicht hungrig – dein Körper ist hungrig. Du empfindest Schmerz, aber du bist nicht im Schmerz, der Körper ist im Schmerz. Du selbst bist dir dessen nur bewusst.

> Wenn dir das nächste Mal etwas geschieht – und jeden Augenblick geschieht das eine oder andere – sei bewusst! Versuche einfach in Erinnerung zu halten: „Ich bin der

> Zeuge" und erkenne, wie sehr sich alles verändert. Sobald du verstehen kannst, dass du der Zeuge bist, fallen viele Dinge einfach weg, sie beginnen zu verschwinden. Und ein Tag kommt – welches der letzte Tag sein wird, der Tag der Erleuchtung – an dem sich alle Erfahrung auflöst. Plötzlich bist du jenseits der Erfahrung: Du bist nicht im Körper, nicht im Geist, du bist jenseits von beiden. Plötzlich beginnst du zu schweben wie eine Wolke, über allem, jenseits von allem. Dieser Zustand des Nichterfahrens ist der Zustand von *kaivalya.*

Und nun noch eines hierzu. Es gibt Leute, die halten die Spiritualität ebenfalls für eine Erfahrung. Sie haben keine Ahnung. Es kommen Leute zu mir und sagen: „Wir würden gern spirituelle Erfahrungen machen." Sie wissen nicht, was sie da sagen. Erfahrung als solche gehört zur Welt. Es gibt keine spirituelle Erfahrung – es kann keine geben. Eine Erfahrung spirituell zu nennen bedeutet, in die Irre zu gehen. Das Spirituelle besteht ausschließlich darin, reine Bewusstheit zu verwirklichen – *purusha.*

In der Yoga-Terminologie hat die Wahrheit, die endgültige Wahrheit, drei Attribute: *sat-chit-ananda. Sat* bedeutet absolutes, ewiges, unwandelbares Sein. *Chit* bedeutet Bewusstsein, Zeugesein. Und *ananda* heißt „Seligkeit". Diese drei hat man „die drei Attribute des Höchsten" genannt. Wenn man den höchsten Gipfel der Existenz erklommen hat, erkennt man dreierlei, dass man da ist und immer sein wird … das ist *sat;* zweitens, dass man da ist und ein Bewusstsein davon hat, dass man nicht da ist wie tote Materie, sondern da ist und weiß, dass man da ist, das ist *chit;* und drittens, dass man in diesem Wissen zu existieren ungeheuer selig ist, *ananda.*

Lasst mich das etwas näher erklären. Es ist nicht richtig, von „selig“ zu sprechen, denn damit wird wieder eine Erfahrung daraus. Besser würde man also sagen: „Man ist Seligkeit“ – nicht „selig“. Man ist *sat,* man ist *chit,* man ist *ananda* – man ist Dasein, man ist Bewusstsein, man ist Seligkeit.

Dies sind die letztmöglichen Verwirklichungen der Wahrheit. Patanjali zufolge erzeugen diese drei, wenn sie in der Welt gegenwärtig sind, drei entsprechende Eigenschaften in prakriti, der Natur. Sie haben eine katalytische Funktion, ohne das geringste zu tun. Ihr bloßes Vorhandensein löst eine enorme Aktivität in prakriti aus. Diese Aktivität steht mit den drei gunas, den Energie-Qualitäten *sattva, rajas* und *tamas* in Einklang.

Die höchste Wahrheit ist jenseits jeder Tätigkeit – hierauf legt Patanjali größten Wert. Würde die höchste Wahrheit aktiv, würde sie zum Macher und wäre damit selbst zu Welt geworden. Für Patanjali ist Gott nicht der Schöpfer, sondern ein Katalysator. Das ist ungemein wissenschaftlich gedacht: Wenn Gott der Schöpfer ist, dann müsste man die Motivation herausfinden, warum er erschaffen hat, man müsste irgendeinen Wunsch ausfindig machen, weswegen er etwas erschaffen hat. Damit wäre er einfach so wie der Mensch auch. Nein, für Patanjali ist Gott eine absolute reine Anwesenheit. Er tut absolut nichts, allein seine Anwesenheit löst etwas aus: *Prakriti,* die Natur beginnt zu tanzen.

Wenn du samyama auf das Interesse am Selbst richtest,
gelangst du zur Kenntnis von purusha,
die sich vom Wissen anderer Dinge unterscheidet.

Purusha wird im *prakriti* als *sattva* wiedergespiegelt. Deine

Intelligenz ist eine Spiegelung der reinen Intelligenz; sie ist nicht die reine Intelligenz. Du bist klug, streitfreudig, tappst im Dunkeln, denkst nach, überlegst, entwickelst Philosophien, ganze Gedankensysteme … das sind alles nur Spiegelungen. Diese Intelligenz ist nicht die reine Intelligenz; die reine Intelligenz hat es nicht nötig, irgendetwas zu entdecken: Für sie liegt bereits alles offen.

Denken ist nichts als logisches Träumen, nichts als das Errichten von Wortpalästen. Und manchmal kann man sich dermaßen in Wörtern verstricken, dass man darüber völlig das Wirkliche vergisst. Wörter sind nur Spiegelbilder. Wenn ich etwas sage und damit in dir ein gewisses Sprachmuster zerstöre, dann ärgert dich das. Wenn du ein Christ bist, hast du ein christliches Sprachhaus. Wenn du ein Hindu bist, hast du ein hinduistisches Sprachhaus. Ich bin weder das eine noch das andere. Ich bin hier, um alle Sprachmuster zu zerstören. Aber was tu ich? Was kann ich dir wegnehmen? Kann ein Buddha dir Gott wegnehmen?

Wenn du Gott erkannt hast – kann Buddha ihn dir wegnehmen? Aber er kann dir eine Theorie, er kann dir eine Hypothese wegnehmen. Erfahrung ist das Ergebnis der Unfähigkeit, zwischen *purusha*, reinem Bewusstsein und *sattva*, reiner Intelligenz zu unterscheiden, obwohl sie eindeutig anders sind. Sprache gehört zu *sattva*, Theorien gehören zu *sattva*, Philosophien gehören zu *sattva*. *Sattva* bedeutet Intelligenz, Geist. Du jedoch bist nicht dein Geist.

Christentum, Hinduismus, Jainismus, Buddhismus gehören der Welt des Verstandes an. Darum sagen die buddhistischen Mönche: „Wenn dir unterwegs Buddha begegnet, töte ihn sofort." Das sagen buddhistische Mönche? Sie sagen: „Töte den Buddha, wenn du ihn siehst, augenblicklich." Damit wollen sie sagen: „Töte deine Vorstellungswelt, schlepp dich nicht mit einer Theorie über Buddha ab, sonst wirst du niemals ein Buddha werden. Wenn du ein Buddha werden willst, lass all deine Vorstellungen von Buddha fahren – alle Ideen. Töte Buddha auf der Stelle!" Sie sagen auch: „Wenn du den Namen Buddhas aussprichst, spüle dir sofort den Mund aus – das ist ein schmutziges Wort!" Das sollen buddhistische Mönche sagen? Sie sind erstaunliche Leute … aber wirklich wunderbar. Und es ist ihnen Ernst damit.

Bodhidharma sagt: „Verbrennt alle Schriften. Alle – auch die Schriften Buddhas." Nicht nur die Veden, sondern auch das *dhammapada*. Verbrennt alle Schriften! Es gibt ein berühmtes Gemälde von Bin-chi dazu, wie er alle Schriften verbrennt. Diese Leute waren sehr, sehr tief in die Wirklichkeit vorgedrungen. Warum also tun sie das? Sie nehmen dir damit deine Vorstellungen. Wo hast du deine Veden? Doch nicht im Buche, sondern in deiner Vorstellungswelt. Wo steckt dein Koran? Doch nicht in irgendeinem Buch, sondern in deinem Kopf, als Tonband. Lass all das los, befreie dich davon!

Die Intelligenz, dein Verstand, ist Teil der Natur und ist nur eine Spiegelung. Sie scheint beinahe wirklich zu sein, aber vergiss nicht, dieses „beinahe wirklich" macht sie noch nicht wirklich. Stell dir vor, du siehst in einer Vollmondnacht den Mond im kühlen, glatten See gespiegelt. Kein Kräusel weit und breit: Das Spiegelbild ist vollkommen – aber doch nur ein Spiegelbild. Und wenn schon das Spiegelbild so schön ist – wie muss dann erst die Wirklichkeit sein! Lass dich nicht vom Spiegelbild narren.

Was Buddha sagt, ist ein Spiegelbild, was Patanjali schreibt, ist ein Spiegelbild, was ich hier sage, ist ein Spiegelbild. Lass dich davon nicht betören.

Wenn schon das Spiegelbild so herrlich ist – versuche es mit der Wirklichkeit! Wende dich vom Spiegelbild ab und wende dich dem Mond zu. Alle Schriften können allenfalls deinen Verstand schulen und disziplinieren. Keine Schrift kann dich zum Wirklichen hinführen – zum reinen *purusha*, zum „Zeugen", zur Bewusstheit.

Erfahrung ist das Ergebnis der Unfähigkeit, zwischen *purusha* – reinem Bewusstsein und *sattva* – reiner Intelligenz zu unterscheiden. Das ist die Ursache unseres Sturzes in die Unwissenheit, in die dunkle Nacht, in die Welt, in die Materie … diese Unfähigkeit ist die Ursache für den Verlust des Kontaktes zu uns selbst, die Ursache dafür, dass wir zu Opfern unserer eigenen Vorstellungen und Projektionen werden. Obwohl sie eindeutig anders sind. Das kannst du erkennen. Selbst deine größte Idee unterscheidet sich noch von dir – du kannst zuschauen, wie sie in dir wie ein Gegenstand auftaucht. Noch die großartigste Vorstellung bleibt in deinem Inneren ein Ding und du bleibst meilenweit von ihm entfernt – wie ein Wächter auf dem Berge, der dort unten eine Vorstellung sieht. Identifiziere dich niemals mit einem Ding.

Wenn du *samyama* auf das Interesse am Selbst richtest, gelangst du zur Kenntnis von *purusha*, die sich von der Kenntnis anderer Dinge unterscheidet – *svartha samyamat purusha gyanam.* Patanjali sagt hier: Das Interesse am Selbst führt zu absoluter Erkenntnis – *svartha.* Wende dich mit aller Leidenschaft deinem Selbst zu. Versuche dieses Interesse an deinem Selbst auszuschöpfen, versuche zu sehen, wo dein wirkliches Selbst ist. Versuche dich unabhängig von anderen zu sehen!

Aber du darfst nun nicht meinen, dass die Menschen, die ausserhalb von dir sind, die anderen sind. Sie sind zwar die anderen, aber sogar dein eigener Körper ist ‚der andere'. Er wird eines Tages zur Erde zurückkehren, er ist Teil der Erde. Dein Atem ist ebenfalls ‚der andere', er wird zur Luft zurückkehren. Du bekommst ihn nur vorübergehend. Du hast ihn dir ausgeliehen, du wirst ihn zurückgeben müssen. Du wirst nicht mehr da sein, aber der Atem wird hier bleiben, in der Luft. Du wirst nicht mehr hier sein, aber dein Körper wird im Tiefschlaf ausgestreckt in der Erde liegen – Staub zu Staub. Das, was du jetzt für dein Blut hältst, wird in Flüssen fließen. Alles wird zurückkehren.

Aber eines hast du dir von niemandem ausgeliehen, nämlich dein Zeugesein, nämlich dein *sakshin bhaw,* deine Bewusstheit. Dein Intellekt wird sich auflösen, dein Argumentieren wird ein Ende finden.

All diese Dinge sind wie Wolkenformationen am Himmel: Sie ballen sich zusammen und lösen sich wieder auf, nur der Himmel bleibt. Du wirst bleiben als ein riesiger Raum. Dieser riesige Raum ist *purusha* – der innere Himmel, das ist *purusha.*

Wie aber kann man das erkennen? Indem du *samyama* auf dein Interesse am Selbst richtest. Bring deine Konzentration, *dharana,* deine Kontemplation, *dhyana,* deine Ekstase, *samadhi* bring alle drei zu deinem Interesse am Selbst: Kehr dich nach Innen. Bring dein Bewusstsein zum Brennpunkt der Frage: Wer bin ich? Unterscheidet zwischen den Objekten. Es zeigt sich Hunger ... das ist ein Objekt. Dann bist du wieder satt, du hast gut gegessen und ein gewisses Wohlgefühl stellt sich ein, auch das ist wieder ein Objekt. Der Morgen kommt, auch das ist ein Objekt. Der Abend kommt, auch ein Objekt. Du bleibst der, der du bist, mit oder ohne Hunger. Ob Leben oder Tod, Elend oder Glück – du bleibst ein und derselbe Zuschauer.

Dies ist die Tendenz unseres Verstandes: Sich in den Objekten zu verfangen, sich mit ihnen zu identifizieren. Ertappe dich so oft du kannst auf frischer Tat. Ertappe dich wieder und wieder auf frischer Tat und lass los, was immer es ist. Plötzlich wirst du eine gewisse Kühle spüren – alle Erregung ist weg. Sobald du erkennst, dass du nur eine leere Leinwand vor dir hast und sonst nichts, fragst du dich: „Wozu eigentlich die ganze Aufregung? Wofür?" Die ganze Welt ist eine Leinwand und alles, was du darauf siehst, sind deine eigenen darauf projizierten Wünsche. Deine ganze Welt ist eine Fantasie.

Und vergesst nicht: Ihr lebt nicht etwa alle in derselben Welt ... Jeder Einzelne hat seine eigene Welt, denn jeder hat andere Fantasien. Wahrheit gibt es nur eine; Fantasien gibt es so viele, wie es Köpfe gibt.

Wenn du in einer Fantasie lebst, kannst du dem anderen Menschen nicht begegnen, kannst du nicht mit ihm kommunizieren. Er wiederum steckt in seiner Fantasie. Genau das spielt sich ab. Sobald die Leute sich aufeinander beziehen wollen, können sie es nicht. Irgendwie laufen sie aneinander vorbei. Liebespaare, Ehefrauen, Freunde und Freundinnen, Ehemänner – alle laufen sie aneinander vorbei, verfehlen sich ständig. Und dann zerbrechen sie sich den Kopf, warum sie nicht kommunizieren können. Sie wollten etwas Bestimmtes sagen, aber der andere versteht etwas anderes. Und ständig sagen sie: „So hab ich's doch gar nicht gemeint!" Aber der andere hört ständig etwas anderes.

Was geschieht da? Der andere lebt in seiner Fantasiewelt, du lebst in deiner eigenen Fantasiewelt. Er projiziert einen ganz anderen Film auf dieselbe Leinwand als den, den du darauf projizierst. Auf ein- und dieselbe Leinwand! Das ist es, warum eine Beziehung in so viel Angst und Seelenqualen führt. Alleine fühlt man sich gut und glücklich, sobald man sich mit jemandem zusammentut, rutscht man in einen Morast, in eine Hölle. Wenn Sartre sagt: „Der andere ist die Hölle!“, dann sagt er das aus Erfahrung. Aber nicht der andere ist die Hölle, sondern da prallen einfach zwei Fantasien aufeinander, stoßen zwei Traumwelten zusammen.

Kommunikation wird nur dann möglich, wenn du deine Fantasiewelt aufgegeben hast und der andere ebenfalls seine Fantasiewelt aufgegeben hat. Dann stehen sich zwei Wesen von Angesicht zu Angesicht gegenüber – und siehe da: Sie sind gar nicht zwei! Denn die Zweiheit entfällt mit der Fantasiewelt. Dann sind sie eins.

Von da ergeben sich intuitives
Hören, Berühren, Sehen, Schmecken und Riechen.

Hier musst du wieder das Wort *prathiba* verstehen. Wer zu reiner Aufmerksamkeit gelangt ist, zu reiner Bewusstheit, zu reiner innerer Klarheit und Unschuld, der gelangt zu *prathiba.* Prathiba ist nicht Intuition. Der Intellekt steht unter dem Einfluss der Sonne, die Intuition steht unter dem Einfluss des Mondes; *prathiba* ist jenseits von beiden. Der Mann bleibt intellektuell, die Frau intuitiv, aber der Buddha – *purusha,* ein Angekommener, ist weder Mann noch Frau.

Wenn du ein intellektueller Mensch bist, bist du aggressiv. Der Intellekt ist aggressiv; die Sonnenenergie ist aggressiv. Darum hat man nie davon gehört, dass eine Frau je einen Mann vergewaltigt hätte. Das ist unmöglich. Nur ein Mann kann eine Frau vergewaltigen. Die Sonnenenergie ist aggressiv, die Mondenergie ist empfänglich: Der Intellekt ist aggressiv, die Intuition empfänglich. Wenn du empfänglich bist, wirst du auch intuitiv werden, wirst du Dinge zu sehen anfangen, die der Intellektuelle niemals sehen kann, da er nicht offen ist. Das Seltsamste aber ist dies: Dass ausgerechnet der Intellektuelle nach ihnen sucht, sie aber nicht sehen kann, der Intuitive dagegen nicht nach ihnen sucht, sie aber sehen kann.

Intellektualität fällt dem Mann leicht, weil der Intellekt bereits in die Richtung der Aggression, der Argumentierfreude geht. Frauen sind intuitiver; sie verlassen sich auf ihre Eingebungen. Sie ziehen sprunghaft ihre Schlüsse ohne erst groß zu argumentieren. Darum ist es auch so schwierig, mit einer Frau zu argumentieren. Sie ist schon zu einer Einsicht gekommen, wozu also noch argumentieren? Man vergeudet damit nur seine Zeit. Sie weiß von Anfang an, was am Ende dabei herauskommen wird. Sie wartet nur darauf, es zu verkünden. Du argumentierst in diese Richtung und in jene … alles umsonst. Für sie ist es schon in sich beschlossen. Intuition ist in sich schlüssig. Darum sind Frauen auch telepathischer, visionärer – ihnen passieren viele Dinge intuitiv. Alle großen Medien sind Frauen: Hypnose, Telepathie, Hellsehen, Hellhören – all das gehört der Frauenwelt an.

Lass mich nur an eine historische Tatsache erinnern: Hexenkünste waren Frauensache. Die Welt der Hexen war rein intuitiv. Die Priester waren ihr feindlich gesinnt – ihre eigene Welt war intellektuell. Erinnert euch: Alle Hexen waren Frauen und alle Priester waren Männer. Zunächst haben die Priester versucht, die Hexen zu verbrennen. Abertausende von Frauen wurden im Europa des Mittelalters nur deshalb verbrannt, weil die Priester mit der Welt der Intuition nichts anfangen konnten. Sie konnten nicht daran glauben – das klang alles so gefährlich, so seltsam. Also trachteten sie danach, sie völlig auszulöschen.

Und sie haben sie restlos ausgelöscht. Sie wollten eines der schönsten Werkzeuge für Empfänglichkeit, höhere Erkenntnis, höhere Daseinsebenen, höhere Möglichkeiten ausrotten. Und das gelang ihnen auch: Wo immer sie einer medial begabten Frau habhaft werden konnten, brachten sie sie um. Und sie machten einen solchen Terror, dass die Frauen selber diese Begabung verloren – vor lauter Angst.

Solange die Intuition als Methode eingesetzt wurde, existierte eine Alchemie. Sobald der Intellekt die Macht übernahm, verschwand die Alchemie; die Chemie war geboren. Alchemie ist intuitiv, Chemie ist intellektuell. Alchemie war Mond; Chemie ist Sonne. Als der Mond vorherrschend war, herrschte die Alchemie vor. Damals gab es noch Astrologie; heute gibt es nur Astronomie. Astrologie ist Mond, Astronomie ist Sonne. Die Welt ist ärmer geworden.

Von da ergeben sich intuitives Hören, Berühren, Sehen, Schmecke und Riechen. Merk dir, dass dies auf zwei Ebenen geschehen kann. Wenn du ein Mondmensch bist, ein weiblicher Mensch – ob Mann oder Frau, das ist nicht so wichtig –, wenn du vom Mond-Zentrum her funktionierst, wirst du viele Dinge hören können, die andere nicht hören können und du wirst viele Dinge sehen können, die andere nicht sehen können. Du wirst „das zweite Gesicht" haben, Verborgenes wahrnehmen können. Das Reich des Verborgenen wird dir dann nicht so verborgen sein; das Geheimnis wird sich dir ein wenig erschließen. Die Intuition geht nicht über die Sinne hinaus, sondern ist eine verfeinerte Sinneswahrnehmung. *Prathiba* geht über die Sinne hinaus und ist unmittelbar … die Sinne entfallen. Dies ist die Yoga-Auffassung: Dass du innerlich allwissend bist – dass Allwissenheit dein eigentliches Wesen ist. Yoga geht sogar weiter, du glaubst durch die Augen zu sehen;

Yoga sagt, dass du durch die Augen nicht siehst, sondern vielmehr von ihnen geblendet wirst.

Sobald du aus deinem Körper heraustreten kannst, ist dies als ob du eine Tür aufmachen und unter den freien Himmel treten würdest. Dann wirst du sehen, dass du dich getäuscht hast. Die kleine Öffnung hat dir nur eine sehr begrenzte Sicht gestattet. Jetzt, unter dem m offenen Himmel, kannst du das Ganze sehen, in einer umfassenden, unmittelbaren Sicht – alles auf einmal. Jetzt ist dein Sichtfeld nicht mehr linear und deine Sicht nicht mehr beschränkt, es ist kein Fenster mehr da. Du stehst unterm freien Himmel und kannst alles um dich herum sehen.

Genau das ist der Standpunkt des Yoga: Der Körper gibt dir nur kleine Öffnungen. Durch die Ohren kannst du hören, durch die Augen kannst du sehen, durch die Zunge kannst du schmecken, durch die Nase kannst du riechen … Kleine Öffnungen, hinter denen du dich verbirgst.

Yoga sagt: „Komm heraus, heraus ins Freie, geh weiter! Lös dich von diesen Öffnungen und du wirst alles erkennen – du wirst allwissend, allmächtig, allgegenwärtig sein." Dies heißt *prathiba.* Daraus ergibt sich ein Hören, das aus dem Jenseits kommt, ein Hören, jenseits des Intellektes und auch jenseits der Intuition; und genauso dein Tasten und Schmecken und Riechen.

Denke daran – dass einer, der angekommen ist, zum ersten Mal das Leben zur Gänze lebt. In den Upanishaden heißt es: *Ten tyakten bhunjitha* – nur wer entsagt hat, versteht zu schwelgen! Völlig paradox: Nur diejenigen, die entsagt haben, sind in der Lage zu erkennen, zu erfahren, zu genießen und zu schwelgen. Deine Beschränkung auf den Körper lässt dich verarmen! Indem du über den Körper hinaus gelangst, wirst du reicher. Wer angekommen ist, wird nicht ärmer – er wird unvorstellbar reich. Er wird ein Gott.

Yoga ist also nicht gegen die Welt. Vielmehr bist du gegen die Welt. Yoga hat auch nichts gegen Glückseligkeit– du bist dagegen. Yoga möchte, dass du die Welt und damit alle Einschränkungen loslässt; so kannst du dein grenzenloses Wesen erfahren.

Dies sind Kräfte, wenn der Verstand nach außen gerichtet ist,
aber sie sind Hindernisse auf dem Weg zum samadhi.

Patanjali vergisst keinen Augenblick, dich immer wieder daran zu erinnern, er will es dir geradezu einhämmern, dass auch die Kräfte des unmittelbaren Hörens, Sehens, Schmeckens, Riechens und Berührens, Kräfte im außen sind und dass sie zu Hindernissen werden, wenn du nach innen gehen willst. Alle Kräfte werden zu Hindernissen, sobald man sich nach innen wendet.

Derjenige, der nach außen geht, geht nach außen durch den Mond zur Sonne in die Welt. Derjenige, der nach innen geht, dessen Energie wandert von der Sonne zum Mond und vom Mond zum Jenseitigen. Bestimmung und Ziel sind ganz verschieden, – sie sind diametral entgegengesetzt. So kann es also vorkommen, dass du anfängst das erste Wetterleuchten von *prathiba* wahrzunehmen und dermaßen kraftvoll zu werden, von Macht erfüllt zu sein, ja Macht zu sein – und genau in diesem Moment kannst du wieder zurückfallen. Macht korrumpiert – man kann fallen. Sie kann einem so zu Kopf steigen, das Ego kann sich so aufblasen, dass du nicht mehr vom hohen Ross deiner Macht herunter kommen möchtest! Jetzt möchtest du Wunder vollbringen und andere Torheiten.

Alle Wundertäter sind im Grunde töricht – gleichgültig, was immer sie sagen. Sie mögen sagen, dass sie ihre Wunderkräfte nur einsetzen um anderen zu helfen. Sie helfen niemandem, sie schaden sich einfach selber und schaden auch anderen. Wenn sie sich mit derlei Dingen abgeben, fallen sie wieder aus dem Jenseits heraus. Und dann wird aus der ganzen Sache nur ein Trick.

Patanjali sagt: *Dies sind Kräfte, wenn der Verstand nach außen gerichtet ist, aber sie sind Hindernisse auf dem Weg zum samadhi.* Wer zum Höchsten und Letzten vordringen möchte, der muss alles verlieren. Du musst alles loslassen! Wenn es dir um *samadhi* geht – den letztmöglichen Frieden, die letztmögliche Stille, die letztmögliche Wahrheit – dann ruh dich auf keine Lorbeeren aus, gleich welche, weltliche oder jenseitige, psychologische oder parapsychologische, intellektuelle, intuitive, ganz gleich welche.

Das heißt Spiritualität:

Leer zu bleiben von jedem Erreichten.

11

Der kosmische Mensch

Osho-Sutras

Wenn der erste Körper rein und leicht ist,
ist es einfach, in den zweiten Körper einzutreten.

Solange du nicht weißt,
dass du auch höhere Zentren in dir hast,
wirst du im endlos sich wiederholenden Kreislauf
der Sexualität feststecken.

Indem du über den Mentalkörper hinaus bist,
wird dir erstmals bewusst,
dass du nicht dein Geist, sondern der Zeuge bist.

Wenn du die Herzenergie erreicht hast,
bist du für die höchsten Möglichkeiten offen.

Vom Körper der Glückseligkeit aus kannst du springen –
jetzt gibt es keine Stufen mehr ...
du springst in die Tiefe deines Seins,
dieses ist Unendlichkeit, Zeitlosigkeit.

Patanjali unterteilt die menschliche Wirklichkeit in fünf Körper. Den ersten Körper nennt er *annamaya kosha* – den Nahrungskörper oder Erdkörper, der ständig durch Nahrung erhalten werden muss. Die Nahrung kommt von der Erde. Wenn du keine Nahrung mehr zu dir nimmst, wird dein *annamaya kosha* dahinsiechen. Also muss man genau darauf achten, was man zu sich nimmt, denn daraus besteht man und das wird einen auf tausenderlei Art und Weise beeinflussen. Denn letzten Endes ist Nahrung nicht einfach nur Nahrung: Sie wird zu Blut, Knochen, zum Mark deiner Knochen. Sie kreist in deinem Dasein und beeinflusst dich immerzu. Eine reine Nahrung erzeugt einen reinen annamaya kosha, den reinen Nahrungskörper

Wenn der erste Körper rein und leicht ist, dann ist es einfach, in den zweiten Körper einzutreten; andernfalls wird das schwierig werden – du bist überladen. Habt ihr das nicht auch schon beobachtet? Dass euch, wenn ihr zu viel und zu schwer gegessen habt, sofort eine Schläfrigkeit überkommt, eine Art Lethargie? Am liebsten würde man sich schlafen legen; die Aufmerksamkeit lässt nach. Ist der erste Körper überladen, bringt man keine große Aufmerksamkeit auf. Darum spielt das Fasten in allen Religionen ein so große Rolle.

Den zweiten Körper nennt Patanjali *pranamaya kosha* – Energiekörper, elektrischer Körper. Der zweite besteht aus elektrischen Feldern – damit beschäftigt sich z.B. die Akupunktur. Dieser zweite Körper ist feinstofflicher als der erste; Menschen, die anfangen, vom ersten zum zweiten Körper überzugehen, werden zu Energiefeldern – ungemein anziehend, magnetisch, hypnotisch. Wer sich ihnen nähert, wird sich belebt, aufgeladen fühlen.

Wenn man sich einem Menschen nähert, der nur in seinem

Nahrungskörper lebt, wird man sich ausgelaugt fühlen – er saugt dich aus. Oft genug laufen euch Leute über den Weg, die euch das Gefühl geben, euch anzusaugen. Wenn sie wieder fort sind, fühlt man sich ausgelaugt, aufgelöst, so als hätte dir jemand die Energie geraubt. Der erste Körper ist sehr bedürftig, sehr grobstofflich. Wer allzu sehr für den ersten Körper lebt, so wie die körperorientierten Leute, der wird sich niedergedrückt, verspannt, gelangweilt und schläfrig fühlen, energielos, immer auf seiner untersten Energiestufe ... es wird keinerlei Energie für sein inneres Wachstum übrig sein.

Dieser Typ, der erste Typ, der *annamaya kosha*-betonte Mensch, lebt nur um zu essen. Er isst und isst und isst, und das macht sein ganzes Leben aus. Er bleibt irgendwie kindisch. Das erste, was ein Kind tut, wenn es auf die Welt kommt, ist Luft einzusaugen und dann Milch zu saugen. Es muss sich um seinen Nahrungskörper kümmern – aber wenn jemand an der Nahrungs-Aufnahme hängen bleibt, bleibt er kindisch, sein Wachstum leidet.

Der zweite Körper, *pranamaya kosha*, verleiht einem eine neue Freiheit, gibt einem mehr Raum. Der zweite Körper ist größer als der erste; er ist nicht auf deinen physischen Körper beschränkt. Er ist zugleich im physischen Körper wie um ihn herum. Er umhüllt dich wie ein subtiles Klima, eine Energie-Aura. Das ist der Grund, warum Yoga so viel Wert auf das richtige Atmen legt. Der *pranamaya kosha* besteht aus einer feinstofflichen Energie, die durch das Atmen in dein Inneres gelangt. Wenn du richtig atmest, bleibt dein *pranamaya kosha* gesund, heil und lebendig. So jemand fühlt sich nie müde, so jemand ist stets in der Lage, Dinge zu tun, so jemand ist immer verantwortlich, immer bereit, auf den Augenblick einzugehen, er nimmt jede Herausforderung an – er ist immer bereit. Man wird ihn in keinem Moment unvorbereitet finden. Nicht, dass er die Zukunft vorausplante, keineswegs. Aber er hat so viel Energie, dass er bereit ist, auf alles, was kommt, zu antworten. Er hat überströmende Energie.

Tai-Chi arbeitet mit dem *pranamaya kosha. Pranayama* arbeitet mit dem *pranamaya kosha.* Wenn du natürlich zu atmen verstehst, wirst du in deinen zweiten Körper hinein wachsen. Der zweite Körper ist stärker als der erste, der zweite Körper lebt länger als der erste.

Man muss verstehen, was es mit dem natürlichen Atmen auf sich hat. Beobachtet kleine Kinder: Sie atmen natürlich. Darum sind kleine Kinder so voller Energie. Die Eltern sind erschöpft, aber die Kleinen werden nicht müde!

Woher nehmen sie diese Energie? Sie kommt aus dem *pranamaya-kosha.* Jedes Kind atmet natürlich und nimmt so selbstverständlich mehr *prana*, mehr Chi auf und speichert es in seinem Bauch. Der Bauch ist sein Speicher, seine Vorratskammer. Beobachtet ein Kind: So wird richtig geatmet. Wenn ein Kind atmet, ist seine Brust überhaupt nicht beteiligt. Sein Bauch hebt und senkt sich: Es atmet sozusagen aus dem Bauch. Alle Kleinkinder haben ein Bäuchlein – das Bäuchlein kommt von ihrer Atmung und dem Energiespeicher. So wie sie atmen, ist es richtig; erinnere dich daran, nicht zu sehr deine Brust einzusetzen. Ab und zu ist das in Ordnung – in Notfällen: Du rennst um dein Leben – dann kannst du deine Brust einsetzen. Es ist ein Mittel für Notfälle; dann kannst du flaches, schnelles Atmen einsetzen und rennen. Aber normalerweise sollte die Brust nicht eingesetzt werden. Und noch eines muss man sich merken: Die Brustatmung ist deshalb nur für Notfälle gedacht, weil man unter Stress sehr schwer normal atmen kann; denn wer normal atmet, bleibt so ruhig und still, dass er nicht rennen kann, nicht kämpfen kann, sich nicht schützen kann. Wer ständig aus der Brust heraus atmet, der wird geistig verspannt sein. Wer ständig aus der Brust atmet, der wird ständig Angst haben. Die Brustatmung ist nur für angstbesetzte Situationen. Wer sie zur Gewohnheit gemacht hat, wird ständig ängstlich und verspannt, auf der Flucht sein. Es ist zwar kein Feind da, aber du wirst dir einbilden, der Feind wäre da. Auf die Art entsteht Paranoia.

> Beobachte ein Kleinkind – das ist die natürliche Art zu atmen. Atme auch so. Lass deinen Bauch beim Einatmen anschwellen, lass deinen Bauch beim Ausatmen sinken. Und lass es so rhythmisch geschehen, dass es praktisch zu einem Lied, zu einem Tanz in deiner Energie wird – mit Gleichmaß, mit Harmonie ... und du wirst dich so entspannt, so lebendig, so vital fühlen, dass du einfach nicht glauben kannst, wie eine solche Vitalität möglich ist.

Danach kommt der dritte Körper, *manomaya kosha* – der Mentalkörper. Der dritte ist größer als der zweite, feinstofflicher als der zweite, höher als der zweite. Tiere haben zwar den zweiten, aber nicht den dritten Körper. Tiere sind so vital! Seht nur, wie ein Löwe geht. Welche Schönheit, welche Anmut, welche Großartigkeit! Seht, wie ein Reh läuft – welch eine Schwerelosigkeit, welch eine Energie, was für ein großartiges Energiephänomen! Aber die Energie des Menschen steigt höher!

Manomaya kosha: Das englische Wort für Mensch, *man*, kommt aus der Sanskritwurzel *man*. Das Hindiwort für Mensch ist *manushya* und kommt ebenfalls aus der Wurzel man, die sich im englischen *mind* wiederholt. Erst die spontane mentale Energie macht euch zu Menschen, aber sie fehlt euch mehr oder weniger. Statt dessen habt ihr nur einen konditionierten Mechanismus. Ihr lebt durch Nachahmung: Es fehlt euch die spontane mentale Energie. Erst wenn ihr anfangt auf eigenen Beinen zu stehen, spontan auf die Anforderungen eures Lebens einzugehen, wenn ihr Verantwortung übernehmt, beginnt sich euer *manomaya kosha* zu bilden. Erst dann entfaltet sich der mentale Körper.

Normalerweise hat man, wenn man ein Hindu oder ein Moslem oder ein Christ ist, eine übernommene Vorstellungswelt, man denkt nicht aus sich heraus. Mag sein, dass Jesus eine ungeheure Explosion des *manomaya kosha* erfahren hat und dass Menschen anfingen, ihm einfach nachzuahmen. Aber Nachahmung kann in euch kein Wachstum auslösen. Nachahmung wird euch im Wege stehen.

> Vermeide das Nachahmen, versuche statt dessen zu verstehen. Werde zusehends lebendiger, authentischer, spontaner. Selbst auf die Gefahr hin, dass du vielleicht in die Irre gehen könntest – dann geh in die Irre! Jedes Wachstum ist ausgeschlossen, wenn du eine zu große Angst davor hast, dich zu irren. Irren ist gut. Fehler sind nicht zu vermeiden. Leute, die zu viel Angst haben, Fehler zu machen, wachsen auch nicht. Sie bleiben auf ihren Plätzen hängen, zu ängstlich, um sich zu bewegen. Sie sind nicht lebendig.

Der Geist wächst, wenn ihr euch dem Leben stellt, ihm auf eure eigene Weise begegnet, wenn ihr versucht, seine Herausforderungen aus eurer eigenen Energie heraus zu meistern. Bittet nicht immerzu um einen guten Rat. Nehmt die Zügel eures Lebens in eure eigenen Hände; das meine ich, wenn ich euch auffordere „eure eigene Sache" zu machen. Ihr werdet Probleme bekommen – es ist sicherer anderen zu folgen, es ist bequem der Gesellschaft zu folgen, sich an die Routine, die Tradition, die heilige Schrift zu halten. Das ist ganz einfach, denn alle anderen machen es so: Du brauchst nur ein toter Teil der Herde zu werden, du brauchst nur mit der Masse mit zu rennen, ganz gleich, wohin sie rennt. Es ist ja nicht deine Verantwortung! Aber dein Mentalkörper, dein *manomaya kosha*, wird furchtbar, ja entsetzlich leiden: Er wird sich nicht entfalten. Du wirst ohne einen eigenen Geist dastehen und damit wirst du dir etwas sehr, sehr Schönes entgehen lassen – und zudem etwas, das dir als Brücke zu weiterem Wachstum dient.

Höher und umfassender als der *manomaya kosha* ist dann *vigyanamaya kosha* – der Körper der Intuition. Hier gibt es keine Begründungen mehr, es geht über die Vernunft hinaus, es ist alles sehr feinstofflich geworden: Jetzt ist es ein Verstehen auf Anhieb, jetzt geschieht unmittelbare Einsicht in die Natur der Dinge. Jetzt braucht man sich nicht erst den Kopf darüber zu zerbrechen. Die Zypresse im Hof – du schaust sie lediglich an. Du denkst nicht über sie nach … für die Intuition gibt es kein „über". Du bist offen, empfänglich und die Wirklichkeit offenbart dir ihre Natur. Du projizierst nicht. Du suchst nicht nach irgendwelchen Argumenten, irgendwelchen Lösungen … nichts dergleichen. Du suchst noch nicht einmal. Du bist lediglich und die Wirklichkeit offenbart sich – es ist eine Offenbarung. Der Intuitivkörper führt dich zu weit entlegenen Horizonten.

Dann der fünfte Körper, *anandamaya kosha* – der Körper der Glückseligkeit. Das führt jetzt weit über alles bisherige hinaus.

Er besteht aus reiner Glückseligkeit. Selbst Intuition liegt nun hinter dir.

Diese fünf Körper sind nur Hüllen, vergiss es nicht! Hinter diesen fünf liegt deine Wirklichkeit. Sie sind Hüllen, die dich umgeben. Die erste ist sehr grob: Damit wirst du beinahe auf die äußere Größe deines Körpers reduziert. Die zweite ist weiter, die dritte noch weiter, die vierte immer noch weiter, die fünfte ist geradezu riesig – aber nach wie vor sind es Hüllen. Alle sind begrenzt. Wenn alle Hüllen fallen gelassen sind und du nackt da stehst in deiner Wirklichkeit, dann bist du unendlich. Yoga sagt: Du bist Gott – *aham brahmasmi* – du bist das wirkliche Brahman! Jetzt bist du die höchste Wirklichkeit selbst; jetzt sind alle Barrieren gefallen.

Versuche zu verstehen: Diese Saatkörner bilden kreisförmige Energiefelder um dich. Die Schale des ersten Saatkornes ist sehr hart. Aus ihr herauszukommen, ist schwer. Die Leute bleiben in ihrem physischen Körper eingesperrt und meinen, ihr physisches Leben wäre alles, was das Leben zu geben hat. Lass dich nicht darauf ein. Der physische Körper ist nur eine Vorstufe zum Energiekörper. Der Energiekörper ist ebenfalls nur eine Vorstufe zum Mentalkörper. Dieser wiederum ist nur eine Vorstufe zum Intuitivkörper und dieser eine Vorstufe zum Körper der Glückseligkeit. Vom Körper der Glückseligkeit aus kannst du springen – jetzt gibt es keine Stufen mehr … du springst in die Tiefe deines Seins, dieses ist Unendlichkeit, Zeitlosigkeit.

Dies sind die fünf Körper. Entsprechend zu diesen fünf Körpern gibt es im Yoga noch das System der fünf *bhutas*, der fünf Elemente: Erde, Feuer, Wasser, Luft und Äther. Das Element Erde ist das Materielle, das Grobstoffliche. Für dich ist das der Körper, außerhalb von dir ist das der Körper von allem. Die

Sterne bestehen aus „Erde" – alles Existierende besteht aus „Erde". Erde entspricht deiner Außenschale, dem *annamaya kosha,* dem Nahrungskörper. Feuer entspricht deinem zweiten Körper, dem Energiekörper oder Bioplasma oder Chi oder *pranamaya kosha* – er hat die Eigenschaft des Feuers.

Als drittes kommt Wasser; das entspricht dem dritten, dem *manomaya kosha* oder Mentalkörper. Der hat die Eigenschaft von Wasser. Beobachte deine Gedanken – sie fließen wie ein Fluss, immer weiter und weiter. Das vierte ist Luft, nahezu unsichtbar. Man kann sie nicht sehen, aber sie ist da – man kann sie nur spüren. Das entspricht dem Intuitivkörper, *vigyanamaya kosha.* Und schließlich ist da noch *akasha*, Äther. Dieser ist jenseits des Spürbaren, noch feinstofflicher als Luft, bloßer Raum – Seligkeit. Aber du bist noch reiner als reiner Raum, feinstofflicher als reiner Raum. Deine Wirklichkeit ist so, als wäre sie nicht. Darum spricht Buddha vom *anatta* – vom Nicht-Selbst. Dein Selbst ist wie ein Nicht-Selbst, dein Dasein ist wie ein Nichtsein. Warum Nichtsein? Weil es sich von allen grobstofflichen Elementen so weit entfernt hat. Es ist reines Sein, über das sich nichts mehr sagen lässt, auf das keine Beschreibung mehr zutrifft.

Nun noch das dritte System. Indem du all diese Systeme präsent hast, wird es für dich leichter sein, die Sutras zu verstehen, die wir anschließend besprechen wollen. Drittens gibt es also noch die sieben Chakras. Das Wort Chakra bedeutet nicht wirklich „Zentrum"; das Wort „Zentrum" kann das Wort Chakra nicht erklären oder beschreiben oder richtig übersetzen, denn wenn wir von einem Zentrum sprechen, meinen wir damit eher etwas Statisches. Ein Chakra stellt etwas Dynamisches dar. Der eigentliche Wortsinn von Chakra ist „Rad" – das sich drehende Rad. Ein Chakra ist also ein dynamisches Zentrum in dir, wie ein Wirbel oder Wirbelwind – das Auge des Hurrikans. Es ist dynamisch; es erzeugt um sich ein Energiefeld.

Sieben Chakras, das erste ist eine Brücke und das letzte ebenfalls; die übrigen fünf entsprechen den fünf *mahabhutas*, den großen Elementen und den fünf Saatkorn-Schichten. Die Sexenergie ist eine Brücke, eine Brücke zwischen dir und dem Grobstofflichsten, der *prakriti*, der Natur. Das *ṣahasrara*, das siebte Chakra, ist ebenfalls eine Brücke: Zwischen dir und dem Höchsten, den Letztendlichen. Diese beiden sind Brücken. Die restlichen fünf Zentren entsprechen den fünf Elementen und den fünf Körpern.

Dies ist der Gesamtrahmen des Patanjali-Yoga-Systems. Vergiss nicht, dass es als ein Werkzeug zu benutzen und nicht als Dogma zu diskutieren ist. Wir haben es hier nicht mit der Doktrin irgendeiner Theologie zu tun. Es ist einfach eine nützliche Landkarte.

Zunächst ein paar Dinge zu diesen Chakras. Das erste Chakra, das erste dynamische Zentrum, ist das Sex-Zentrum – *mooladhara*. Es verbindet dich mit der Natur, es verbindet dich mit der Vergangenheit, es verbindet dich mit der Zukunft. Du bist aus dem Liebesspiel zweier Menschen hervorgegangen. Das Liebesspiel deiner Eltern hat zu deiner Geburt geführt. Du bist durch dein Sex-Zentrum mit deinen Eltern verwandt und mit den Eltern deiner Eltern und so weiter und so fort. Du bist durch dein Sex-Zentrum mit der gesamten Vergangenheit verwandt; der rote Faden zieht sich durch das Sex-Zentrum. Und wenn du einem Kind das Leben schenkst, bindet dich das an die Zukunft. Erst durch den Sex wirst du Teil der Zeit. Sobald du den Sex hinter dir lässt, wirst du Teil der Ewigkeit. Dann plötzlich existiert nur noch die Gegenwart.

Du bist die Gegenwart, aber wenn du dich durch dein Sex-Zentrum erlebst, bist du auch Vergangenheit: Du wirst dieselbe Augenfarbe haben wie deine Mutter oder dein Vater und dein Körper wird aus den Atomen und Zellen von Abermillionen Generationen bestehen. Deine ganze Struktur, deine Bio-Struktur, ist Teil eines langen Kontinuums. Du bist Glied einer riesigen Kette.

Sex ist die riesige Kette. Er ist die ganze Kette der Welt – *samsara.* Er ist dein Bindeglied zu anderen. Habt ihr schon darauf geachtet? Sobald du sexuell fühlst, wandern die Gedanken zum anderen. Sobald du nicht sexuell fühlst, denkst du auch nicht mehr an den anderen. Ein Mensch, der die Sexenergie transzendiert hat, hat den anderen transzendiert. Er lebt in der Gesellschaft, aber er gehört ihr nicht mehr. Er mag mitten unter Leuten gehen, aber er geht allein. Einer, der sexuell ist, mag oben auf dem Mount Everest sitzen, mutterseelenallein, aber er wird an den anderen denken. Er mag zur Meditation auf den Mond geschickt werden, aber er wird über den anderen meditieren.

Sex ist die Brücke zu den anderen. Sobald der Sex verschwindet, ist die Kette gebrochen. Zum ersten Male wirst du zu einem Individuum. Die Leute mögen noch so vom Sex besessen sein, aber sie werden nie glücklich damit. Er ist zweischneidig: Er verbindet dich mit anderen, erlaubt dir aber nicht Individuum zu sein. Er gestattet dir nicht, du selbst zu sein. Er zwingt dich in ein bestimmtes Verhaltensmuster hinein – in Abhängigkeiten, ja Sklavereien. Wenn du nicht weißt, wie du ihn transzendieren kannst, bleibt dir keine andere Möglichkeit, als die Energie zu nutzen. Sex wird zu einem Sicherheitsventil. Menschen, die auf der Ebene des ersten Zentrums, des *mooladhara* leben, leben in einer sehr törichten Weise: Sie erzeugen ständig neue Energie, dann sind sie übervoll damit und geben sie einfach ab. Sie essen, sie arbeiten, sie schlafen, sie tun alles mögliche, um Energie zu erzeugen. Dann sagen sie: „Was soll ich damit anfangen? Ich halte so viel Energie einfach nicht aus!“ So wird sie einfach nach außen abgegeben. Es scheint ein Teufelskreis zu sein. Wenn sie abgegeben wird, fühlen sich die Leute wieder leer. Also füllen sie neuen Treibstoff nach, mit erneutem Essen, erneutem Arbeiten und wenn die Energie wieder da ist, können sie es wieder „nicht aushalten“ , wie sie sagen. Irgendwo muss sie freigesetzt werden. Und Sex ist nur ein Energieablassen. Ein Teufelskreis aus Ansammeln von Energie, Abstoßen von Energie, Ansammeln von Energie, Abstoßen von Energie … geradezu absurd.

Solange du nicht weißt, dass du auch höhere Zentren in dir hast, die diese Energie aufnehmen und kreativ einsetzen können, wirst du im endlos sich wiederholenden sexuellen Kreislauf feststecken. Daher pochen alle Religionen in irgendeiner Form auf Sexualkontrolle. Dies kann jedoch repressiv sein und gefährlich werden. Wenn sich keine neuen Zentren öffnen und du deine Energie immerzu nur verdammst, verurteilst, zwingst, unterdrückst, dann sitzt du auf einem Vulkan, der eines Tages explodieren wird, du wirst zum Neurotiker werden, im Wahnsinn enden. Dann ist es besser, sich zu entlasten.

Aber es gibt Zentren, die diese Energie aufnehmen können; höhere Möglichkeiten, höhere Daseinsformen werden sich dir offenbaren.

Erinnere dich: Wir haben in den vergangenen Tagen davon gesprochen, dass das zweite Zentrum, nahe dem Sex-Zentrum, das Hara ist, das Zentrum des Todes. Das ist der Grund, warum die Menschen Angst davor haben, über den Sex hinaus zu gehen. Kaum geht die Energie über den Sex hinaus, berührt sie das Hara-Zentrum und man bekommt Angst. So lässt sich auch verstehen, warum die Menschen davor Angst haben, sich tief auf Liebe einzulassen: Wenn man tief in die Liebe hineingeht, schlägt das Sex-Zentrum solche Wellen, dass die Wellen ins Hara-Zentrum eindringen, es entsteht Angst.

Folge deinen Energien, gehe in dieses zweite Zentrum und lass dich darauf ein. Sobald du im Hara-Zentrum gestorben bist, verschwindet der Tod. Dann wirst du dir zum ersten Male einer neuen Welt, einer neuen Dimension bewusst. Dann kannst du erkennen, dass über dem Hara-Zentrum noch ein höheres Zentrum liegt, das Nabelzentrum. Und das Nabelzentrum wird zu einer Wiederauferstehung, denn es ist jenes Zentrum, das am meisten Energie gespeichert hat. Es ist das eigentliche Vorratsbecken deiner Energie.

Sobald du weißt, dass du vom Sex-Zentrum zum Hara weitergegangen bist, wirst du auch wissen, wie du weiter nach innen gehen kannst. Du hast die erste Tür geöffnet. Jetzt kannst du nicht ruhen, ehe du alle Türen geöffnet hast. Jetzt kannst du dich nicht mehr in der Vorhalle aufhalten, du hast den Palast betreten. Jetzt kannst du eine Tür nach der anderen öffnen.

Genau in der Mitte liegt das Zentrum des Herzens, zwischen dem unteren und dem oberen Bereich: Ganz unten das Sex-Zentrum, dann das Hara, dann der Nabel und danach das Herz-Zentrum. Drei Zentren befinden sich unterhalb von ihm, drei Zentren oberhalb. Das Herz liegt genau in der Mitte. Nach dem Herz-Zentrum kommt das Zentrum in der Kehle, danach das Zentrum des „dritten Auges“ und schließlich das *sahasrara*.

Wenn du die Herzenergie erreicht hast, bist du für die höchsten Möglichkeiten offen. Unterhalb des Herzens bleibst du Mensch; jenseits des Herzens wirst du zum Göttlichen. „Herz“ heißt Liebe empfinden. Herz heißt Liebe aufnehmen, zu Liebe werden. Kehle heißt Ausdruck, Kommunikation, heißt sich mitteilen, Liebe an andere weitergeben. Und wenn du anderen deine Liebe gibst, tritt auch das Dritte Auge in Kraft. Wenn du einmal angefangen hast zu geben, kommst du höher und höher. Jemand, der immer nur nimmt, gerät tiefer und tiefer. Ein Geizhals zu sein ist das Schlimmste, was einem Menschen passieren kann. Mit anderen zu teilen ist die höchste Möglichkeit, die ein Mensch verwirklichen kann.

Fünf Körper, fünf *mahabhutas* und fünf Zentren plus zwei Brücken. Dies ist der Rahmen, die Landkarte. Auf diesem Hintergrund geschieht die gesamte Anstrengung des Yogi, *samyama* in jeden Winkel und in jede Ecke zu bringen, so geschieht Erleuchtung, von Licht erfüllt.

Die Kraft mit jener Bewusstseinsform in Verbindung zu treten,
die außerhalb des Mentalkörpers (manomaya sharir) liegt
und deswegen unvorstellbar ist, wird mahavideha genannt.
Durch diese Kraft löst sich die Verhüllung des Lichtes auf.

Sobald du über den Mentalkörper hinaus bist, wird dir erstmals bewusst, dass du nicht dein Verstand, sondern der Zeuge bist. Innerhalb des Verstandes bleibst du mit ihm identifiziert. Sobald du deine Gedanken, Vorstellungen, Ideen als bloße Objekte erkannt hast – wie Wolken, die durch dein Bewusstsein ziehen –, hast du Abstand von ihnen – augenblicklich.

Nunmehr bist du jenseits vom Körper. *Mahavideha* heißt: Einer, der jenseits vom Körper ist, einer, der auf keinen Körper mehr beschränkt ist, einer, der weiß, dass er nicht sein Körper ist, weder grobstofflich noch feinstofflich, einer, der weiß, dass er unendlich ist, ohne Grenzen. *Mahavideha* heißt: Einer der genau spürt, dass er keine Grenzen hat. Alle Grenzen sind Einschränkungen, Gefängnisse und er kann sie niederreißen, sie fallen lassen und eins werden mit dem unendlichen Himmel. Dieser Augenblick, da man sich selbst als das Unendliche erkennt – dies ist der Augenblick: Durch diese Kraft löst sich die Verhüllung des Lichtes auf. Dann fallen die Hüllen, die bisher dein Licht verbargen. Du bist wie ein Licht, das von lauter Hüllen verdeckt wird. Nach und nach muss jede dieser Hüllen fallen. Entsprechend mehr Licht dringt durch. Ist *manomaya kosha,* der Mentalkörper, erst einmal losgelassen, wirst du zu Meditation, wirst du zum Nicht-Verstand.

Bei der ganzen Anstrengung hier geht es darum, wie man über den *manomaya kosha* hinaus gelangen, wie man sich bewusst machen kann: „Ich bin nicht der Denkprozess".

Richtet man samyama auf die jeweilige Form
der panchabhutas, der fünf Elemente,
ob grobstofflich, konstant, feinstofflich,
alles durchdringend oder funktional,
erreicht man Meisterschaft über sie.

Dies ist eines der machtvollsten Sutras von Patanjali – und äußerst wichtig für die Naturwissenschaft der Zukunft. Eines schönen Tages wird die Naturwissenschaft die Bedeutung dieses Sutra entdecken. Sie befindet sich bereits auf dem Wege dahin. Es besagt, dass alle Elemente auf dieser Welt, die *panchabhutas,* aus dem Nichts kommen und wieder ins Nichts zurückkehren, um sich auszuruhen. Alles kommt aus dem Nichts und kehrt, wenn es erschöpft ist, wieder ins Nichts zurück und ruht sich aus.

Heute stimmen die Wissenschaftler, insbesondere die Physiker, dem zu, dass die Materie aus dem Nichts kommt. Je tiefer sie in die Materie vordringen, desto mehr müssen sie erkennen, dass es so etwas wie Materie gar nicht gibt. Je tiefer sie gehen, desto ungreifbarer wird die Materie – und schließlich schlüpft sie ihnen ganz durch die Finger. Nichts bleibt, nur Leere, nur reiner Raum. Aus dem reinen Raum wird alles geboren. Es ist unlogisch, aber die Wirklichkeit ist jenseits der Logik. Die moderne Naturwissenschaft versteht dies: Wenn man auf die herkömmliche Logik beharrt, kann man nicht in die Wirklichkeit eintreten. Wer in die Wirklichkeit kommen will, der muss seine Logik aufgeben. Und natürlich, wenn man vor der Wahl steht zwischen Logik und Wirklichkeit, wie kann man sich da für die Logik entscheiden? Man muss die Logik aufgeben.

Vor wenigen Jahrzehnten kamen Naturwissenschaftler zu der Erkenntnis, dass die Quanten sich völlig unlogisch verhalten, einem Zen-Meister ähnlich: Nicht nachvollziehbar, absurd! Manchmal müssen sie als Wellen und manchmal als Teilchen beschrieben werden. Nun, bis dahin galt stillschweigend die Regel, dass etwas nur das eine oder das andere sein könne. Ein und dasselbe kann nicht beides zugleich sein, Teilchen und eine Welle? Das heißt, dass etwas sowohl ein Punkt wie eine Linie zugleich sein kann, zur gleichen Zeit!

Heute ist von „schwarzen Löchern" die Rede. Schwarze Löcher sind Löcher eines enormen Nichts. Ich muss es deshalb ein „enormes" Nichts nennen, weil dieses Nichts nicht nur eine Abwesenheit darstellt, sondern voll ist von Energie, aber Energie des Nichts. Da ist nichts zu finden, aber es ist Energie da. Heute heißt es also, dass es in der Existenz schwarze Löcher gibt, parallel zu den Sternen. Sterne sind positiv und parallel zu jedem Stern existiert ein schwarzes Loch. Ein Stern existiert, ein schwarzes Loch existiert nicht. Und jeder Stern wird, wenn er ausgebrannt und erschöpft ist, zu einem schwarzen Loch. Und jedes schwarze Loch wird, wenn es sich ausgeruht hat, zu einem Stern.

Materie, Nichtmaterie wechseln ständig. Stoff wird zu Nichtstoff, Nichtstoff wird zu Stoff. Leben wird zu Tod, Tod wird zu Leben. Liebe wird zu Hass, Hass wird zu Liebe. Polare Gegensätze, die sich immerzu abwechseln.

Das Sutra lautet: *Richtet man samyama auf die jeweilige Form der panchabhutas, der fünf Elemente, ob grobstofflich, konstant, feinstofflich, alles durchdringend oder funktional, erreicht man Meisterschaft über sie.* Patanjali sagt damit: Wenn du es dahin gebracht hast, dein wahres Wesen des Zeugeseins zu erkennen und dich dann ausrichtest und *samyama* auf alles was auch immer richtest, kannst du es zum Vorschein oder Verschwinden bringen. Du kannst Dingen dazu verhelfen sich zu materialisieren – denn sie kommen aus dem Nichts; und du kannst Dingen dazu verhelfen, sich zu entmaterialisieren.

Für alles, was geschieht, lassen sich Mittel und Wege finden, es geschehen zu machen. Geschieht es bereits, verstößt man damit nicht gegen die Wirklichkeit. Dann braucht man nur zu wissen, wie man es geschehen machen kann. Wenn Materie zu Nichtmaterie, Nichtmaterie zu Materie wird, wenn sich Dinge in ihr Gegenteil verwandeln, Dinge sich ins Nichts auflösen und Dinge aus dem Nichts auftauchen ... wenn all dies schon geschieht: Dann, so sagt Patanjali, lassen sich auch Mittel und Wege finden, durch die man sie geschehen lassen kann. Und dies, so sagt er, ist der Weg. Wenn deine Erkenntnis bis zum Kern deines Wesens vorgedrungen bist, jenseits der fünf Schalen deines Saatkorns, dann bist du in der Lage,

Dinge zu materialisieren oder Dinge zu entmaterialisieren.

Hieraus ergibt sich anima., etc. …
die Vollkommenheit des Körpers und
die Elemente büßen ihre Macht ein,
den Körper zu hindern.

Und dann kommen die acht *siddhis*, die acht Kräfte der Yogis. Die erste ist *anima*, dann *laghima* und *garima* usw … Diese acht Kräfte des Yogi sind so beschaffen, dass er seinen Körper verschwinden lassen oder seinen Körper ganz klein machen kann – so winzig, dass er unsichtbar wird, oder so riesengroß, wie er nur möchte. Es steht in seiner Macht, seinen Körper klein oder groß werden oder ganz verschwinden, oder an mehreren Orten gleichzeitig erscheinen zu lassen. Dies alles erscheint einfach unwahrscheinlich, aber so unmöglich erscheinende Dinge können nach und nach möglich werden.

Patanjali sagt: Wer über alle fünf Körper hinaus gelangt ist, der ist auch über alle fünf Elemente hinaus. Jetzt ist er in einem Zustand, wo er alles kontrollieren kann, was er möchte. Schon der Gedanke, winzig klein werden zu wollen, genügt, um es zu werden. Wenn du groß werden willst, wirst du groß; wenn du verschwinden willst, kannst du verschwinden. Dies bedeutet nicht, dass Yogis dies auch tun sollten. Von den Buddhas ist dergleichen nicht bekannt. Von Patanjali selbst ist dergleichen auch nicht bekannt. Wenn Patanjali darüber spricht, dann nur, um alle Möglichkeiten aufzuzeigen.

Wieso überhaupt sollte auch einer, der zu seiner höchsten Existenz gefunden hat, sich winzig klein machen wollen? Wozu? Er kann nicht so töricht sein. Wozu denn? Wozu sollte er so groß wie eine Elefant werden wollen?

Worin bestünde der Sinn dabei? Und warum sollte er verschwinden wollen? Es kann nicht sein Interesse sein, Leute zu amüsieren, sie zum Staunen zu bringen. Er ist kein Gaukler. Ihm ist nicht am Applaus der Menge gelegen. Wozu denn? Tatsächlich verschwindet im selben Augenblick, da ein Mensch den höchsten Gipfel seines Seins erreicht, alles Wünschen. *Siddhis* stellen sich ein, wenn das Begehren verschwindet. Das ist das Dilemma: Solche Kräfte gewinnt man erst, wenn man keinen Gebrauch mehr von ihnen machen mag. Ja, sie tauchen erst dann auf, wenn der, der sie sonst so gerne gehabt hätte, gar nicht mehr da ist.

Dieser Teil der Yoga-Sutras von Patanjali soll dir bewusst machen, dass solche Dinge zwar möglich sind, aber nie eingesetzt werden, weil das Subjekt, das mit Hilfe dieser Kräfte jederzeit und gerne auf einen Egotrip gehen möchte, einfach nicht mehr da ist. Wunderbare Kräfte geschehen dir, wenn du daran nicht interessiert bist. Das ist die Logik der Existenz. Solange du Wünsche hegst, bleibst du kraftlos; wenn du aufhörst zu begehren, zu wünschen, wirst du unendlich mächtig.

Schönheit, Anmut, Stärke und diamantene Härte
machen den vollkommenen Körper aus.

Patanjali spricht hier nicht von diesem Körper. Dieser Körper kann zwar schön, aber niemals vollkommen schön sein. Der zweite Körper kann schöner sein als der erste, der dritte noch schöner, denn sie nähern sich dem Kern immer mehr: Die Schönheit geht vom Kern aus. Je weiter entfernt von ihm, desto begrenzter ist sie. Der vierte Körper ist noch schöner. Der fünfte ist fast zu neunundneunzig Prozent vollkommen.

Das, was dein Wesen ausmacht, dein wirkliches Selbst,

besteht aus Schönheit, Anmut, Stärke und diamantener Härte: Die Härte des Diamanten und gleichzeitig die Zartheit der Lotusblüte. Dein wirkliches Selbst ist wunderschön, aber nicht zerbrechlich – stark. Es ist stark, aber nicht nur hart. Alle Gegensätze kommen in ihm zusammen ... so als wäre die Lotusblüte aus Diamanten und der Diamant aus Lotusblüten gemacht. Denn hier transzendieren und vereinigen sich Mann und Frau. Denn hier verschmelzen Sonne und Mond und transzendieren.

Der alte Begriff für Yoga ist *hatha*. Dieses Wort *hatha* besagt sehr, sehr viel. *Ha* bedeutet Sonne, *tha* bedeutet Mond und *hatha* bedeutet die Begegnung von Sonne und Mond. Die Vereinigung von Sonne und Mond ist Yoga – *unio mystica*.

Den *hatha*-Yoga zufolge gibt es im menschlichen Körper drei Energie Kanäle. Einer ist als *pingala* bekannt, der rechte Kanal, welcher mit der linken Hirnhälfte verbunden ist – der Sonnenkanal. Dann gibt es einen zweiten Kanal namens *ida*, der linke Kanal, verbunden mit der rechten Hirnhälfte – der Mondkanal. Und schließlich gibt es den mittleren, den dritten Kanal – *sushumna*; der zentrale, der ausgleichende, der sowohl aus Sonne wie Mond besteht, aus beiden zugleich.

Gewöhnlich fließt deine Energie entweder durch *pingala* oder durch *ida*. Erst die Energie eines Yogi fließt durch *sushumna*. Dann wird sie *kundalini* genannt – dann fließt sie durch den mittleren Kanal. Diese Kanäle liegen in deinem Rückgrat. Sobald die Energie durch den mittleren Kanal fließt, wirst du ausgewogen. Dann bist du weder ein Mann noch eine Frau, weder hart noch weich. Alle Gegensätze sind in *sushumna* aufgehoben; und das *sahasrara* ist der höchste Punkt von *sushumna*. Wenn du auf der untersten Ebene deines Wesens lebst, also im *mooladhara*, im Sex-Zentrum, dann fließt deine Energie entweder durch *ida* oder durch *pingala*, den Sonnen- oder den Mondkanal und du bleibst gespalten. Und dann suchst du ständig nach dem anderen, du sehnst dich ständig nach dem anderen. So wie du bist, fühlst du dich unvollständig, bist du auf den anderen angewiesen.

> Sobald deine eigenen Energien in dir verschmelzen und ein großer Orgasmus stattfindet – ein kosmischer Orgasmus, bei dem ida und pingala sich im sushumna vereinigen – bist du in Entzückung, auf ewig in Freude. Dann lebst du in andauernder Exstase. Dann steigst du nie wieder nach unten, dann bist du nie wieder auf einer niedrigen Ebene. Du bleibst in deinem hohen Zustand. Diese innere Höhe wird zu deinem innersten Kern, deinem eigentlichen Wesen.

Erinnere dich, ich möchte es dir noch einmal sagen: Das ist ein Bezugsrahmen. Es geht nicht um handfeste Gegebenheiten. Es gibt Narren, die sogar versucht haben, den menschlichen Körper zu sezieren, um zu sehen, wo *ida* und *pingala* und *sushumna* verlaufen und sie konnten sie nirgendwo finden. Das hier sind nur Orientierungshilfen – Symbole. Es gibt Narren, die haben den Körper des Menschen zerlegt, um die chakras, die Energiezentren zu suchen – deren genaue Lage.

Yoga ist nicht in diesem verkürzten Sinne wissenschaftlich. Die Yogawissenschaft arbeitet allegorisch. Sie weist auf etwas Bestimmtes hin, das du finden wirst, wenn du nach Innen gehst. Aber indem man nur eine Leiche seziert, ist es absolut nicht zu finden. Keine Autopsie wird euch diese Dinge belegen. Die Yogawissenschaft spricht von Vorgängen des lebenden Körpers. Diese Wörter sind lediglich Fingerzeige – fixiere dich nicht auf sie und werde nicht versessen auf sie, mache keine Ideologie daraus. Bleibe flexibel – folge dem Fingerzeig und erforsche dich selbst.

Frage:
Du rätst, sich dem Strom des Lebens hinzugeben. Aber mein Körper wird von einem tödlich-schweren Verstand belastet. Ich fürchte, zu ertrinken, wenn ich mich hingebe. Also halte ich mich in Panik schwimmend über Wasser.

Sich dem Strom des Lebens hinzugeben ist eine vollkommen neue Art zu leben. Du bist es gewohnt zu kämpfen; du bist es gewohnt, gegen den Strom zu schwimmen. Das Ego fühlt sich gestärkt, wenn du gegen etwas ankämpfen kannst. Tust du es nicht, verdunstet das Ego einfach. Für das Überleben des Egos ist es unerlässlich, andauernd zu kämpfen. Ganz gleichgültig, worum es geht, ob um weltliche oder spirituelle Fragen, Hauptsache du kämpfst; ob du mit anderen oder mit dir selbst kämpfst, nur gib ja das Kämpfen nicht auf! Die Leute, die ihr weltlich nennt, kämpfen mit anderen und die Leute, die ihr spirituell nennt, kämpfen mit sich selbst. Aber im Grunde bleibt es das Gleiche. Die wahre Vision steigt erst auf, wenn du aufhörst zu kämpfen. Dann beginnst du dich aufzulösen, denn ohne Kampf kann das Ego keinen Augenblick fortbestehen. Es verlangt pausenloses Strampeln. Es ist genau wie mit dem Fahrrad. Kaum hörst du auf, in die Pedale zu treten, muss es umfallen, kann es nicht viel weiter fahren – vielleicht noch ein wenig, mit Hilfe der vorigen Schwungkraft. So kann auch dein Ego nur fortbestehen, indem du ständig nachhilfst, deine Kooperation geschieht durch Kampf und Widerstand.

Wenn ich dir rate, dich dem Strom des Lebens hinzugeben, meine ich das so: Du bist ein so kleiner, so winziger Bestandteil des Kosmos, dass es einfach absurd ist, es mit ihm aufnehmen zu wollen. Gegen wen willst du denn kämpfen? Aller Kampf richtet sich im Grunde gegen Gott, denn er umgibt dich. Wenn du stromaufwärts schwimmen willst, versuchst du damit, gegen Gott anzugehen. Sobald du anfängst dich vom Fluss tragen zu lassen, wirst du eine vollkommen andere Qualität in dir aufsteigen sehen. Etwas Jenseitiges wird in dich einfließen. Du wirst nicht mehr da sein, du wirst einfach zur Leere werden – zu einer unendlichen Leere, zu einer Empfänglichkeit. Wenn du kämpfst, schrumpfst du, wenn du kämpfst, wirst du klein, wenn du kämpfst, wirst du hart. Wenn du nicht kämpfst, gibst du dich hin, öffnest du dich, genau wie sich eine Lotusblüte entfaltet ... dann empfängst du. Ohne Angst lässt du dich vom Strom des Lebens treiben – dahin, wo das Leben hin will, dahin, wo der Fluss hin will.

Die Frage lautet: Du rätst mir, mich dem Strom des Lebens hinzugeben. Aber ich fürchte zu ertrinken, wenn ich mich hingebe. Es kann nicht schaden, wenn du ertrinkst! Da kann nur dein Ego ertrinken, nicht du. Wenn du kämpfst, bekämpft in Wirklichkeit das Ego deinen innersten Kern. Du wirst ertrinken. Aber indem du ertrinkst, wirst du zum ersten Mal in der Lage sein, dich hinzugeben, wirst du zum ersten Mal sein. Wähle und du wählst dein Ego. Wähle nicht, lass das Leben für dich wählen und du wirst ohne Ego sein. Wähle und du wählst immer die Hölle. Triff einfach keine Wahl!

Lass dich fallen, lass dich ertrinken. Tritt ab von dieser Daseinsebene. Dann bist du plötzlich nicht mehr menschlich, sondern übermenschlich: Dein gesamtes Leben wird dir zum Segen gereichen.

Der Tod des Egos geschieht durch Hingabe. Es kommen Leute zu mir und fragen: „Wie kann ich meinen Egoismus überwinden?" Aber du kannst nichts gegen deinen Egoismus machen. Was immer du tun wirst, es wird dich nur noch egoistischer machen. Du kannst es versuchen, du kannst dein Ego disziplinieren. Was immer du tust, es stärkt nur dein Ego. Im selben Augenblick, da du ins Tun gehst, gleichgültig in welches – du magst dich dabei noch so sehr um Demut bemühen, du magst sie üben und erzwingen – tief in deiner Demut wird sich das Ego wieder die Krone aufsetzen und nicht müde werden zu sagen: „Sieh doch, wie demütig ich bin!"

Geh zu den Frommen und schau ihnen ins Gesicht. Sie weisen alle Anzeichen von Demut auf! Aber du brauchst nur ein wenig tiefer zu kratzen, ihnen unter die Haut zu gehen, um sie zu durchschauen. Tief drinnen freut sich das Ego und hat das Gefühl: „Niemand ist demütiger als ich!" Wenn du zu einem religiösen Menschen sagst: „Ich kenne jemanden, der noch frömmer ist als du!", wird ihn das verletzen. Er wird sich verletzt fühlen, weil niemand demütiger sein kann als er! Aber das ist das Einzige, worum es dem Ego geht: Niemand hat ein besseres Haus als ich, niemand fährt ein besseres Auto, niemand sieht besser aus, niemand weiß mehr als ich. In diesem Vergleichen, diesem Überlegenheitsgefühl sitzt das Ego.

Du kannst es überhaupt nicht ändern. Du kannst nur ein Einsehen haben, dass deinerseits überhaupt nichts erforderlich ist. Sobald du es aufgibst ... oder besser wäre es zu sagen: Sobald es aus deiner tiefen Einsicht heraus von selber aufhört, bist du offen fürs Leben. Dann fängt das Leben an, durch dich zu strömen, wie eine kühle Brise durchs offene Fenster. Du bist wie ein fensterloses Zimmer: Alle Türen, Fenster verriegelt, kein Lichtstrahl kann zu dir dringen, kein frisches

Lüftchen dich erreichen. Du bist verschlossen, hast dich in dich selbst eingesperrt. Kein Wunder, dass du dann Erstickungsanfälle bekommst!

Aber ich weiß: Es ist schwer, sich einfach ertrinken zu lassen. Es braucht Zeit. Es braucht ein paar Lichtblicke. Sei manchmal einfach ohne zu schwimmen und spüre, wie dich der Fluss plötzlich übernimmt. Setz dich ab und zu in den Garten und wähle nicht – sage nicht, was schön ist und was nicht. Teile nicht – sei einfach hier, gegenwärtig zu allem. Misch dich manchmal unter die Leute, ohne zu kommentieren, ohne zu verdammen, ohne zu loben. Lerne auf alle erdenkliche Art und Weise einfach nur dazusein – ohne jegliches Werturteil. Denn indem du ein Werturteil abgibst, hast du gewählt. Sobald du sagst: „Dies finde ich gut!", sagst du damit: „Das möchte ich haben." Sobald du sagst: „Das finde ich schlecht!", sagst du damit: „Das will ich nicht haben, weg damit." Sobald du eine Frau schön nennst, hast du sie begehrt. Sobald du eine Frau hässlich nennst, hast du Zurückweisung gelebt. Du bist bereits in der Dualität von gut und böse, von schön und hässlich gefangen und das Wählen ist in dich eingetreten. Versteckt sind die Wege des Egos. Man muss sehr wach sein.

Hast du erst einmal die Erfahrung gemacht, dass das Ego für einen Augenblick nicht mehr da ist, weil du es nicht herstellst, sind plötzlich alle Türen offen, von allen Seiten flutet das Leben zu dir. Diese Flutwelle ist aus allerfeinstem Stoff: Wenn du nicht wach bist, wirst du nicht fähig sein, sie zu sehen, wirst du sie nicht spüren können. Gottes Berührung ist sehr zart: Es gehört viel Sensibilität dazu, sie wahrzunehmen. In tiefer Hingabe, Sensibilität und Bewusstheit bist du ganz plötzlich voll von etwas, das du nie zuvor gekannt hast. Es ist seit jeher da, aber du warst zu grob, um es zu erkennen. Es ist von Anfang an da, aber du warst zu sehr mit den Kämpfen, mit den Wegen deines Egos beschäftigt, als dass du dich hättest umschauen, als dass du es hättest spüren können. Es ist immer da, nur du warst nicht da. Es hat seit jeher auf dich gewartet, aber du hast vergessen, wie du nach Hause zurückkommen könntest. Das Ego fallen zu lassen – das ist der Weg zurück nach Hause.

12

Sensibilität – die Meisterschaft über die Sinne

Du hast zwar Sinne,
aber deine Feinfühligkeit ist verloren gegangen.

Diese Sinne müssen so voller Kraft sein,
so überschäumend von Kraft,
dass du *samyama* auf sie zu richten vermagst.

Dann wirst du das wahre Wesen deiner Sinne
erkennen können:
Dein Körper beherbergt das Göttliche.

Sobald du erkennst,
dass du vollkommen unabhängig
von der materiellen Welt bist,
wirst du zum Meister.

Patantjali's Fähigkeit, das Unaussprechliche auszusprechen, ist überragend. Niemand hat ihn überbieten können. Er hat die innere Welt des Bewusstseins so genau vermessen wie nur irgend möglich; er hat geradezu Unmögliches geleistet. Er hat so genau wie möglich jeden Schritt, jede Entwicklungsstufe, jedes Chakra beschrieben – wie alles funktioniert und wie man alles transzendiert, bis hinauf zum *sahasrara*, ja sogar darüber hinaus.

Mit jedem Chakra findet eine bestimmte Integration statt. Lasst mich dies näher erklären.

Das erste Chakra gibt dir eine gewisse Einswerdung. Das ist der Grund, warum sich alle so nach Sex sehnen. Er ist natürlich, ist wohltuend und gut; aber wenn du da Halt machst, dann bleibst du in der Eingangshalle eines Palastes stehen. Die Eingangshalle ist gut, sie führt dich in den Palast, aber sie ist nicht der Ort, wo man sich wohnlich einrichtet, wo man für immer Halt macht ... es entgeht dir die Seligkeit, die auf den höheren Stufen von Integration in den anderen Chakras auf dich wartet. Und verglichen mit deren Seligkeit, Beglückung und Freude, ist die Schönheit des Sex gar nichts, der Genuss des Sex gar nichts. Er gibt dir lediglich einen flüchtigen Vorgeschmack.

Das zweite Chakra ist das Hara. Im Hara vereinigen sich Leben und Tod. Wenn du zum zweiten Chakra kommst, gelangst du zu einem höheren Orgasmus der Einswerdung: Das Leben vereint sich mit dem Tod, die Sonne mit dem Mond. Und die Vereinigung findet innen statt, also kann die Vereinigung von längerer Dauer und stabiler sein, denn du bist auf niemanden mehr angewiesen. Nun wirst du eins mit deiner eigenen inneren Frau oder mit deinem eigenen inneren Mann.

Das dritte Chakra ist auf der Höhe des Nabels. Dort vereinigen sich das Positive und das Negative – der positive elektrische Pol mit dem negativen elektrischen Pol. Deren Verschmelzung steht sogar noch über der von Leben und Tod, denn die elektrische Energie, das *prana* oder Bioplasma oder auch die Bioenergie, geht tiefer als Leben und Tod. Sie existiert vor dem Leben, sie existiert nach dem Tod. Leben und Tod verdanken ihre Existenz der Bioenergie. Diese Verschmelzung der Bioenergie im dritten Chakra gewährt dir eine noch höhere Erfahrung von Einswerdung, Reife, Harmonie.

Danach kommt das Herz. Im Herz-Chakra begegnen sich das Untere und das Höhere. Im Herz-Chakra findet die Vereinigung von *prakriti* und *purusha* statt, des Sexuellen und des Spirituellen, des Weltlichen und des Jenseitigen ... oder du kannst auch sagen: Von Himmel und Erde. Diese steht noch höher, weil dir nun zum ersten Mal etwas Jenseitiges aufleuchtet – du kannst die Sonne am Horizont aufgehen sehen. Noch bist du in der Erde verwurzelt, aber deine Äste recken sich in den Himmel. In dir begegnet sich beides. Darum hält das Herz-Chakra die höchste und sublimste Erfahrung für dich bereit, die du normalerweise machen kannst – die Erfahrung der Liebe. Die Erfahrung der Liebe ist die Begegnung von Himmel und Erde; so ist die Liebe irdisch und andererseits himmlisch. Gewöhnlich kommen die Menschen nicht über das Herz-Chakra hinaus. Schon das Herz-Chakra zu erreichen scheint schwer zu sein, fast unmöglich. Die Leute bleiben beim Sex-Chakra. Wenn sie im Yoga, Karate, Aikido und Tai-Chi ein tiefgreifendes Training durchleben, kommen sie bis zum zweiten Chakra , dem Hara. Falls sie in die tieferen Methoden des Atmens eingeführt werden, kommen sie bis zum Nabel-Chakra. Wenn du trainiert wirst, über die Erde und über den Körper hinaus zu schauen und so tief und so fein zu sehen, dass du nicht mehr am Grobstofflichen klebst und die ersten Strahlen des Feinstofflichen in dich eindringen … nur so und nicht anders gelangst du ins Herz-Chakra.

Nach dem Herz-Chakra das Hals-Chakra. Auch hier kommt es zu einer weiteren Verschmelzung, auf noch höherer, noch feinerer Ebene. Dieses Chakra ist das Zentrum für Empfangen und Geben. Wenn das Kind geboren wird, empfängt es durch das Hals-Zentrum. Über dieses Zentrum strömt das Leben in das Kind, indem es Luft holt, atmet; und danach saugt es Milch von der Mutter. Der Säugling funktioniert vom Zentrum der Kehle her, aber noch funktioniert dieses Zentrum nur zu Hälfte. Das Kind nimmt nur – es kann noch nicht geben. Seine Liebe ist passiv. Wenn du nach Liebe verlangst, bleibst du unerwachsen, kindisch. Solange du nicht reifst und Liebe geben kannst, bist du nicht erwachsen geworden. Jeder verlangt nach Liebe, fordert Liebe und beinahe niemand gibt. Das ist das Elend in der ganzen Welt. Und jeder der Liebe fordert, denkt, dass er Liebe gibt und glaubt, dass er ein Gebender ist. Ich habe in Tausende Menschen hinein geschaut – alle hungerten sie nach Liebe, dürsteten sie nach Liebe, aber keiner versuchte in irgendeiner Weise zu geben. Alle glaubten, sie würden geben und nichts bekommen. Sobald du gibst, bekommst du auch – natürlicherweise. Es ist noch nie anders gewesen. Im selben Augenblick, da du gibst, überschüttet dich Liebe.

Alle schöpferischen Menschen sind Gebende. Ganz gleich, ob sie für euch ein Lied singen oder einen Tanz tanzen oder ein Gedicht schreiben oder ein Bild malen oder eine

Geschichte erzählen. Bei all dem ist das Chakra in der Kehle als ein Zentrum des Gebens wirksam. Die Begegnung von Empfangen und Geben findet in der Kehle statt. Die Fähigkeit zu empfangen und zu geben ist einer der größten Entwicklungsschritte überhaupt.

Es gibt Leute, die nur nehmen können. Sie bleiben unglücklich, denn durch Nehmen kann man nie reich werden. Reich wirst du, wenn du gibst. Ja, eigentlich besitzt du nur das, was du geben kannst. Was du nicht geben kannst, das glaubst du nur zu besitzen. Du besitzt es gar nicht; du beherrschst es nicht. Wenn du dein Geld nicht hergeben kannst, dann bist du nicht dessen Herr. Dann ist das Geld der Herr. Wenn du es hergeben kannst, bist du auch der Herr, so viel steht fest. Dies mag wie ein Paradox klingen, aber lass es mich wiederholen: Dein Besitz ist nur das, was du gibst. Im selben Moment, da du gibst, genau in diesem Augenblick bist du zu einem Besitzer geworden, bereichert worden. Geben bereichert einen.

Danach kommt das Chakra des Dritten Auges. Im Dritten Auge begegnen sich die rechte und die linke Seite, es verschmelzen *pingala* und *ida* und werden zu *sushumna*. Die beiden Hirnhälften kommen im Dritten Auge zusammen; dieses liegt genau zwischen den beiden Augen. Das linke Auge steht für die rechte, das rechte Auge steht für die linke Hirnhälfte, das dritte Auge aber liegt genau dazwischen. Diese Verschmelzung beider Gehirnhälften im Dritten Auge stellt eine ganz hohe Synthese dar. Bis zu diesem Punkt waren Menschen in der Lage, alles zu beschreiben. Darum konnte Ramakrishna bis zum Dritten Auge hinauf alles beschreiben. Aber jedes Mal, wenn er dazu ansetzte, über die letztendliche, die allerhöchste Synthese zu sprechen, die im *sahasrara* stattfindet, verfiel er in Schweigen, in *samadhi.* Er ertrank darin, es war einfach zu viel. Es war wie eine Flut; es trug ihn hinaus ins Meer.

Die letztendliche Synthese findet im *sahasrara* statt, dem Scheitel-Chakra. In der letzten Synthese verschmelzen wiederum Objekt und Subjekt, das Äußere und das Innere. Äußeres und Inneres verschmelzen zwar auch im sexuellen Orgasmus, aber nur vorübergehend. Im *sahasrara* verschmelzen sie auf Dauer. Darum sage ich: Die Reise führt vom Sex zum *samadhi.* Sex ist zu neunundneunzig Prozent Sex, zu einem Prozent *sahasrara. Samadhi* ist zu neunundneunzig Prozent *sahasrara,* zu einem Prozent Sex. Beides hängt zusammen; tiefe Energieströme bilden die Brücke. Wenn du also den Sex genossen hast, mach ihn nicht zu deinem Heim. Sex ist nur ein kurzes Aufleuchten des *sahasrara.* Das *sahasrara* wird dir eine tausendfache Seligkeit, einen millionenfachen Segen bescheren.

Da verschmelzen das Außen und das Innen, da begegnen sich Ich und Du, Mann und Frau, Yin und Yang und diese Begegnung ist unwiderruflich. Danach kommt keine Trennung, keine Scheidung mehr. Das heißt Yoga. Das Wort Yoga bedeutet, aus Zweien wird Eines. Im Christentum sprechen Mystiker von der *unio mystica.* Das ist die genaue Bedeutung von *Yoga, unio mystica,* die geheimnisvolle Vereinigung. Im *sahasrara* treffen sich Alpha und Omega, der Anfang und das Ende. Der Anfang ist das Sex-Zentrum, Alpha; *samadhi* ist dein Omega. Und bevor Alpha und Omega sich nicht vereint haben, bevor du nicht zu dieser höchsten Vereinigung gelangt bist, bleibst du im Unglück, du bleibst unerfüllt, denn *samadhi* ist deine Bestimmung. Du kannst nur auf diesem höchsten Gipfel Erfüllung erlangen.

Indem man samyama auf das Erkenntnisvermögen,
das wahre Wesen, den Egoismus,
die Allgegenwart und Funktionen der Sinnesorgane richtet,
gelangt man zur Herrschaft über die Sinnesorgane.

Als erstes gilt es folgendes zu verstehen: Du hast zwar Sinne, hast aber alle Feinfühligkeit verloren. Deine Sinne sind nahezu abgestumpft, tot. Es gibt sie zwar noch, aber in ihnen fließt keine Energie, sie sind keine lebendigen Organe deines Seins. Etwas ist in dir abgestorben, kalt geworden und blockiert. Das ist der gesamten Menschheit aufgrund Jahrtausende langer Unterdrückung widerfahren. Jahrtausende gesellschaftlicher Konditionierungen und Ideologien, die gegen den Körper sind, haben dich zu einem Krüppel werden lassen. Du lebst nur dem Namen nach.

Das erste, was es also zu tun gilt, ist: Deine Sinne sollten zu wahrem Leben erwachen und feinfühlig werden. Nur dann können sie wahrhaft gelenkt werden. Du siehst zwar, siehst aber nicht in die Tiefe. Du siehst von allem nur die Oberfläche. Du berührst zwar, aber deine Berührung hat keine Wärme, es strömt nichts von ihr aus und zurück. Genauso mit dem Hören: Die Vögel singen und singen und du hörst es nicht und sagst aber: „Ja, sicher ich höre sie!" und das stimmt ja auch – du hörst tatsächlich. Aber es kommt nie im innersten Kern deines Wesens an. Es kommt nicht in dich hinein getanzt, es ruft in deinem Inneren kein Aufblühen hervor, keine Entfaltung.

Diese Sinne sind wieder zum Leben zu erwecken. Yoga ist nicht gegen den Körper, vergiss das nie. Yoga sagt zwar, geht über den Körper hinaus, aber dies richtet sich nicht gegen den Körper. Yoga sagt: Nutzt den Körper, aber lasst euch nicht von ihm gebrauchen. Aber er ist nicht gegen den Körper. Yoga zufolge ist euer Körper euer Tempel. Ihr lebt im Körper: Er ist ein so herrlicher Organismus, so komplex und so feingesponnen, so geheimnisvoll – er öffnet euch unzählige Dimensionen. Lass sie lebendiger werden, lass sie strömen wie einen Bach, einen Wildbach. Das kann man spüren! Wenn durch deine Hand ein Energiestrom geht, wirst du ein Prickel empfinden, wirst du spüren, wie da etwas die Hand durchströmt und Kontakt will, verbunden sein will.

> Wenn du eine Frau oder einen Mann liebst und du ihre Hand in die deine nimmst, und in deiner Hand nichts strömt, dann wird diese Liebe zu nichts führen. Wenn deine Hand nicht vor Energie bebt und pocht und sich keine Energie in deine Frau oder deinen Mann ergießt, dann ist diese Liebe von Anfang an ein nahezu tot geborenes Kind.

Nur eine pulsierende Liebe kann zu einer Quelle der Seligkeit, der Freude, des Entzückens werden. Aber dazu brauchst du erst einmal pulsierende Sinne. Manchmal hast du einen solchen Lichtblick; jeder kennt das aus seiner Kindheit. Schau zu, wie ein Kind hinter einem Schmetterling her rennt. Es pulsiert … so als könnte es jeden Moment aus seinem Körper schlüpfen. Schau einem Kind zu, wenn es eine Rose betrachtet. Achte auf seine Augen – dies Strahlen, dieses Licht, das in seine Augen kommt. Es pulsiert. Seine Augen tanzen geradezu auf den Blütenblättern der Blume.

Das ist der Weg zu sein. Sei wie ein Fluss, und nur dann ist es möglich, seine Sinne zu lenken. Deine Augen sehen, deine Ohren hören, deine Nase riecht, deine Zunge schmeckt, deine Hände berühren, deine Füße nehmen Kontakt zur Erde auf …

das sind die Kräfte der Sinne, mit denen sie erkennen. Aber sie müssen voller Kraft sein. Ansonsten wirst du nicht einmal fähig sein, zu spüren, was Kraft ist. Unsere Sinne müssen so voller Kraft sein, so voller Lebendigkeit, dass du *samyama* praktizieren kannst, dass du über sie meditieren kannst.

Wie aber steht es jetzt, wenn du eine Blume anschaust!? Die Blume ist zwar da, aber hast du je deine Augen dabei gefühlt? Du siehst die Blume, aber hast du auch die Kraft deiner Augen gespürt? Versuche es, denn nur mit Hilfe deiner Augen kannst du die Blume sehen. Und natürlich sind Augen schöner als jede Blume, denn alle Blumen müssen den Weg über die Augen nehmen. Nur über die Augen kannst du die Welt der Blumen wahrnehmen – aber hast du jemals die Kraft deiner Augen gefühlt? Sie sind nahezu stumpf, tot. Sie sind passiv geworden, nichts weiter als Fenster – durchlässig. Sie richten sich nicht auf ihren Gegenstand. Und Kraft heißt aktiv sein. Mit ‚Kraft' ist gemeint, dass deine Augen sich den Blumen zuwenden und sie fast berühren, dass deine Ohren sich dem Gezwitscher der Vögel zuwenden und es fast berühren, dass deine Hände sich mit aller Energie, die in dir steckt, sich dem geliebten Menschen zuwenden, ganz auf ihn ausgerichtet und ihn berühren. Oder dein Körper, dein ganzer Körper liegt im Gras, verschmilzt mit ihm, spricht mit ihm. Oder du schwimmst im Fluss, flüsterst mit ihm und lauscht seinem Geflüster. Verbunden, in tiefer Gemeinschaft, aber dazu ist Kraft nötig.

Das erste also, was ich dir ans Herz legen möchte, ist: Wenn du siehst, dann sieh wirklich – werde ganz Auge. Vergiss alles andere. Lass deine ganze Energie durch die Augen strömen. Und eure Augen werden durch eine innere Dusche gebadet, gereinigt sein und du wirst erkennen können, dass diese

Bäume hier nicht mehr dieselben sind, ihr Grün nicht mehr ist wie zuvor. Es ist grüner geworden, so als wäre da Staub weggewischt worden. Der Staub lag nicht auf den Bäumen. Er lag auf deinen Augen. Und du wirst zum ersten Mal sehen und du wirst zum ersten Mal hören.

Dann wirst du das wahre Wesen deiner Sinne erkennen können. Es ist göttlich. Dein Körper beherbergt das Göttliche. Meditation führt zur Meisterschaft. Nichts außer Meditation führt zur Meisterschaft. Wenn du über dein Auge meditierst, wirst du zunächst die Rosenblüte sehen; nach und nach wirst du das Auge sehen können, das sieht. Dann bist du der Meister deines Auges geworden. Sobald du das sehende Auge gesehen hast, bist du sein Meister geworden. Jetzt kannst du von all seinen Energien Gebrauch machen, sie durchdringen alles. Deine Augen sind nicht so begrenzt wie du meinst. Sie können sehr viel mehr sehen – Dinge, die du noch nie gesehen hast. Sie können viele Geheimnisse durchdringen, von denen du nicht einmal geträumt hast. Aber du bist nicht der Meister deiner Augen, du hast sie nur aufs Geratewohl gebraucht, ohne Ahnung, was du da tust.

Wenn du anfängst dein sehendes Auge zu sehen, begegnest du einer sehr sehr feinstofflichen Energie. Man nennt sie tanmatra. Wenn du dein Auge beim Sehen sehen kannst, entdeckst du, wie sich gleich hinter deinen Augen eine enorme Energie verbirgt. Das ist tanmatra, die Energie des Auges. Hinter dem Ohr siehst du eine riesige Ansammlung von Energie: Tanmatra des Ohres. Hinter deinen Geschlechtsorganen siehst du eine riesige Ansammlung von Energie – *tanmatra* der Sexualität. Und so weiter und so fort. Überall hinter deinen Sinnen befindet sich ein

> Vorrat an Energie – ungenutzt. Sobald du dies weißt, kannst du diese Energie in deine Augen einströmen lassen, und dann wirst du Visionen haben, wie sie ab und zu nur Dichter und Maler haben. Dann wirst du Klänge vernehmen, wie sie ab und zu nur Musiker hören. Und dann wirst du Dinge auf eine Art und Weise berühren, wie es nur in seltenen Augenblicken Liebende kennen. Kurz, du wirst lebendig werden, wirst strömen.

Gewöhnlich werdet ihr dazu angehalten, eure Sinne zu unterdrücken, sie nicht kennen zu lernen. Aber da wart ihr machtlos. Ich sage nicht, dass es eure Schuld ist, sie verdrängt zu haben. Ihr seid so erzogen worden, niemand hat euren Sinnen Freiheit gelassen. Im Namen von Liebe wird immer nur unterdrückt.

Die Mütter, die Väter, die Gesellschaft – sie alle unterdrücken nur immerzu. Nach und nach bringen sie euch den Trick bei, euch selbst nicht zu akzeptieren, euch zu verleugnen. Alles muss in Konformität münden. Eure Wildheit muss in die dunkle Seite eurer Seele geworfen werden, nur eine kleine Ecke muss sauber sein, wie ein Wohnzimmer, wo ihr andere Leute treffen, anderen begegnen und eure wilde Seite, eure wirkliche Existenz vergessen könnt. Auch eure Väter und Mütter sind nicht verantwortlich, denn sie sind selber auf gleiche Weise erzogen worden. Niemand ist also verantwortlich. Aber wenn du es erstmal weißt, aber nichts daran änderst, dann bist du verantwortlich. Hier bei mir werde ich dich durch und durch verantwortlich machen, denn hier beginnst du zu sehen. Jetzt weißt du, wie du deine Sinne zerstört hast, du weißt aber auch, wie du sie wieder zum Leben erwecken kannst. Tue etwas!

Löse die Blockierungen. Beginne wieder zu strömen. Nimm wieder Verbindung mit deinem Sein auf. Nimm wieder Verbindung zu deinen Sinnen auf. Du bist wie eine durchgeschnittene Telefonleitung. Alles sieht völlig gebrauchsfertig aus, das Telefon steht da, aber die Leitung ist nicht verbunden. Deine Augen sind da, deine Hände sind da, deine Ohren sind da, aber die Verbindung ist unterbrochen. Schließ die Sinne wieder an. Wenn die Leitung unterbrochen werden kann, kann man sie auch wieder anschließen. Andere haben sie unterbrochen, weil man mit ihnen dasselbe gemacht hat, du aber kannst die Verbindung wieder herstellen.

All meine Meditationen dienen dazu, deine Energie zum Strömen zu bringen. Darum spreche ich von „dynamischen Meditationen". Die alten Meditationen bestanden nur darin, still dazusitzen, gar nichts zu tun. Ich gebe dir aktive Methoden. Denn sobald in dir die Energie wieder ins Strömen kommt, kannst du dich still hinsetzen, dann erst ist es möglich. Aber im Moment musst du erstmal lebendig werden.

Dies führt zu unmittelbarer Erkenntnis,
ohne Einsatz des Körpers,
und zur Meisterschaft über pradhana (prakriti),
der materiellen Welt.

Sobald ihr die *tanmatras,* eure feinstofflichen Sinnesenergien sehen könnt, befähigt euch dies zu einer Erkenntnis ohne eure grobstofflicheren Werkzeuge. Wenn ihr wisst, dass hinter dem Auge ein Vorrat von Energie angesammelt ist, könnt ihr die Augen schließen und diese Energie unmittelbar nutzen. Dann werdet ihr sehen können, ohne die Augen zu öffnen. Nichts anderes ist Telepathie, Hellsichtigkeit, Hellhörigkeit.

Das also wird im Yoga *tanmatra* genannt. Normalerweise muss sich eure Energie der Hand bedienen, um etwas – einen Stein oder Felsbrocken – aufzuheben. Probiert es aus: Ihr setzt genau diese Energie durch die Hand ein. Aber wenn ihr direkten Zugang zu dieser Energie habt, braucht ihr die Hand nicht einzusetzen. Die Energie kann den betreffenden Gegenstand direkt bewegen. Dasselbe gilt auch für Telepathie – wobei ihr anderer Leute Gedanken hören oder lesen oder weit entfernte Szenen sehen könnt. Sobald ihr die *tanmatras* kennt, die feinstofflichen Energien, deren sich eure Augen bedienen, kann man auf die Augen verzichten. Sobald ihr wisst, dass es nicht wirklich das Sinnesorgan ist, das da in Funktion tritt, sondern seine Energie, seid ihr befreit von dem betreffenden Sinnesorgan.

Ihr klammert euch so sehr an eure Sinne, so als wäret ihr selber diese Sinne, als könntet ihr ohne sie nicht leben, als wäre euer ganzes Leben auf sie beschränkt. Aber ihr seid nicht auf sie beschränkt. Ihr könnt auch ohne sie auskommen und trotzdem weiter leben und zwar auf einer höheren Ebene. Es ist nicht leicht … es ist so, als versuchte man ein Saatkorn zu überzeugen: „Stirb, und bald wird eine herrliche Pflanze geboren werden!“ Wie kann es das glauben? Dann wird es doch tot sein! Und kein Saatkorn hat je mitbekommen, dass durch seinen Tod ein neuer Spross zustande kommt, ein neues Leben erwacht? Wie also soll man das glauben können? Oder wenn ihr ganz dicht an ein Ei herangeht und den Vogel darin überreden wollt: „Komm raus!“… Nur, wie soll der Vogel glauben, dass er ohne das Ei eine Lebensmöglichkeit hat? Oder wenn ihr ein Kind im Mutterschoß ansprecht und sagt:

„Komm raus, hab keine Angst", aber es weiß nichts von einer Außenwelt! Es hat bisher nur im Mutterschoß gelebt, mehr kennt es nicht. Es hat Angst. Und genauso verhält es sich auch hier: Umgeben von unseren Sinnen leben wir in einer Art Beschränktheit, einer Zwangsjacke.

Man muss schon ein wenig waghalsig, mutig sein. So wie es jetzt ist, geschieht nichts – wo immer du bist und was immer du bist. Also riskiere etwas, wage dich ins Unbekannte, probiere eine neue Art zu leben.

Dies führt zu unmittelbarer Erkenntnis, ohne Einsatz des Körpers, und zur Meisterschaft über pradhana (prakriti), der materiellen Welt. Bis jetzt hat dich die materielle Welt im Griff gehabt. Sobald du erkennst, dass du vollkommen unabhängig von der materiellen Welt bist, wirst du zu einem Meister. Die Welt besitzt dich nicht mehr, du besitzt sie. Nur die, die sich freimachen, werden wirkliche Meister.

Erst wenn einem der Unterschied zwischen
sattva und purusha bewusst geworden ist,
entfaltet sich Vorherrschaft und Erkenntnis
über alle Zustände der Existenz.

Dies ist die feinste Unterscheidung: Zwischen *sattva* und *purusha* – Intelligenz und Bewusstheit. Es ist sehr einfach, vom Körper Abstand zu nehmen. Der Körper ist so grob, dass du ihn fühlen kannst, du kannst nicht er sein, du musst dich in ihm befinden. Es ist leicht zu erkennen, dass du nicht deine Augen bist. Du musst jemand sein, der sich dahinter verbirgt, der durch die Augen hindurch sieht. Wer sonst sollte durch die Augen sehen? Eine Brille kann nicht sehen: Dazu sind hinter der Brille Augen erforderlich. Deine Augen sind gleichfalls wie eine Brille. Sie sind eine Brille; sie können nicht sehen. Um sehen zu können, musst du dich dahinter befinden.

Aber die feinste Identifikation ist die Identifikation mit deiner Intelligenz: Deine Denkkraft, dein intellektuelles Fassungsvermögen, dein Vermögen, zu verstehen – das ist das Subtilste. Es ist sehr schwierig, zwischen Bewusstheit und Intelligenz zu unterscheiden. Aber man kann es unterscheiden. Nach und nach, Schritt für Schritt … Zunächst mach dir klar, dass du nicht dein Körper bist. Lass diese Einsicht ganz tief in dich einsinken, sich kristallisieren. Danach erkenne, dass du nicht deine Sinne bist. Lass diese Erkenntnis wachsen, sich kristallisieren. Danach mach dir klar, dass du nicht die *tanmatras* bist, die Energiespeicher hinter den Sinnen. Lass das wachsen und sich kristallisieren. Und dann wirst du auch in der Lage sein zu erkennen, dass deine Intelligenz ebenfalls ein Energiespeicher ist. Sie ist der gemeinsame Speicher, in den deine Augen, deine Ohren, deine Hände ihre Energie einfließen lassen. Alle Sinne sind wie Flüsse, und die Intelligenz ist das Zentralbecken, in dem sie alle ihre Information zusammentragen und einmünden.

Zunächst musst du dir klar darüber werden, dass du weder das Auge bist, noch die Energie, die hinter dem Auge liegt, und dann wirst du erkennen können, dass jedes Sinnesorgan sich in deinen Geist ergießt. Du bist auch nicht dieser Geist. Du bist derjenige, der sieht, wie sich alles in ihn ergießt. Du stehst nur am Ufer, während alle Flüsse sich ins Meer ergießen … du bist der Beobachter, der Zeuge.

Dies bedeutet *purusha* – Bewusstheit. Sie ist das höchste Verstehen, das sich im Yoga offenbart.

Frage:
Warum hab ich ständig diese Angst vor dem Altwerden? Zeig mir einen Weg, wie ich sie loswerden kann.

Das Leben hat, wenn es wirklich gelebt wird, nie Angst vor dem Tod. Wenn du dein Leben gelebt hast, wirst du den Tod willkommen heißen. Er wird kommen als ein Ausruhen, als ein großer Schlaf. Wenn du die Höhen, die Gipfel deines Lebens erklommen hast, dann ist der Tod ein wunderbares Ausruhen, ein Segen. Aber wenn du nicht gelebt hast, dann löst der Tod natürlich Angst aus. Wenn du nicht gelebt hast, dann reißt dir der Tod die Zeit aus den Händen, alle zukünftigen Gelegenheiten zu leben. In der Vergangenheit hast du nicht gelebt und es wird auch keine Zukunft mehr geben: Angst steigt auf. Die Angst steigt nicht aufgrund des Todes auf, sondern aufgrund deines ungelebten Lebens.

Und wegen dieser Todesangst macht auch das Altern Angst; denn das ist der erste Schritt auf den Tod zu. Andernfalls ist auch das Alter schön. Es ist die Zeit, da dein Dasein zu seiner Reife, seiner Ernte, zu seiner Vollendung kommt. Wenn du von Augenblick zu Augenblick lebst, dich allen Herausforderungen stellst, die das Leben dir gibt und du alle Chancen wahrnimmst, die das Leben dir bietet und wenn du dich in das Abenteuer des Unbekannten hinein wagst, zu dem das Leben dich einlädt und lockt, dann ist das Alter die Reifezeit. Wenn nicht, dann ist das Alter eine Krankheit. Körperlich bist du gealtert, aber dein Bewusstsein ist unreif geblieben. Dein Körper ist zwar alt geworden, aber du selbst bist in deinem inneren Leben nicht zur Reife gelangt. Es fehlt das innere Licht und Tag für Tag kommt der Tod näher. Natürlich wirst du zittern und Angst haben und eine furchtbare Qual wird sich in dir breitmachen. Diejenigen aber, die in Harmonie leben, akzeptieren das Alter mit einem tiefen Willkommen, denn das Alter bedeutet ja nur, dass sie nunmehr erblühen, dass sie die Früchte tragen, dass sie fähig sind, mit anderen zu teilen, was auch immer sie erlangt haben.

Das Alter ist berührend schön und so sollte es auch sein, denn das gesamte Leben läuft darauf hinaus. Es sollte den Gipfel darstellen. Wie könnte der Gipfel gleich zu Anfang kommen? Wie könnte der Gipfel in der Mitte kommen? Wenn du deine Kindheit für deinen Gipfel hältst – und viele Menschen tun das! – dann erwartet dich im Leben nichts als Leid, weil du deinen Gipfel schon hinter dir hast. Jetzt geht es nur noch bergab: Alles ist Niedergang, schwindet dahin. Wenn ihr die Jugend für den Höhepunkt haltet, wie es so viele tun, dann müsst ihr freilich nach fünfunddreißig Jahren traurig und deprimiert werden, denn mit jedem Tag verliert ihr nur mehr und mehr und bekommt nichts dafür. Die Energie versiegt, ihr werdet zunehmend schwächer, Krankheiten machen sich breit und der Tod beginnt bei euch anzuklopfen. Das Zuhause wird verschwinden und wird vom Krankenhaus ersetzt. Wie kannst du da glücklich sein?

Nein, wir im Osten haben noch nie die Kindheit oder die Jugend für den Gipfel gehalten. Der Gipfel erwartet einen ganz am Ende. Wenn das Leben in richtigen Bahnen verläuft, erklimmst du mit der Zeit immer höhere Gipfel.

Aber warum verfehlen wir zu leben? Warum werden wir nur älter und nicht reifer? Irgendwo ist irgendwas schiefgelaufen. Irgendwo bist du auf ein falsches Gleis gesetzt worden – irgendwo hast du eingewilligt, auf ein falsches Gleis gesetzt zu werden. Diese Einwilligung gehört zurückgezogen; dieser Vertrag gehört verbrannt. Das ist es, was ich mit Sannyas meine: Zu der Einsicht zu kommen, dass ich bisher falsch gelebt habe – ich habe mich auf Kompromisse eingelassen, nicht wirklich gelebt.

Schon als Kleinkinder habt ihr Kompromisse gemacht, eure Seele verkauft, für nichts. Was ihr dafür zurück bekommen habt, ist einfach nichts. Für Kleinigkeiten habt ihr eure Seele verloren. Du hast eingewilligt, jemand anders zu sein als du selber. An dem Punkt bist du auf den Holzweg geraten. Deine Mutter wollte, dass „etwas aus dir wird", dein Vater wollte, dass „etwas aus dir wird", die Gesellschaft wollte, dass „etwas aus dir wird" – und du hast dich gefügt. Nach und nach hast du eingewilligt, nicht du selber zu sein. Und seitdem hast du dich als wer anderes ausgegeben. Du kannst nicht reifen, weil dieser ‚Jemand anders' nicht reif werden kann. Er ist unecht. Wenn ich eine Maske trage, kann diese Maske nicht reif werden. Sie ist tot. Mein Gesicht kann reif werden, aber nicht die Maske. Deine Maske wird immer älter. Hinter der Maske, im Versteck, wächst du nicht weiter. Du kannst nur wachsen, wenn du dich selbst akzeptierst – beschließt, dass du von jetzt an nur noch du selber sein wirst und niemand anders.

Versuche jetzt zu begreifen, fasse dir ein Herz und nimm dein Leben in die eigenen Hände. Plötzlich wirst du spüren, wie Energie in dir hochsteigt. Im selben Augenblick, da du beschließt: „Ich werde ich selber sein und sonst niemand, um welchen Preis auch immer", im selben Augenblick wirst du eine Riesenveränderung erleben. Du wirst dich belebt fühlen. Du wirst dich von Energie durchströmt, pulsiert fühlen. Und solange dies nicht geschieht, wirst du Angst vor dem Alter haben; denn wie willst du es vermeiden, der Tatsache ins Auge zu sehen, dass du deine Zeit verschwendest und überhaupt nicht lebst und das Alter immer näher rückt und du dann erst recht nicht wirst leben können? Wie willst du es vermeiden, der Tatsache ins Auge zu sehen, dass der Tod bereits auf dich wartet und jeden Tag näher und näher und näher kommt, du aber bisher noch gar nicht gelebt hast? Zwangsläufig bist du in tiefer Furcht.

Wenn du mich also fragst, was du machen sollst, rate ich dir das Grundlegende. Es kommt immer auf das Grundlegende an. Versprich dir nie etwas von zweitrangigen Dingen; denn die kannst du verändern, aber damit wird sich nichts ändern. Verändere die Basis.

Hier ein Beispiel für Zweitrangiges: „Warum hab ich ständig diese Angst vor dem Altwerden? Zeig mir einen Weg, wie ich sie loswerden kann." Die ganze Frage atmet Angst. Du möchtest sie loswerden, nicht etwa verstehen. Also wirst du natürlich das Opfer von irgendwem oder irgendeiner Ideologie werden, die dir helfen sollen, sie loszuwerden. Ich kann dir nicht helfen sie loszuwerden. Tatsächlich ist dies genau das Problem. Ich möchte, dass du verstehst und dein Leben entsprechend änderst. Es geht nicht darum, das Problem loszuwerden, es geht darum, deine Maske, die Art und Weise, wie du versucht hast zu sein und es ist nicht ein wahrhaftiger Weg. Du bist nicht authentisch. Du bist nicht ehrlich dir selbst gegenüber; du hast dein wahres Wesen verraten.

Wenn du also fragst – es gibt genug Priester, Philosophen und Demagogen – wenn du hingehst und sie fragst, wie du deine Angst loswerden kannst, werden sie sagen: „Die Seele altert nie. Mach dir keine Gedanken. Vergiss nur dies Eine nicht – dass du deine Seele bist. Das ist nur der Körper; du bist nicht dein Körper." Damit haben sie dich getröstet. Für den Moment ist dann vielleicht alles gut, aber weiter bringt es dich nicht, denn das wird dich nicht verändern. Kaum bist du dem

Einfluss des Priesters entronnen, morgen schon, sitzt du wieder im selben Boot. Und das Schönste ist, dass ihr euch nie den Priester anseht: Er selber hat Angst! Ihr seht euch nie den Philosophen an. Er selber hat Angst.

Wenn ihr eine Frage auf Leben oder Tod habt, werdet ihr sehen: Selbst der Priester, der Philosoph, all die Leute, an die ihr euch wendet – sie alle haben auch nicht gelebt. Höchstwahrscheinlich haben sie sogar weniger gelebt als ihr selber, sonst wären sie nämlich nicht Priester geworden. Aber an die wendet ihr euch. Sie selbst zittern. Im Innersten haben sie selber Angst.

Von mir bekommst du keinerlei Trost. Ich werde nicht zu dir sagen: „Die Seele ist ewig, mach dir keine Sorgen – du wirst nie sterben, nur der Körper stirbt." Ich weiß, dass es wahr ist, aber diese Wahrheit muss man sich hart erarbeiten. Zu der gelangt man nicht, indem man sich anhört, was andere Leute behaupten und versichern. Sie ist keine Behauptung, sondern eine Erfahrung. Ich weiß, dass dem so ist, aber für dich ist das absolut wertlos. Du weißt nicht was ‚Leben' heißt, wie kannst du dann wissen, was Ewigkeit heißt? Du warst nicht fähig, innerhalb der Zeit zu leben, wie könntest du dann fähig sein, in der Ewigkeit zu leben?

Man wird sich der Unsterblichkeit erst bewusst, wenn man den Mut aufgebracht hat, den Tod zu akzeptieren. Nur durch die Tür des Todes offenbart sich die Unsterblichkeit. Der Tod ist ein Weg der Unsterblichkeit, sich dir zu zeigen ... aber in Angst schließt du die Augen und wirst bewusstlos.

Nein, ich werde dir also keine Methode oder Theorie geben, wie du sie los wirst. Sie ist ein Symptom. Glücklicherweise weist sie dich ständig darauf hin, dass du ein falsches Leben führst. Darum ist diese Angst da. Versteh den Hinweis und versuche nicht das Symptom zu verändern. Versuche statt dessen die Grundlage zu ändern.

Tatsächlich kann dich niemand auf den rechten Weg führen, denn jedes Führen leitet in die Irre. Kein Führer kann der richtige Führer sein, weil Führen als solches verkehrt ist. Wem auch immer du die Führung überlässt, er wird dir Schaden zufügen, er wird anfangen etwas zu tun, etwas zu erzwingen, dir eine Struktur vorgeben – es kommt aber darauf an, ein Leben frei von jeder Struktur zu führen, frei von jedem Charakter, frei von allen Rahmenbedingungen, Anlehnungen, Berührungspunkten – frei von der Vergangenheit im jetzigen Augenblick. Alle Führer sind somit Irrlehrer; wenn sie verschwinden und du dich so lange auf sie verlassen hast, fühlst du dich plötzlich leer, inmitten einer Leere: Kein Weg mehr. Wohin sich wenden?

Wenn jemand in seinem Leben an diesen Punkt gelangt ist, beginnt eine Revolutionsphase. Man muss mit Mut hindurch. Wenn du es darin aushältst, ohne Angst, wirst du schon bald deine eigene Stimme vernehmen, die so lange unterdrückt worden ist. Bald wirst du ihre Sprache verstehen lernen, denn du hast die wahre Sprache vergessen. Du verstehst nur die Sprache, die dir beigebracht wurde. Diese Sprache hingegen, deine innere Sprache, kommt ohne Worte aus. Sie beruht auf Gefühlen. Und alle Gesellschaften verbannen Gefühle; denn das Gefühl ist etwas so Lebendiges – es ist gefährlich. Ein Gedanke ist tot; er ist ungefährlich. Also haben euch alle Gesellschaften gezwungen, in den Kopf zu gehen, haben euch aus allen Ecken und Enden eures Körpers in den Kopf getrieben.

Ihr lebt nur im Kopf. Euer ganzer Körper ist geschrumpft, hat seine Sanftheit, seine Geschmeidigkeit eingebüßt. Er ist praktisch etwas Totes, wie ein Holzbein. Ihr benutzt ihn und er funktioniert auch soweit, aber da ist kein Leben in ihm. Euer ganzes Leben hat sich in den Kopf verkrochen. Da oben festgenagelt, habt ihr Angst vor dem Tod.

Der Körper ist aber der einzige Ort, euer einzig möglicher Raum, an dem ihr leben könnt. Euer Leben sollte sich über den ganzen Körper ausbreiten dürfen – lebt ihn als eine vollständige, organische Einheit. Der gesamte Körper ist zurückzugewinnen. Da wir durch die Füße mit der Erde in Kontakt sind – „geerdet seid" – seid ihr, wenn ihr eure Beine mitsamt ihrer Kraft verliert und sie zu abgestorbenen Gliedern werden, nicht mehr in der Erde verwurzelt. Ihr seid wie ein Baum, dessen Wurzeln tot oder verfault sind, ihr seid schwach. So kann der Baum nicht lange leben und schon gar nicht gesund, voll und ausgiebig. Eure Füße müssen in der Erde wurzeln; sie sind eure Wurzeln.

> Mach folgendes kleines Experiment: Stelle dich ganz nackt irgendwohin – am Strand, am Flussufer, einfach nur nackt in der Sonne – und fange an zu hüpfen, zu joggen und spüre, wie deine Energien durch die Beine ins Erdreich fließen. Wenn du ein paar Minuten Jogging gemacht hast, bleib einfach still stehen, wie angewurzelt in der Erde und fühle, wie deine Füße mit der Erde in Verbindung treten. Plötzlich wirst du dich sehr verwurzelt, geerdet und stark fühlen. Du wirst merken, wie die Erde kommuniziert, du wirst merken, wie deine Füße kommunizieren – wie eine Zwiesprache zwischen der Erde und dir stattfindet.

Diese Erdung ist verloren gegangen. Die Menschen sind entwurzelt, sie haben keinen Boden mehr unter den Füßen. Aber so kann man nicht leben. Denn das Leben gehört dem gesamten Organismus an, nicht nur dem Kopf. Euer ganzer Körper ist zu einer einzigen Maschine geworden; nur euer Kopf lebt. Darum spielt sich im Kopf so viel Träumerei, so viel Nachdenken ab, deswegen herrscht dort so viel Verkehr. Die Leute kommen und fragen mich: „Wie kann ich mal abschalten?!" Das Problem ist nicht das Abschalten. Das Problem ist, wie man die Energie über den ganzen Körper verteilen kann. Natürlich ist euer Kopf übervoll, weil sich dort die ganze Energie angestaut hat, aber der Kopf ist nicht für so viel Energie gedacht! So werdet ihr verrückt.

Wahnsinn ist eine Krankheit, die von unserer Kultur hervorgebracht wird; sie ist eine Zivilisationskrankheit. Es hat auf Erden schon einige Kulturen gegeben, Kulturen der Naturvölker, in denen es überhaupt keine Verrückten, keinen Wahnsinn gab. Und ihr könnt das selber beobachten. Auch heute noch gibt es Gesellschaften, sogenannte Entwicklungsländer, die noch nicht von der Katastrophe der weltweiten Erziehung erfasst worden sind. Dort leben die Menschen noch nicht im Kopf allein, sondern auch im Körper, vielleicht bruchstückhaft, aber dennoch mit einem gewissen Energievorrat in den Füßen, im Bauch; möglicherweise sind diese Menschen damit nicht verbunden, aber immerhin ist die Energie noch verteilt, sie ist überall anzutreffen, verteilt – und nur ganz selten tritt Wahnsinn auf. Je kopflastiger eine Gesellschaft, desto mehr Wahnsinn.

Lebe! Beziehe deinen ganzen Körper mit ein. Akzeptiere ihn mit tiefer Liebe. Ja, verliebe dich geradezu in deinen Körper. Dann gibt es keine Angst vor dem Alter. Du wirst zu reifen beginnen. Deine Erfahrungen werden dich reifer machen. Dann wird das Alter nicht wie eine Krankheit sein, sondern etwas Wunderschönes. Dein ganzes Leben ist die Vorbereitung darauf: Wie könnte es also eine ‚Krankheit' sein? Dein ganzes Leben lang gehst du darauf zu: Es ist ein Crescendo, der letzte Gesang und Tanz, den du aufführen wirst.

Und warte nicht auf ein Wunder. Du wirst etwas unternehmen müssen. Der Verstand wird dir einreden wollen: „Irgendwas wird schon geschehen und alles wird gut werden!" Hör nicht hin – so geht es nicht. Wunder finden nicht statt.

Um zu überleben, hast du deine Seele verkauft. Aber jetzt ist es nicht mehr nötig, weiter diese Dummheit zu machen. Du kannst sie sein lassen.

13

Der letzte Angriff des Ego

Jedes Chakra hat seine eigenen Kräfte.
Sobald du durch die Chakras hindurch gehst,
werden diese Kräfte verfügbar.

Wenn du zum Vehikel höherer Ebenen wirst,
dann bilde dir nichts darauf ein,
sonst wird dies deinen Absturz verursachen.

Es geht nicht darum, sich von der Wirklichkeit,
sondern vom Ego zu verabschieden.

Gib dir den Raum, dein Wesen zu sehen;
dann wirst du plötzlich gewahr,
dass es keine Bindung an Dinge gibt.

Es ist sehr schwer, im Diesseits an gar nichts zu haften; aber noch schwerer wird es, wenn die spirituelle Welt ihre Tore öffnet. Die weltlichen Mächte sind keine wirklichen Mächte. Sie sind impotent, sie befriedigen dich nicht wirklich, du wirst nicht zufrieden damit. Tatsächlich bringt jede weltliche Errungenschaft nur noch mehr Begierden hervor. Statt dich zu befriedigen, macht sie dich erst recht verrückt. Welcher weltlichen Macht du auch immer habhaft werden kannst, du setzt sie ein, um damit neue Begierden anzufachen.

So viel Geld du auch zusammen raffst, du investierst es, um noch mehr Geld zu haben. Und wenn das Mehrgeld kommt, investierst du es für noch mehr Geld, so geht es immer weiter: Nur Mittel und Mittel und noch mehr Mittel und nie ist das Ende abzusehen. Selbst der Dümmste kommt früher oder später dahinter, dass er in einen Teufelskreis geraten ist und dass es keinen Ausweg zu geben scheint – außer es bleiben zu lassen. Für einen intelligenten Menschen – für einen, der über sein Leben nachdenkt und es verstehen will – liegt das auf der Hand. Weltlichen Dingen nicht zu verfallen, ist also nicht so schwer; aber wenn es um die inneren Kräfte geht, so nah deinem Sein und so voller grenzenloser Befriedigung, ist es sehr schwer. Wer ihnen jedoch verfällt, der hat damit wieder eine Welt erschaffen und wird weit, weit von der endgültigen Befreiung entfernt bleiben. Denn alles, was du besitzt, das besitzt dich; daher hat der Verzicht total zu sein. Was aufgegeben werden kann, ist aufzugeben. Übrig bleibt nur das, was nicht aufgegeben werden kann – dein nacktes Wesen.

Wenn man sogar diesen Kräften nicht verfällt,
ist die Saat jeder Bindung vernichtet.
Dann erfolgt kaivalya – die Befreiung.

In diesem Sutra verlangt Patanjali nahezu das Unmögliche, aber selbst das wird durch Einsicht möglich. Spirituelle Kräfte zu haben ist sehr befriedigend, genugtuend und daran hat das Ego eine so subtile, so reine Freude, man findet keinen Widerhaken in ihnen. Nie enttäuschen sie dich! Vom Reich der weltlichen Dinge bist du eine Enttäuschung nach der anderen gewohnt – ja eigentlich nur Enttäuschung. Es ist ein Wunder, wie die Leute es fertigbringen, dies zu übersehen. Es ist ein Wunder, wie die Leute sich ständig darüber hinweg täuschen können und immer noch glauben, dass es irgendwo eine Hoffnung gibt. Die äußere Welt ist hoffnungslos. Sie ist zum Untergang verurteilt.

Du kannst dir ein noch so großes Haus hinsetzen oder noch so viel Macht in der Politik, der Wirtschaft, der Gesellschaft erreichen, der Tod wird dir alles wieder wegnehmen – um dies zu verstehen braucht man nicht viel Intelligenz. Die inneren Kräfte dagegen kann der Tod nicht wegnehmen – sie liegen außerhalb seiner Reichweite. Und sie lassen einen nie im Stich. Das sind deine Kräfte, deine ureigenen, aufgeblühten Anlagen. Patanjali zufolge muss man jedoch auch diesen entsagen. Andernfalls fängt man an, in einer Welt der Visionen zu leben – wieder die Macht!

Was du suchst, ist nicht das Ego: Vielmehr willst du dem Ganzen auf den Grund gehen. Und das Ganze steht nur dem offen, der alle Formen egoistischer Trips verlässt und auf sie verzichtet.

Man kann das deshalb so schwer nachvollziehen, weil wir gewohnt sind, nutzlosem Müll zu verfallen. Ihr sammelt immerzu, in der Hoffnung, was auch immer ihr da sammelt, könne euch Erfüllung bringen. Ihr sammelt und sammelt – Wissen, Geld, Macht, Ruhm, egal, solange es nur immer mehr wird. Euer ganzes Leben besteht aus Vollstopfen. Und wen wundert es da, dass ihr schwerfällig werdet. Ihr kennt gar nichts anderes, als Staub zu sammeln und dabei zu denken, es handele sich um Gold.

Wertloses erhält unermesslichen Wert, wenn es durch das Ego gesehen wird. Das Ego ist ein großer Fälscher, ein großer Betrüger. Es belügt dich ständig und gaukelt dir ständig etwas vor – Illusionen, Träume, Projektionen. Beobachte es! Es ist äußerst geschickt. Es kennt viele Schleichwege und ist sehr gerissen. Wenn du es auf dem einen Weg ertappst, sucht es sich einen anderen. Wenn du es auf einem Weg stoppst, findet es einen anderen und zwar auf eine solche Weise, dass du nicht einmal zu denken vermagst, dass dieser Weg ebenfalls der des Egos ist.

> Beobachte! Du bist ein weltlich gesinnter Mensch; dann eines Tages fühlst du die Frustration. Eines Tages fühlt sie jeder, das ist nichts Besonderes. Dann wirst du nach und nach religiös und du beginnst damit, dich wichtig zu fühlen. Schließlich wirst du „religiös"! Du schaust auf die anderen herab, sie sind „Sünder", „weltliche Menschen": Du bist religiös. Du bist Sannyasin geworden, du hast Verzicht geleistet.

Pass auf! Jetzt ist der Feind durch ein anderes Türchen eingedrungen. Es geht nicht darum, sich von der Wirklichkeit, sondern vom Ego zu verabschieden. Man muss also sehr, sehr wach sein, um es nicht erneut einzulassen.

Das Ego kann nicht unterdrückt werden, denk dran! Es muss lediglich verdampfen – durch die Hitze der Erkenntnis, im Feuer der Erkenntnis. Wenn du das Ego unterdrückst –

und das ist leicht: Du kannst demütig werden, du kannst einfach werden – es wird sich hinter deiner Einfachheit verstecken. Du kannst dich also ständig selber betrügen. Du kannst Rationalisierungen finden; an der Oberfläche sehen sie vernünftig aus und wirken geradezu wie Beweise, aber schau in sie hinein. Und das geht keinen etwas an, wohlgemerkt. Das musst du selbst erkennen. Die ganze Welt mag es sehen können, aber solange du es nicht selber gesehen hast, nützt es nichts.

Darum haben euch so viele Meister aufgefordert: „Geh in dich, erkenne dich selbst!" – aber das tut ihr nie. Ihr redet zwar davon, ihr lest Bücher darüber, ihr anerkennt die Idee. Ihr geht nie wirklich in euch, weil ihr da drinnen nichts anderes als Finsternis, Wunden und Disharmonien findet. Ihr habt alles, was nicht gut in euch ist, einfach versteckt. Damit habt ihr es aber nur in Schutz genommen, statt es zunichte zu machen. Inzwischen braucht ihr die Tür nur einen Spalt weit zu öffnen und sofort schlägt euch ein solcher Gestank und eine solche Hässlichkeit entgegen, es tut sich eine solche Hölle auf, dass ihr die Tür sofort wieder zuschlagt und denkt: „Was ist denn jetzt los?"

Buddha, Jesus, Krishna – sie alle haben gelehrt: „Geht in euch und ihr werdet unendlich selig, in Ewigkeit selig!" Ihr aber öffnet die Tür und geht in einen Alptraum. Dieser Alptraum ist euer eigenes Werk – durch eure Verdrängungen. An der Oberfläche seid ihr einfach; tief drinnen seid ihr höchst kompliziert. Nach außen zeigt ihr das Gesicht eines ganz unschuldigen Menschen; tief drinnen seid ihr sehr abstoßend. All dies Verdrängte ist der Grund, warum ihr nicht nach innen sehen könnt und euch ständig mit irgendetwas ablenken müsst – Radio, Fernsehen, Zeitunglesen, Freunde besuchen.

Hauptsache, irgendwie die Zeit totschlagen, bis man schlafen geht. Kaum macht man dann wieder die Augen auf, geht das Gerenne wieder los. Vor wem rennt ihr davon? Ihr rennt vor euch selber davon.

Gib dir den Raum, dein Wesen zu sehen; dann plötzlich wirst du gewahr, dass es keine Bindung an Dinge gibt.

Das letzte Loslassen steht an, wenn du zu den so genannten *siddhis*, Wunderkräften, gelangt bist, wenn du gewisse Dinge fertigbringst – Dinge, die wie Wunder wirken, Dinge, die unglaublich sind. Wenn du denen verfällst, bist du früher oder später wieder in der Welt zurück. Hüte dich! Das ist der letzte Angriff des Egos auf dich. Lass dich nicht einfangen. Das Ego wirft sein letztes Netz nach dir aus.

Wenn man sogar diesen Kräften nicht verfällt, ist die Saat jeder Bindung vernichtet. Die Saat der Bindung ist Verhaftung. Und der Samen der Befreiung heißt Liebe. Und wie sehr sie sich ähneln. In Wirklichkeit sind sie sich diametral entgegengesetzt. Verhaftet sein heißt lieblos sein. Liebe ist grundsätzlich ohne Verhaftung. Wo liegt der Unterschied?

Du liebst eine Frau oder einen Mann und du bindest dich an den anderen. Warum fühlst du diese Bindung? Verhaftung heißt nichts weiter, als dass du auch morgen diese Frau bei dir haben möchtest. Du möchtest, dass diese Frau dir auch morgen und auch übermorgen noch gehören soll. Was nur ein Beweis ist, dass du diese Frau nicht einmal heute zu lieben vermocht hast. Andernfalls käme der Gedanke an morgen gar nicht erst auf. Wen kümmert ansonsten das Morgen? Wer weiß schon, was morgen ist? Das Morgen kommt nie. An das kann nur derjenige denken, der das Heute nicht lebt. Du hast diese Frau am heutigen Tag nicht geliebt, also wartest du darauf, dass das Morgen kommt – dann wirst du lieben können!

Deine Liebe ist unfertig, unvollendet. Aufgrund dieser unfertigen Liebe entsteht die Bindung. Das ist dann nur natürlich, logisch. Du malst ein Bild, aber es ist noch nicht fertig; also möchtest du die Leinwand auch morgen noch haben, um es fertig zu malen.

Es gibt ein grundlegendes Lebensgesetz: Das Leben will alles zu Ende führen. Die Knospe will zur Blüte werden; das Saatkorn will zum Spross werden. Alles drängt zur Vollendung. Und so wird aus allem, was ihr unvollendet lasst, ein innerer Wunsch, der sagt: „Erobere diese Frau! Du hast sie noch nicht geliebt. Du hast ihr Wesen noch nicht tief genug erforscht, vieles ist dir noch verborgen geblieben. Du hast erst begonnen, was es zu vollenden gilt – da will noch so manches Lied des Daseins gesungen und so mancher Tanz getanzt werden!" So kommt es zur Bindung: Das Morgen wird nötig, das Übermorgen wird nötig, die Zukunft wird nötig. Und wer tatsächlich nicht in der Gegenwart zu leben vermag, braucht eben noch ein zukünftiges Leben und so versprechen die Leute einander: „Wir wollen uns auch im kommenden Leben wieder finden und heiraten!" Dies beweist lediglich, dass die Leute unfähig geworden sind, zu leben. Der heutige Tag ist sich selbst genug.

Wenn du deine Liebe in diesem Augenblick zur Erfüllung kommen lässt, wenn du mit ganzem Herzen geliebt hast – dich der Liebe restlos hingegeben und in ihr aufgelöst hast, wenn du nichts zurückgehalten hast – dann kommt der Gedanke an morgen niemals auf, kann der Gedanke an morgen gar nicht erst aufkommen. Er kommt immer nur dann auf, wenn etwas unerfüllt ist; nur dann sehnt man sich nach der Zukunft. Wenn du deine Frau heute rückhaltlos geliebt hast und der Tod kommt, wirst du dies akzeptieren. Oder wenn sich die Frau in einen anderen verliebt, wirst du einfach Adieu sagen – traurig zwar, aber nicht elend. Und Traurigkeit hat ihre eigene Schönheit; Elend dagegen ist abstoßend. Traurig, nicht aufgrund einer Bindung. Traurig, weil deine Liebe nach wie vor da ist, in dir steigt und steigt und der Mensch, der dies hätte verstehen können, geht. Traurig, aber erfüllt. Ohne jeden Vorwurf und ohne Groll.

Aber wenn du rückhaltlos geliebt hast, kommt es gar nicht erst soweit, dass die Frau fortgehen könnte oder der Mann. Wenn du rückhaltlos geliebt hast, ist das unmöglich. Denn so geliebt zu haben befriedigt zutiefst. Man kann nicht einmal an jemanden anderen denken, nicht von anderen träumen. Der Traum kommt aus der Unzufriedenheit mit diesem Partner. An andere Frauen denkt man nur dann, wenn die Beziehung zur eigenen Frau nicht erfüllend war. An andere Männer denkt man nur darum, weil man sich restlos hingeben möchte, dies aber in dieser Beziehung nicht geschehen ist. Also wandern die Gedanken herum. Für jede Frau, die auf der Straße vorbeikommt, empfindet man Liebe, oder für jeden Mann.

Es gibt Leute, die sich in Tiere verlieben. Wie armselig! Ich sage nicht, liebe keine Tiere. Ich sage aber, mache Tiere nicht zum Ersatz für deine Liebe zu Menschen. Du solltest Menschen so tief lieben, dass deine Liebe überzufließen beginnt und deswegen auch die Tiere erreicht. Das ist etwas ganz anderes: Dann erreicht sie auch die Bäume, auch die Felsen… einfach, weil du ständig überfließt. Eine unerschöpfliche Quelle der Liebe … niemand vermag deine Liebe festzuhalten. Sie fließt und fließt über. Dann erreicht sie auch Tiere. Dann bekommt sie eine völlig andere Qualität. Je gebundener du wirst, desto mehr bist du entwürdigt; je geringer die Bindung, desto höher steigst du, schwingst du dich empor.

Und schließlich kommt der Augenblick, von dem Patanjali hier spricht, da einem spirituelle Kräfte zuwachsen. Vergiss nicht: Binde dich nicht an sie, denn sie sind wirklich wunderbar und sehr befriedigend. Du wirst sie dir zu eigen machen wollen. Viele Leute haben sich schon um Yoga bemüht nicht etwa um des Yoga willen, nicht um *kaivalya,* der Befreiung willen, sondern lediglich wegen dieser *vibhutis* oder *siddhis.* Sie studieren Yoga, sie gehen zu den Meistern – weil sie Wunder wirken wollen. Dies ist die letzte Möglichkeit, wieder in eine Bindung zu geraten. Wenn man sogar diesen Kräften nicht verfällt, ist die Saat jeder Bindung vernichtet. Kommst du hier darüber hinaus, ist der Samen verbrannt.

Dann erfolgt *kaivalya* – die Befreiung. Dann bist du restlos frei – Freiheit, absolute Freiheit! An nichts gebunden und voller Liebe schüttest du deine Liebe über die gesamte Existenz aus – du gereichst der ganzen Existenz und dir selbst zum Segen.

Aber man muss auf Schritt und Tritt aufpassen. Der Verstand ist gerissen. Und du magst dir einreden: „Ja, lass die Wunder nur kommen, ich werde mich von ihnen nicht einfangen lassen!" Schau nochmal hin. Du wirst irgendwo in dir einen Wunsch entdecken: „Lass sie doch kommen, dann werden wir ja sehen. Aber erst sollen sie mal kommen". Wer kümmert sich schon um *kaivalya,* Befreiung? Befreiung scheint kein wirkliches Ziel zu sein. Einfach ungebunden, frei sein?! Wozu?

Sei wach! Der Mind ist sehr gierig; das Ego ist nichts als Habenwollen. Je reifer man innerlich wird, desto mehr Dinge passieren ganz von alleine. Nicht, weil man nach ihnen gesucht hätte oder auf sie aus gewesen wäre – sie sind Folgeerscheinungen. Jedes Chakra hat seine eigenen Kräfte. Sobald du durch die Chakras hindurch gehst, werden ihre Kräfte verfügbar. Es ist also gut, wach zu sein und zu wissen, wohin die Reise geht.

Man sollte jede Bindung an Einladungen,
seitens überirdischer Wesen,
die über verschiedene Ebenen herrschen,
vermeiden, auch jeglichen Stolz darüber.
Denn dadurch würde die Möglichkeit des Übels wieder aufleben.

Wenn sich diese Kräfte einstellen, kann es sein, dass man Einladungen von höheren Wesenheiten, von überirdischen Wesen bekommt. Ihr habt sicher schon von den Theosophen gehört oder gelesen. Ihre ganze Arbeit drehte sich um diese überirdischen Mächte, die sie „die Meister" nannten. Es gibt diese überirdischen Mächte, die mit Menschen kommunizieren und je höher ihr steigt, desto offener werdet ihr für sie, desto empfänglicher seid ihr. Dann bekommt ihr viele Einladungen, viele Botschaften.

Patanjali sagt: Denk daran, wenn du zum Vehikel höherer Ebenen wirst, dann bilde dir nichts darauf ein, dann halte dich nicht für einen Auserwählten, für etwas Besonderes. Dies würde deinen Absturz verursachen.

Wenn du soweit bist, erreichen dich augenblicklich Botschaften über Botschaften aus übersinnlichen Ebenen. Sie haben lange darauf gewartet, dass jemand für sie auf Empfang schalten würde. Wenn dies geschieht, versage dich ihnen nicht. Wenn dies geschieht, werde vollkommen offen. Erstens: Öffne dein Herz, vertraue. Und zweitens: Bilde dir nichts darauf ein. Wenn du diese beiden Dinge zustande bringst, beginnt Gott durch dich zu wirken, du wirst wie eine Flöte, ein hohles Bambusrohr: Er wird durch dich singen. Aber sobald sich der Stolz meldet, verstummt das Lied. Sobald du dich überlegen fühlst, kommt das Lied ins Stocken. Das ist schon vielen so ergangen. Sie kamen mit der überirdischen Welt in Verbindung und dann stieg es ihnen zu Kopfe: Über kurz oder lang verloren sie die Verbindung, sie wurden wieder gewöhnlich. Wann immer es dir so ergeht – und es wird vielen von euch so ergehen; denn ich habe euch viele Techniken erschlossen, ihr braucht nur in ihre Tiefe zu gehen und viele Türen werden sich auftun –, dann ist das Erste, offen zu bleiben! Und das Zweite, es dir nicht zu Kopf steigen zu lassen. Nimm es einfach wie es ist, mach keine Schau daraus.

Und sollte es dir aufgedrängt werden, dann bitte die betreffenden Mächte darum, zum bloßen Schatten gemacht zu werden, auf dass dir verborgen bleibe, was alles durch dich geschieht. Denn wenn du es mitbekommst, hast du kaum Chancen nicht abzustürzen. Dann mag das Ego sich breit machen – Ich kann dies tun, ich kann jenes tun! – und du beginnst abzurutschen.

Frage:
Wie genau kann ich folgende Krankheiten behandeln? Erstens: Geiz. Zweitens: Nörgelnder sich Sorgen machender Perfektionismus. Drittens: Eine vollkommen nach außen gerichtete Persönlichkeit, sich wie auf einer Show verhaltend. Viertens: Stolz. Einschließlich Stolz auf das, was ich neuerdings für meine Friedfertigkeit halte. Reicht Meditation, um mit all dem fertigzuwerden? Oder ist zusätzlich noch etwas nötig, z.B. dass ich diesen Dingen bewusst und bis ins Extrem fröne oder sie ignoriere? Oder vielleicht, dass ich ihnen gezielt aus dem Wege gehe?

Geiz ist ein nahezu verinnerlichter Zustand in euch. Eure ganze Gesellschaftsstruktur erzeugt ihn. Sie lebt davon, dass ihr anderen etwas wegnehmt. Sie macht euch ehrgeizig – und ein ehrgeiziger Mensch wird auch geizig. Ganz gleich, worauf sich euer Ehrgeiz richtet, auf weltliche oder nichtweltliche Dinge: Jeder ehrgeizige Mensch wird zum Geizhals. Weil er ständig die Zukunft vorbereitet, kann er es sich nicht leisten, zu leben und zu teilen. Er ist niemals im Hier-Jetzt. Wenn er Geld hat, ist es Geld für die Zukunft, nicht für jetzt. Und wie will man in Zukunft teilen können? Teilen kann man nur in der Gegenwart. Sein Geld ist fürs Alter bestimmt. Oder es gibt Leute, die heben sich ihren guten Charakter, ihre Tugendhaftigkeit fürs nächste Leben, fürs Paradies auf. Wie könnten sie gleich jetzt schon andere daran teilhaben lassen? Sie sammeln in Vorbereitung auf große Dinge, die einmal eintreten werden, irgendwann in der Zukunft. Im Moment sind sie arm.

Alle ehrgeizigen Menschen sind arm; und aufgrund ihrer Armut werden sie geizig. Sie halten alles fest. Sie klammern sich an nutzlose Dinge. Ihr mögt das vielleicht nicht in eurem Hause so halten, aber in eurem Herzen macht ihr das so. Wenn ihr in eurer Psyche nachschaut, werdet ihr dort einen Müllplatz finden, lauter nutzlose Dinge. Da habt ihr noch nie wirklich aufgeräumt. Ständig kommt neuer Müll dazu und dann wird euch alles zur Last, alles wird euch zu viel, ihr fühlt euch verstört. Und so steigt eine innere Hässlichkeit auf.

Versuche die Wurzel des Geizes zu verstehen, die Vorstellung nämlich von einem Leben irgendwo in der Zukunft. Wenn du hier-jetzt lebst, bist du niemals geizig, dann kannst du teilen. Wozu irgendetwas horten? Wozu irgendwas anhäufen? Das Morgen muss nicht unbedingt kommen: Warum also nicht teilen? Warum nicht genießen? Jetzt im Moment blüht Leben in dir: Genieße es, teile es mit anderen, durch das Teilen wird es intensiver. Durch das Teilen wird es vitaler. Durch das Teilen wird es mehr und mehr.

Der springende Punkt ist also zu verstehen, dass es keine Zukunft gibt. Die Zukunft ist eine Ausgeburt des ambitionierten Verstandes. Die Zukunft gehört nicht dem Leben an, sie gehört zum Ehrgeiz. Der Ehrgeiz braucht Perspektiven, um in Gang zu kommen. Seinen Ehrgeiz kann man nicht sofort befriedigen. Du kannst zwar dein Leben, aber nicht deinen Ehrgeiz gleich jetzt befriedigen. Ehrgeiz ist gegen das Leben, ist lebensfeindlich.

Seht euch selber und andere an: Alle Leute bereiten sich nur darauf vor, eines Tages zu leben! Dieser Tag kommt nie. Sie bereiten sich immer nur auf ihn vor und sterben. Er wird nie kommen, weil ihr, wenn ihr euch allzu viel in Vorbereitungen stürzt, besessen davon werdet. Ihr werdet euch einfach nur noch vorbereiten und vorbereiten und vorbereiten! So als würde jemand all seine Lebensmittel für irgendeinen zukünftigen Zweck aufsparen, aber nie einen Bissen zu sich nehmen, nur verhungern und sterben. Dies geschieht Tausenden von Menschen, umgeben von Dingen, die man hätte nutzen können; sie hätten wunderbar leben können. Niemand steht dir im Wege, außer dein Ehrgeiz. Geiz gehört zum Ehrgeiz dazu.

Die Zeit hat zwei Richtungen: Die eine geht von einem Augenblick zum anderen, also horizontal – von A nach B, von B nach C, von C nach D. So lebt ihr. Das ist die Richtung des Wünschens – horizontal. Ein wirklich lebendiger, sensibler, bewusster Mensch geht nicht von A nach B, sondern er geht von A tiefer ins A hinein, geht tiefer und immer tiefer – seine Richtung ist vertikal.

Beide – die Zeit und die Ewigkeit – treffen sich in dir. Nun hast du die Wahl. Wenn du in Richtung Ehrgeiz gehst, lebst du auf der Achse der Zeit – der Tod existiert in der Zeit. Wer in der Begierde lebt, der lebt in der Zeit und wiederum: Der Tod existiert in der Zeit. Wenn du dich nach dem Ego verzehrst, bewegst du dich in der Zeit. Tod, Ego, Begierde, Ehrgeiz – all das gehört zur horizontalen Achse.

Sobald du im Augenblick tiefer und in die Vertikale zu gehen beginnst, wirst du zu einem „Nicht-Ego“, wirst du frei vom Begehren, wirst du frei vom Ehrgeiz. Plötzlich bist du eine Flamme des Lebens, eine ungeheure Energie des Lebens, Gott hat Besitz von dir ergriffen. Bewege dich vertikal und aller Geiz wird von dir abfallen! „Nörgelnder, sich Sorgen machender Perfektionismus“: Auch den hat man dir aufgezwungen. Man hat dir beigebracht, perfekt zu sein. Dabei kommt es nur darauf an, ganz zu sein. Niemand kann perfekt sein; denn Perfektion ist etwas Statisches. Das Leben ist dynamisch. Nichts im Leben kann perfekt sein, weil ständig und ständig Verbesserungen möglich sind. Es geht endlos so weiter. Das Leben ist ein kontinuierliches Wachsen, es ist immer in Evolution, es ist immer Revolution. Es kommt nicht der Punkt, wo du sagen könntest: „So, jetzt ist es perfekt.“

Perfektion ist ein falsches Ideal, aber das Ego will es. Dein Ego möchte perfekt sein, also nörgelt es ständig an dir herum: „Werde perfekt!" So kommt es zu Verspannungen, zu Wahnsinn und Absurditäten; das Ego erfindet ständig neue Ego-Trips. Erst gestern las ich eine Definition; sie lautet: „Ein Neurotiker ist jemand, der Luftschlösser baut; und ein Psychotiker ist jemand, der in diesen Schlössern wohnt;

und ein Psychiater ist jemand, der die Miete eintreibt."
Wenn du unbedingt neurotisch oder psychotisch werden willst, dann versuche perfekt zu sein.

Bis heute haben alle Religionen auf Erden – die organisierten Religionen, die Kirchen – von den Menschen verlangt, perfekt zu werden. Jesus hat das nicht gelehrt. Wohl aber das Christentum. Buddha hat das nicht gelehrt; wohl aber der Buddhismus. Alle organisierten Religionen haben die Menschen gelehrt, perfekt zu werden. Buddha, Jesus, Laotse – sie haben alle etwas absolut anderes gesagt; sie sagen: „Werdet heil und ganz." Was ist der Unterschied zwischen ganz werden und perfekt werden? Perfekt werden ist die Horizontale: Die Perfektion liegt irgendwo in der Zukunft. Ganz werden kann man in diesem Augenblick, gleich jetzt, hier-jetzt; dazu ist keine Zeit nötig. Ganz werden heißt: Authentisch werden, du selber werden – wer immer du bist, was immer du bist. Normalerweise führst du ein sehr, sehr eingeschränktes Leben. Du erlaubst deiner Energie nicht, sich voll zu entfalten ... du lebst ein fragmentiertes Leben.

Du möchtest jemanden lieben, liebst ihn aber nicht total. Nun sage ich nicht: Mach deine Liebe perfekt! Dies ist nicht möglich. Eine perfekte Liebe bedeutet, dass kein Wachstum mehr möglich ist. Das ist ihr Tod. Ich sage: Liebe total, ganz. Liebe mit allem, was immer in dir ist. Halte nichts zurück, was in dir ist. Gib es ganz, gib dich ganz hinein. Fließe in den anderen, halte nichts. Das ist da einzige, was dich ganz werden lässt. Wenn du Schwimmen gehst, schwimme total. Wenn du spazieren gehst, tue es total. Werde im Gehen einfach zum Gehen, sonst nichts. Wenn du isst, iss total.

Dies wird dir ein Gefühl von Ganzheit geben. Mache Ganzheit zu deinem ständigen Anliegen. Denk daran: Gib den Gedanken an Perfektion auf; er kommt von deinen Eltern, von den Lehrern, Universitäten und Kirchen ... sie alle haben dich neurotisch gemacht. Die ganze Welt leidet unter Neurose.
Ihr seid neurotisch und aus eurer Neurose heraus setzt ihr Kinder in die Welt. Sie sind für euch nur eine Ablenkung. Da ihr euch selber satt seid, möchtet ihr Ablenkung. Kinder stellen eine wunderbare Ablenkung dar. Sie bringen Probleme mit. Die eigenen Probleme sind allmählich alt geworden, ihr seid sie satt. Ihr möchtet endlich ein paar neue Probleme haben. Der Mann hat seine Frau satt, die Frau hat ihren Mann satt. Sie brauchen einen Puffer zwischen sich – ein Kind. Viele Ehen werden nur durch die Kinder zusammen gehalten. Andernfalls wären sie auseinander gebrochen. Sobald die Kinder da sind, fühlt sich die Mutter für die Kinder verantwortlich, der Vater nimmt seine Pflicht gegenüber den Kindern wahr. Jetzt haben sie eine Brücke.

Und Mutter und Vater, beide sind mit ihren eigenen Verrücktheiten, Problemen und Ängsten beladen. Was werden sie diesen Kindern schon geben? Was haben sie schon zu geben? Sie werden von Liebe reden, sind aber voller Gewalt. Ihre Liebe ist bereits vergiftet. Sie wissen gar nicht, was Liebe ist und dann quälen sie – im Namen der Liebe. Im Namen der Liebe töten sie das Leben in ihren Kindern ab. Sie geben ihrem Leben Struktur. Im Namen der Liebe können sie herrschen, besitzen. Und natürlich sind die Kinder völlig hilflos, also könnt ihr machen, was ihr wollt. Schlagt sie, verbiegt sie in diese oder jene Richtung, zwingt sie, ladet ihnen eure unerfüllten Wünsche und Ambitionen auf und dann werden sie den gleichen Unsinn machen wie ihr selbst.

Ein Vater, eine Mutter zu werden ist nicht so einfach. Wenn du ganz bist, werde Mutter, werde Vater. Dann wirst du ein Kind zur Welt bringen, das ein freies Wesen sein wird, das heil und ganz sein wird, das anmutig sein wird – ein Geschenk an die Welt. Und es wird die Welt ein wenig besser machen, als sie ist. Sonst nicht, sonst bist du genug.

> Sei einfach du selbst, was immer der Preis sein mag – sei du selbst. Sei aufrichtig. Am Anfang wird sich viel Angst melden. Denn du hältst dich für einen großen Menschen und nun plötzlich entpuppst du dich als ein ganz gewöhnlicher Mensch. Das macht Angst und dein Ego wird sich verletzt fühlen; aber lass es sich ruhig verletzt fühlen. Ja, lass es verhungern und sterben! Hilf ihm zu sterben. Sei ganz normal, sei einfach und dann wirst du ganz werden.

So wird die Anspannung von dir abfallen und es wird nicht mehr nötig sein, ständig eine Schau abzuziehen. Was für ein enormer Druck – ständig im Rampenlicht, ständig im Schaufenster zu stehen, immer darauf bedacht, was die Leute wohl denken mögen und was du alles tun musst, um zu beweisen, dass du etwas Besonderes bist. Aber denk auch an die anderen: Sie machen es ganz genauso!

Alle Welt macht sich ständig Gedanken und Sorgen, weil jeder etwas darstellen will, was er nicht ist – und die anderen machen es genauso. Und keiner will ja einsehen, wie toll du bist. Sie wissen, dass du es gar nicht bist, denn wie sollten sie dich für toll halten können, wo sie doch selber so toll sind! Du weißt doch auch, dass niemand so toll ist wie du. Ihr mögt das nicht laut sagen, aber im stillen Kämmerlein glaubt das jeder.

Versuch auf dem Teppich zu bleiben. Laufe auf dem Boden der Tatsachen. Wenn du einfach bist, wirst du plötzlich viele Türen aufgehen sehen, die dir vorher verschlossen waren, weil du zu verspannt warst. Entspanne!

14

Jenseits von Vergangenheit und Zukunft

Nur weil du etwas begehrst,
konstruierst du die Zukunft.
Nur weil du festhältst,
erfindest du die Vergangenheit.

Zukunft und Vergangenheit sind mentale Zustände
und nicht Bestandteile der Zeit.
Zeit ist ewig. Sie ist nicht unterteilt.
Sie ist eins, ein Ganzes.

Die wirkliche Zeit ist kein Prozess,
sondern eine Gleichzeitigkeit.

Sobald die Zeit kein Ablauf mehr ist,
sondern ein Meer von Energie – ein ewiges Jetzt,
gewinnst du Einblick in alles.

Was ist „Zeit?" Jetzt stellt Patanjali die zeitlose Frage, die ewige Frage. Er stellt sie erst ganz am Ende des *vibhuti pada;* denn zu wissen, was Zeit ist, ist das größte Wunder. Zu wissen, was Zeit ist, bedeutet zu wissen, was Leben ist. Zu wissen, was Zeit ist, bedeutet zu wissen, was Wahrheit ist.

Ehe wir auf die Sutras eingehen, gibt es zunächst noch vieles zu verstehen; es wird uns als Einleitung zu den Sutras dienen. Was wir gemeinhin Zeit nennen, ist nicht die wirkliche Zeit, sondern die chronologische Zeit. Man muss sich daran erinnern, dass man die Zeit in eine dreifachen Weise einteilen kann: Die ‚chronologische', die ‚psychologische' und die ‚wirkliche' Zeit.

Die chronologische Zeit ist die Uhrzeit. Sie dient einem praktischen Zweck, sie ist nicht real. Sie ist eine Konstruktion, die auf einer gesellschaftlichen Abmachung beruht. Dieser Vereinbarung nach hat der Tag vierundzwanzig Stunden. Es ist absolut willkürlich zu sagen, die Erde drehe sich binnen vierundzwanzig Stunden einmal um die eigene Achse. Wir sind es gewesen, die diese Umdrehung in vierundzwanzig Stunden eingeteilt haben. Dann haben wir beschlossen, eine Stunde in sechzig Minuten zu unterteilen. Es gibt keinen zwingenden Grund, sie so zu unterteilen. Eine andere Zivilisation hätte eine andere Einteilung vornehmen können. Wir könnten eine Stunde auch in hundert Minuten einteilen und niemand kann uns daran hindern. Dann haben wir jede Minute in sechzig Sekunden eingeteilt. Das ist genauso willkürlich und ist einfach nur nützlich. Das ist die Uhrzeit; sie wird einfach gebraucht; ohne sie würde das gesellschaftliche Leben nicht funktionieren können. Je komplexer eine Gesellschaft wird, desto mehr ist sie von der chronologischen Zeit besessen.

Die Menschen der Naturvölker brauchen keine Armbanduhr. Was sollen sie damit? Ein zivilisierter Mensch aber kann ohne Armbanduhr nicht leben. Es ist praktisch unmöglich, in einer zivilisierten Gesellschaft ohne Uhr zu leben; die gesamte Gesellschaft richtet sich nach der Uhr, gelegentlich sogar bis ins Lächerliche. Sobald sich euer ganzes Denken nur noch an der Uhr ausrichtet, vergesst ihr, dass sie nur einem praktischen Zweck dient und nicht die wirkliche Zeit ist.

Tiefer als diese chronologische Zeit ist eine andere Zeit; sie ist zwar auch nicht die wirkliche Zeit, aber wirklicher als die chronologische Zeit – es ist die psychologische Zeit. Ihr habt in eurem Inneren eine Uhr, eine biologische Uhr. Die Frauen nehmen sie mehr wahr als Männer … aber auch nicht mehr lange, denn sie tun heute alles, um wie die Männer zu werden. Dennoch folgt ihr Körper einer inneren Uhr: Alle achtundzwanzig Tage setzt die Menstruation ein. Der Körper funktioniert wie eine innere Uhr, eine biologische Uhr.

Wenn ihr einmal darauf achtet, werdet ihr sehen, dass sich jeden Tag zu seiner Zeit der Hunger meldet. Wenn ihr wohlauf und gesund seid, dann halten sich eure Bedürfnisse an ein bestimmtes Muster und dieses Muster wiederholt sich. Es wird immer nur dann unterbrochen, wenn es einem nicht gut geht; ansonsten funktioniert der Körper sehr sanft in einem gewohnten Muster. Und einer, der sich dieses Musters bewusst ist, wird lebendiger leben als jemand, der nach der Uhr lebt; er ist der Wirklichkeit näher.

Die chronologische Zeit ist festgelegt. Sie muss deshalb festgelegt sein, weil die Gesellschaft auf sie angewiesen ist; aber die psychologische Zeit ist fließend, sie ist nicht so starr, denn jeder Mensch hat seine eigene Psychologie, seinen eigenen Kopf. Hast du es beobachtet? Wenn man froh ist, vergeht die

Zeit wie im Fluge. Die Uhr hat nichts mit dir zu tun, sie hat ihr eigenes Tempo: Alle sechzig Sekunden rückt sie eine Minute vor und alle sechzig Minuten eine Stunde. Dies setzt sich einfach fort, gleichgültig, ob du froh oder traurig bist. Wenn du traurig bist, lebst du in einer anderen Zeit als wenn du froh bist. Wenn plötzlich der oder die Geliebte kommt, unerwartet anklopft, bleibt die Zeit geradezu stehen. Stunden werden vergehen – ihr mögt gar nichts Besonderes tun, einfach nur die Hände halten, dasitzen und auf den Mond schauen – Stunden werden vergehen und euch wird es scheinen, als wären es nur Minuten gewesen. Die Zeit vergeht sehr sehr schnell, wenn du glücklich bist. Wenn du unglücklich bist – es ist jemand gestorben, jemand, den du geliebt hast und nun ist er tot – dann kriecht die Zeit geradezu, vergeht ganz, ganz langsam.

Die chronologische Zeit ist Geschichte und die psychologische Zeit ist Mythos. Das ist der Unterschied zwischen Geschichte und Mythos. Im Westen schreibt man Geschichte, im Osten Mythen. Die chronologische Zeit ist der nach außen gerichtete Geist, die psychologische Zeit ist der nach innen gerichtete Geist und die wirkliche Zeit ist Nicht-Geist.

Die wirkliche Zeit ist kein Prozess, sondern eine Gleichzeitigkeit. Zukunft, Vergangenheit und Gegenwart sind nicht drei von einander getrennte Formen; deswegen brauchen sie auch nicht miteinander verbunden zu werden. Die wirkliche Zeit ist das ewige Jetzt, ist Ewigkeit. Es ist nicht so, dass die Zeit vorbei, an dir vorbei ginge. Wohin sollte sie gehen? Sie würde ein weiteres Medium brauchen, um hindurch gehen zu können und wohin würde sie gehen und woher würde sie kommen? Sie ist da – oder vielmehr: Sie ist hier. Zeit ist. Sie ist kein Prozess.

Wenn man samyama auf den gegenwärtigen,
auf den vergangenen und auf den zukünftigen Augenblick richtet,
entsteht ein Wissen, das aus der Bewusstheit der
letzten und höchsten Wirklichkeit kommt.

Wenn du dein *samadhi*-Bewusstsein auf den Verlauf der Zeit richtest – also auf den gegenwärtigen Augenblick, auf den vergangenen Augenblick und auf den kommenden Augenblick – leuchtet, im Lichte deines *samadhi*, blitzartig die letztendliche Wirklichkeit auf. Denn sobald du mit *samadhi* hinschaust, gibt es keinen Unterschied mehr zwischen Gegenwart, Zukunft und Vergangenheit, sie lösen sich auf. Die Unterscheidung passt nicht mehr. Plötzlich wirst du der Ewigkeit gewahr. Dann wird Zeit zur Gleichzeitigkeit. Dann geht nichts vorbei, trifft nichts ein; alles ist, es ist.

Sobald du die Zeit mit den Augen des *samadhi* siehst, verschwindet sie. Aber dies ist das letzte Wunder; danach kommt nur noch *kaivalya*, die Befreiung. Wenn die Zeit verschwindet, verschwindet alles. Denn die ganze Welt von Begierde, von Ehrgeiz, von Antrieb beruht lediglich auf einem irrigen Zeitbegriff. Die Zeit wird durch Begehren erzeugt – die Zeit als Abfolge von Vergangenheit, Gegenwart und Zukunft. Dies gehört zu den größten Erkenntnissen der Weisen im Osten: Dass die Zeit, als Ablauf gesehen, in Wirklichkeit nur die Projektion der Begierde ist. Nur weil du etwas begehrst, konstruierst du die Zukunft. Und nur weil du festhältst, erfindest du die Vergangenheit. Weil du das, was dir gar nicht mehr bevorsteht, nicht lassen kannst und dich an es klammern möchtest, erzeugst du die Erinnerungen. Und weil du das, was noch gar nicht eingetreten ist, auf deine Weise herbeisehnst, erzeugst du die Zukunft. Zukunft und Vergangenheit sind mentale

Zustände und nicht Bestandteile der Zeit. Zeit ist ewig. Sie ist nicht unterteilt. Sie ist eins, ein Ganzes. Wer erkannt hat, was der Augenblick und der Ablauf der Zeit ist, wird des Höchsten gewahr.

Sich der Zeit bewusst werden heißt also, sich der letzten Dinge bewusst werden. Warum? Weil das Höchste als wirkliche Zeit existiert.

Hieraus ergibt sich die Fähigkeit,
zwischen ähnlichen Gegenständen zu unterscheiden,
die weder durch Klasse und Charakter noch durch Ort
zu identifizieren sind.

Sobald du das Höchste erkennst, entsteht in dir eine völlig andere Art des Wissens. Im Augenblick organisiert sich dein Erkennen über das Äußere. Jemand kommt, du schaust auf die Kleidung und denkst: „Aha, eine Frau!" oder „Ein Mann!" Du siehst einen Baum und sagst: „Aha, eine Kiefer!", weil du die passende Beschreibung kennst. Aber dies sind alles nur äußere Merkmale.

Wenn die Zeit verschwindet und Ewigkeit dich umgibt, wenn die Zeit kein Ablauf mehr ist, sondern ein Meer von Energie – ewiges Jetzt –, dann gewinnst du Einblick in alles und du kannst es ohne äußerliche Definitionen erkennen.

Die höchste Erkenntnis ,
geboren aus dem Gewahrwerden der Wirklichkeit,
steht über allem. Sie beinhaltet das gleichzeitige Erkennen aller Dinge,
erstreckt sich auf sämtliche Objekte und Abläufe
in Vergangenheit, Gegenwart und Zukunft
und ist jenseits weltlichen Geschehens.

Das Sehen des Auges hat nur eine beschränkte Reichweite; deswegen wirkt das Leben wie ein Ablauf. Du sitzt z.B. unter einem Baum und die Straße ist leer und plötzlich taucht von links ein Mann auf, er geht zur rechten Seite hinüber und verschwindet wieder, nachdem er eine Weile gelaufen ist. Im Baum oben sitzt auch jemand. Lange bevor du den Mann sehen konntest, war er bereits im Sichtfeld des Mannes über dir gewesen. Wenn der Mann für dich verschwindet, verschwindet er nicht für denjenigen, der im Baum sitzt. Aber nach einer Weile verschwindet der Mann auch für diesen Beobachter. Aber da ist noch jemand in einem Hubschrauber: Dessen Sicht reicht noch weiter, der Mann geht immer noch – lange bevor du ihn auf der Straße sehen konntest und noch lange, nachdem er für dich entschwunden war.

Genauso verhält es sich mit allem: Je höher man steigt, desto näher kommt man dem *sahasrara* – du erklimmst den Baum des Lebens. Das *sahasrara* ist der höchste und letzte Punkt, von dem aus du sehen kannst. Es gibt keine Höhe darüber hinaus. Vom *sahasrara* aus siehst du alles – alles bewegt sich fortwährend weiter und weiter. Nichts steht still und nichts verschwindet.

Das ist sehr schwer zu verstehen – so schwer wie die Erklärung der Physiker zum winzigsten Element, jenem Quantum oder Teilchen, das sowohl als Welle als auch als Partikel, sowohl als Punkt als auch als Linie zu beschreiben ist. Die höchste Erkenntnis transzendiert alle Dualitäten, alle Gegensätze von Sein und Werden, von Festem und Beweglichem, von Welle und Teilchen, von Leben und Tod, von Vergangenheit und Zukunft, kurz alle Dualitäten, alle Gegensätze. Sie transzendiert alle Gegenstände des Wissens. Für dieses Bewusstsein gebraucht man das Wort „allwissend" –

alles existiert für es gleichzeitig. Dies ist sehr schwer zu verstehen, praktisch unmöglich zu begreifen. Es bedeutet: Wenn dich ein Mensch der höchsten Erkenntnis anschaut, sieht er, wie du noch im Mutterleib bist und gleichzeitig, wie du gerade zur Welt kommst und gleichzeitig wie du dann als Kind immer älter wirst, wie du ein junger Mann wirst und nun eine Frau findest, sie liebst und wie dann deine Kinder geboren werden und du alt wirst und stirbst und die Leute dich in Trauer zu Grabe tragen ... alles gleichzeitig. Das Ganze hat er in dieser Totalität vor Augen.

Schwer zu verstehen, wie soll das gehen? Soeben kommt ein Kind zur Welt: Wie kann es im selben Moment sterben? Entweder ist es ein Säugling oder ein junger Mensch oder ein alter Mensch, entweder im Mutterleib oder im Sarg, entweder in der Wiege oder im Grab. Aber das ist unsere Aufteilung, weil wir nur mit begrenzten Augen sehen.

Normaler Weise sehen wir alles in einem allmählichen Ablauf, als Karma: Ein Kind wird zum Jugendlichen, ein junger Mann wird alt – ganz langsam, so wie auf der Leinwand das Filmgeschehen in Zeitlupe abläuft. Auf die Art sehen wir es. Aber das letzte und höchste Erkennen ist allumfassend und absolut. In einem einzigen Augenblick ist alles offenbart.

Normaler Weise gehen wir mit einer winzigen Taschenlampe durch die finstere Nacht. Während im Schein der Lampe ein Baum aufleuchtet, liegen andere Bäume im Dunkel verborgen. Wenn der Lichtkegel auf andere Bäume fällt, taucht der erste Baum ins Dunkel zurück. Du kannst immer nur ein kleines Wegstückchen sehen. Jenes letzte Erkennen dagegen ist wie ein Blitz: Plötzlich erfasst du den ganzen Wald mit einem einzigen Blick. Aber dies alles ist nur symbolisch gemeint. Überdehn und streck diese Symbole nicht allzu sehr.

Sie sind nur feine Andeutungen. In Wirklichkeit kann nichts gesagt werden.

Also: Chronologische Zeit ist Politik, Geschichte, Ökonomie, Geld, Dinge, Intellekt, Marktwirtschaft, Wall Street.

Psychologische Zeit ist Traum, Mythos, Dichtung, Liebe, Kunst, Intuition, Malerei, Tanz, Theater.

Wirkliche Zeit ist Existenz und Meditation.

Authentisch sein ist die vorrangige Eigenschaft des Suchers – nicht von der Wahrheit abzuweichen, in keiner Weise zu betrügen. Wenn du andere betrügst, wirst du am Ende von deinen eigenen Betrügereien eingeholt. Wenn du eine Lüge allzu oft wiederholst, kommt sie dir fast schon wie Wahrheit vor. Wenn andere dir deine Lügen abnehmen, beginnst du selbst daran zu glauben. Glaube ist ansteckend. Nur so konnten wir in der Misslichkeit landen, in der wir uns befinden. Die erste Lüge, die wir als Wahrheit übernommen haben, lautet: „Ich bin ein Körper." Daran glaubt jeder. Ihr werdet in eine Kultur hinein geboren, die daran glaubt, dass wir Körper sind. Jeder reagiert als Körper; niemand antwortet als Seele.

Erinnere dich an den Unterschied zwischen Reaktion und Antwort. Eine Reaktion ist mechanisch. Eine Antwort geschieht hellwach, aufmerksam und bewusst. Wenn sich auf einen Knopfdruck hin der Ventilator in Gang setzt, ist das eine Reaktion. Wenn du auf den Knopf drückst, überlegt der Ventilator nicht: „Soll ich oder soll ich nicht?" Wenn du das Licht anschaltest, geht der Strom nicht auf dich ein, es geschieht mechanisch. Zwischen deinem Knopfdruck und dem Fließen des Stroms ist keinerlei Abstand. Es gibt keine Sekunde des Überlegens, keinen Augenblick von Aufmerksamkeit und Bewusstheit.

Wenn du immer nur reagierst – irgendwer beleidigt dich und du wirst wütend; irgendwer sagt etwas und du wirst traurig; irgendwer sagt etwas und du wirst sehr glücklich – wenn alles nur Reaktion ist, ein Reagieren auf Knopfdruck, dann wirst du langsam dem Glauben verfallen, Körper zu sein.

Dein Körper ist ein Mechanismus. Er ist nicht du. Du lebst zwar in ihm, er ist dein Dach überm Kopf, aber du bist nicht er. Du bist absolut etwas anderes.

Dies ist die erste von unseren verkrüppelnden Lebenslügen. Dann gibt es noch eine weitere Lüge: „Ich bin mein Verstand." Und diese geht natürlich tiefer als die erste, denn der Verstand steht dir näher als der Körper. Ständig denkst du Gedanken, träumst du Träume und sie kommen dir so nah, dass sie fast dein Sein berühren, dich umgeben. Du beginnst ihnen zu glauben. Dann wirst du zu deinem Verstand. Der Verstand reagiert ebenfalls.

Zu einer Seele wirst du erst in dem Augenblick, da du zu antworten beginnst. Antworten bedeutet, dass du nicht mehr mechanisch reagierst. Du betrachtest, du meditierst, du gestattest deinem Bewusstsein den nötigen Raum, um eine Entscheidung zu treffen. Du bist der entscheidende Faktor. Jemand beleidigt dich: Bei einer Reaktion ist der andere der entscheidende Faktor. Es kommt zur Reaktion, er hat dich manipuliert. In der Antwort bist du der entscheidende Faktor: Jemand beleidigt dich – dies steht nicht im Vordergrund, es ist zweitrangig. Du denkst darüber nach, ob du dies oder jenes tun solltest. Du bist nicht überwältigt, du bleibst unberührt, im Abstand. Du bleibst der Beobachter. Vergiss nicht: Je mehr du dich in Lügen verstrickst – mögen sie dir anfangs auch noch so profitabel erscheinen – am Ende wirst du sehen, dass sie dein ganzes Dasein vergiftet haben.

Sei authentisch. Wenn du authentisch bist, entdeckst du früher oder später, dass du nicht der Körper bist. Denn Authentizität kann sich auf Dauer nichts vormachen. Es wird langsam Tag, die Augen nehmen immer mehr wahr und plötzlich kannst du erkennen: Gewiss, du befindest dich zwar im Körper, aber du bist nicht der Körper. Wenn eine Hand gebrochen ist, bist nicht du gebrochen. Wenn du ein gebrochenes Bein hast, bist nicht du gebrochen. Wenn Kopfschmerzen da sind, dann weißt du, was Kopfschmerzen sind, aber du bist sie nicht. Wenn du Hunger verspürst, weißt du vom Hunger, aber nicht du bist hungrig. So wird nach und nach die grundlegende Lüge unterlaufen. Dann kannst du tiefer gehen und deine Gedanken sehen, sehen, wie Träume durch dein Bewusstsein ziehen. Dann kannst du unterscheiden – was Patanjali viveka nennt – dann kannst du unterscheiden, was die Wolke ist und was der Himmel.

Gedanken sind wie Wolken, die den leeren Raum durchziehen. Dieser leere Raum ist der wirkliche Himmel, nicht die Wolken – die kommen und gehen. Nicht die Gedanken, sondern der leere Raum ist die Wirklichkeit, in welcher diese Gedanken auftauchen und verschwinden.

Jetzt muss ich von einem Prinzip sprechen, welches aus der Sicht des Yoga dein Sein grundlegend bestimmt. Genau wie die Physiker denken, dass alles nur aus Energie besteht, ist in der Yogawissenschaft letztlich alles Klang-Energie. Klang ist das Grundelement der Existenz, sie ist Schwingung, Leben ist nichts anderes als ein Ausdruck von Stille. Aus der Stille kommen wir und in die Stille lösen wir uns wieder auf. Stille, Raum, Nichts, Nichtsein – das ist der innerste Kern, ist die

Nabe des Rades. Erst wenn du zu dieser Stille findest, zu diesem Raum, wo nichts mehr übrig ist außer deinem reinen Sein, kann Befreiung stattfinden.

Im Yoga wird dein Sein in vier Schichten unterteilt. Ich spreche zu dir – das ist die letzte Schicht; Yoga nennt sie *vaikhari,* was Reifung bedeutet, Erblühen. Aber bevor ich zu dir spreche, bevor ich etwas äußere, macht es sich in mir als Gefühl, als Erfahrung bemerkbar. Das ist die dritte Schicht. Yoga nennt sie *madhyama,* das Mittlere. Aber ehe etwas innerlich erfahrbar wird, ist es bereits in Saatform vorhanden. Dies ist nicht so ohne weiteres wahrnehmbar, außer in tiefer Meditation, außer du bist so ruhig geworden, dass du selbst die Regungen innerhalb eines Saatkorns, das erst noch sprießen muss, zu empfangen vermagst. Es ist sehr feinstofflich. Yoga nennt diese Schicht *pashyanti.* Dieses Wort bedeutet: Zurückblicken, auf den Ursprung blicken. Und jenseits davon liegt dein ursprüngliches Sein, aus welchem alles entspringt. Das wird *para* genannt, das Transzendentale, das Jenseitige.

Wenn du mit einem Mantra arbeitest und in einem Rhythmus *aum, aum, aum* wiederholst, muss es anfangs laut ausgesprochen werden – *vaikhari.* Danach nur innerlich: *Aum, aum, aum* – nichts dringt nach außen – *madhyama.* Danach muss selbst das noch unterbleiben; jetzt wiederholt es sich ganz von alleine. Du hast dich so sehr darauf eingestimmt, dass du es nicht mehr zu artikulieren brauchst und es geht weiter und weiter, von sich aus – *aum, aum, aum.* Jetzt bist du eher zum Zuhörer denn zum Sprecher geworden. Du kannst zuhören und zuschauen und siehst: Jetzt ist daraus *pashyanti* geworden – du blickst zum Ursprung zurück; jetzt wenden sich deine Augen der Quelle zu. Und dann, nach und nach löst sich auch das *aum* ins Formlose auf: Plötzlich ist nur noch

Leere da und sonst nichts. Es ist kein *aum, aum, aum* mehr zu hören – es ist überhaupt nichts zu hören. Weder gibt es da etwas zu hören, noch ist da jemand, der hört: Alles hat sich aufgelöst.

Nun, wenn du allzu sehr Dingen anhaftest, wirst du auf der Ebene von *vaikhari* bleiben. Wenn du zu sehr am eigenen Körper haftest, wirst du auf der Ebene von *madhyama* bleiben. Wenn du zu sehr an deinem Verstand haftest, wirst du auf der Ebene von *pashyanti* bleiben. Wenn du nirgends mehr anhaftest, löst du dich plötzlich im *para*, im Transzendentalen, im Jenseitigen auf. Das ist Befreiung.

> Frei werden heißt: Nach Hause zurückkehren. Wir haben uns weit davon entfernt. Aus dem Nichts kommt das Saatkorn, aus dem Saatkorn ein Spross, dann ein großer Baum, schließlich Blüten und Früchte: Wie weit sich alles vom Ursprung entfernt hat! Aber die Frucht fällt zurück auf die Erde: Der Kreis schließt sich. Stille ist der Anfang, Stille ist das Ende. Aus dem reinen Raum kommen wir und in den reinen Raum gehen wir. Wenn sich der Kreis nicht schließt, dann ist dein Sein irgendwo stecken geblieben, dann bist du gewissermaßen festgefahren, du kommst nicht vom Fleck, hast keinen Antrieb, keine Energie und fühlst kein Leben mehr.

Durch Yoga kannst du dich so lebendig fühlen, dass du den ganzen Kreis, das Rad des Lebens vollenden und wieder zum Anfang zurückfinden wirst. Das Ende ist nichts anderes als der Anfang. Das Ziel ist nichts anderes als die Quelle. Dies ist das Ziel – das reine Bewusstsein. Zu diesem reinen Bewusstsein führen viele Wege. Das Wesentliche aber ist nicht der Weg.

Es kommt auf die Authentizität des Suchenden an. Lass mich dies mit Nachdruck betonen. Reisen kannst du auf jedem beliebigen Wege. Wenn du ehrlich und aufrichtig bist, wirst du zum Ziel gelangen. Manche Wege mögen hart sein, andere mögen leichter sein, manche mögen von Grün gesäumt sein, manche mögen durch Wüsten führen, manche mögen ein herrliches Panorama bieten, manche mögen gar kein Panorama haben, all das ist unwesentlich. Aber wenn du aufrichtig bist und ehrlich und authentisch und wahrhaftig, dann führt jeder Weg zum Ziel.

So kommt es nur auf Eines an: Aufrichtigkeit ist der Weg. Gleichgültig, welchen Weg du einschlägst – wenn du authentisch bist, führt jeder Weg zu ihm. Und ebenso stimmt der Umkehrschluss: Gleichgültig, welchen Weg du einschlägst, – falls du nicht authentisch bist, wirst du nirgends ankommen. Nur deine Aufrichtigkeit führt nach Hause, sonst nichts. Alle Wege sind Nebensache. Die Hauptsache ist es, authentisch zu sein, wahrhaftig zu sein.

Die Identifikation mit dem Körper ist lediglich eine Gewohnheit. Ein Kind kommt zur Welt und weiß nicht, wer es ist und die Eltern müssen ihm irgendeine Identität geben, andernfalls würde es sich in der Welt verlieren. Sie müssen ihm sagen, wer es ist, obschon sie dies selbst nicht wissen. Sie müssen ein Etikett erfinden. Sie geben ihm einen Namen, sie geben ihm einen Spiegel und sagen zu ihm: „Sieh, das hier ist dein Gesicht. Schau! Dies hier ist dein Name, dein Heim, deine Kaste, deine Religion, dein Land“. Diese Identifikationen verhelfen ihm zu einem Gefühl davon, wer es ist – ohne zu wissen, wer es ist. Sie sind Gewohnheiten.

Und dann verfestigen sich diese Gewohnheiten sosehr, dass du selbst dann noch, wenn dir eines Tages klar wird, wie unsinnig es ist, dich für einen Inder, Hindu, Muslimen, Christen oder Chinesen zu halten, die alte Gewohnheit einfach nicht los wirst.

> Ein wahrer Rebell ist, wer die Tradition so tief, so völlig aufgibt, dass er nicht einmal mehr gegen sie sein kann. Er ist weder dafür noch dagegen; dann ist er frei. Wenn du dagegen bist, bist du immer noch nicht frei. Wenn du noch gegen irgendetwas bist, bleibst du noch der Sache verhaftet. Die Bindung ist geblieben.

Das Leben ist normaler Weise nichts als eine Gewohnheit. Wer sich dessen nicht bewusst wird, nicht wirklich bewusst wird, der hat kaum Chancen, da herauszufinden.

Manchmal kommt es vor, dass es einem gelingt, eine schlechte Gewohnheit in eine gute Gewohnheit umzuwandeln; und dann freuen sich alle, sie sind zufrieden mit dir. Nur Yoga gibt sich damit nicht zufrieden. Du kannst mit dem Rauchen aufhören und statt dessen anfangen ein Mantra zu wiederholen. Wenn du eines Tages dieses Mantrieren vergisst, wirst du dich unbehaglich fühlen, ähnlich wie du dich als Raucher immer gefühlt hast, wenn du mal einen Tag lang nicht geraucht hast. Es ist dieselbe Sucht nach der Routine dessen, was du sonst immer getan hast, mechanisch. Du kannst aus einer schlechten Gewohnheit eine gute machen, aber Gewohnheit ist nach wie vor Gewohnheit. In den Augen der Gesellschaft mag so etwas gut sein, aber für dein inneres Wachstum ist es belanglos.

Alle Gewohnheiten müssen fallen. Womit ich aber nicht dem Chaos das Wort rede. Ich sage damit nicht, ihr sollt ein völlig hektisches und willkürliches Leben führen, im Zickzack, nein! Lass dein Leben von Bewusstheit bestimmt sein. Es ist durchaus möglich, pünktlich frühmorgens um fünf Uhr aufzustehen, rein gewohnheitsmäßig. Aber man kann auch aus Bewusstheit statt aus Gewohnheit aufstehen. Dies ist ein großer Unterschied, die Qualität ist nicht zu vergleichen. Wenn jemand rein gewohnheitsmäßig um fünf Uhr früh aufsteht, dann lebt er genauso mechanisch wie einer, der gewohnheitsmäßig um neun Uhr aufsteht. Beide sitzen im gleichen Boot und derjenige, der um fünf Uhr aufsteht, wird genauso dumpf sein wie derjenige, der um neun Uhr aufsteht. Die Dumpfheit hängt nicht davon ab, wann man aufsteht. Die Dumpfheit ist eine Frage, ob man aus Gewohnheit oder Bewusstheit aufsteht.

> Wenn du mit Bewusstheit aufstehst, wirst du hellwach sein. Es mag auch neun Uhr morgens sein, aber wenn du bewusst aufstehst, wirst du sensibel sein, wirst du alles klarer sehen und alles wird seine Schönheit haben. Nach langer Ruhe, wenn sich alle Sinne ausgeruht haben, erwachen sie wieder zu Leben, sie werden lebendiger sein. Der Staub ist weggewischt, alles ist klarer. Du bist ausgeruht, bist im Schlaf tief hinunter in dein para, in dein Jenseits gesunken, vergessen waren all deine Gedanken, dein Körper weit zurückgelassen, du warst zu Hause eingekehrt. Jetzt bist du von dort wieder zurückgekehrt – verjüngt, erfrischt.

Je klarer du wirst, desto deutlicher kannst du die Botschaft lesen, die überall geschrieben steht, auf jedem Blatt, auf jeder Blume … es ist Gottes Botschaft. Seine Signatur findet sich überall. Du brauchst nicht erst in der Bhagavad-Gita nachzuschlagen, nicht in der Bibel und auch nicht im Koran. Die

Botschaft des Koran, der Bhagavad-Gita und der Bibel kann man von der ganzen Existenz ablesen. Man braucht nur sehende Augen.

Befreiung wird erlangt,
wenn purusha und sattva gleichermaßen rein sind.

Im Yoga wird die Existenz unterteilt: Das Nicht-Manifeste ist ein Ganzes, im Prozess der Manifestation entsteht Teilung. Zum Beispiel: Du schaust auf einen Rosenstrauch – die Blüten! Du schaust einfach und sagst kein Wort. Du siehst die Rose, ohne im Inneren auch nur ein einziges Wort zu bilden. Diese Erfahrung ist ungeteilt, eins. Wenn du aber zu jemandem sagen möchtest – „Wie schön diese Rosen sind!", hast du, indem du diesen Satz auch nur ausgesprochen hast, auch etwas über Hässlichkeit gesagt: Dass diese Blumen „nicht hässlich" sind. Mit dem Schönen tritt das Hässliche auf den Plan. Wenn man dich fragt: „Was ist Schönheit?", kommst du zu ihrer Definition nicht ohne „Hässlichkeit" aus.

Auf der Ebene von *vaikhari* ist alles Dualität, eindeutig geschieden, ist die Nacht etwas anderes als der Tag, ist der Tod etwas anderes als das Leben, ist Schönheit etwas anderes als Hässlichkeit, ist Licht etwas anderes als Dunkel – da ist alles nach aristotelischer Art fein säuberlich voneinander getrennt, ohne Brücke. Geht etwas tiefer, auf die Ebene von *madhyama*, da ist die Teilung zwar noch vorhanden, aber weniger scharf; Nacht und Tag treffen und vermischen sich, so wie am Abend oder am Morgen. Geht noch tiefer. Auf der Ebene von *pashyanti* ist die Dualität nur noch in Saatform angelegt, sie ist noch nicht vollzogen. Man kann nicht wirklich erkennen, was etwas ist, alles ist undifferenziert. Geht noch weiter in die Tiefe. Auf der Ebene von *para* gibt es die Teilung ‚sichtbar-unsichtbar' nicht mehr.

Auf der Ebene des Ausdrucks teilt Yoga die Wirklichkeit in zwei Bereiche: *purusha* und *prakriti. Prakriti* bedeutet „Materie"; *purusha* bedeutet „Bewusstsein". Wenn ihr nun mit eurem Körper-Mind identifiziert seid, also mit *prakriti*, mit der Natur, mit der Materie, wird beides verunreinigt. Die Verunreinigung wirkt stets in beide Richtungen.

Mit „Unreinheit" ist nichts Abschätziges gemeint. Damit wird nur gesagt, dass ein fremdes Element eingedrungen ist. Damit wird nur ausgesagt: „Es ist etwas eingedrungen, das nicht zum innersten Wesen gehört" – mehr nicht.

Dies Sutra ist wunderschön. Es ist das letzte Sutra im *vibhuti pada* und dessen Höhepunkt. Dieses Sutra besagt, dass du unrein bist, dein Körper unrein ist, wenn du dich mit deinem Körper identifizierst. Und dass du unrein bist, dein Mind unrein ist, wenn du dich mit ihm identifizierst. Und dass, wenn du nicht identifiziert bist, beides rein wird.

Dies mag wie ein Paradoxon erscheinen. Der Mind eines *siddha* oder eines Buddha, eines „Angekommenen" also, wirkt „in Reinheit", dessen Genius kommt ungetrübt zur Geltung; all seine Fähigkeiten werden rein.

Das Sutra lautet: Befreiung wird erlangt, wenn *purusha* und *sattva* gleichermaßen rein sind.

Sattva ist der höchste Punkt von *prakriti*, von Natur, Materie. *Sattva* bedeutet „Intelligenz" und *purusha* bedeutet „Bewusstheit". Weil sich Intelligenz und Bewusstheit sehr ähnlich sind, führt dies zu einer subtilen Verwechslung. Intelligenz und Bewusstheit ähneln sich dermaßen, dass du einen intelligenten Menschen so manches Mal auch für einen bewussten Menschen halten magst. Dies ist aber nicht so.

Aber wie zur Befreiung gelangen? Zunächst musst du zur Reinheit von *sattva,* deiner Intelligenz finden. Geh also tiefer. *Vaikhari* ist manifestierte Intelligenz; *madhyana* ist Intelligenz, die sich nur dir selber zeigt, nicht der Welt; *pashyanti* ist Intelligenz in der Form eines Samens und *para* ist Bewusstheit.

> Beende nach und nach deine Verhaftung: Beginne damit, deinen Körper als Instrument zu sehen, als ein Medium, als einen Wohnort und erinnere dich daran, sooft du nur kannst. Nach und nach wird sich diese Erinnerung festsetzen. Dann beginne mit dem Mind. Erinnere dich daran, dass du nicht der Mind bist. Diese Erinnerung wird dir helfen, dich von ihm zu trennen.

Sobald du vom Körper-Mind getrennt bist, wird dein *sattva* rein sein. Dein *purusha* ist ohnehin immer rein gewesen, auch wenn ihm deine Identifikation mit der Materie den Anschein von Unreinheit verliehen hat. Sobald beide Spiegel rein sind, spiegelt sich nichts darin. Wo zwei Spiegel einander gegenüber stehen, wird nichts gespiegelt, sie bleiben leer.

Dieser Punkt der absoluten Leere ist die Befreiung. Befreit wird man nicht von der Welt; es ist die Befreiung von der Identifizierung. Sei nicht identifiziert, sei mit gar nichts identifiziert. Erinnere dich ständig daran, dass du der Zeuge bist. Verliere nie die Warte des Zeugeseins; dann wird eines Tages deine innere Bewusstheit aufgehen – so als gingen Tausende Sonnen auf – gleichzeitig.

Das ist es, was Patanjali *kaivalya* nennt – Befreiung.

Das Wort *kaivalya* will verstanden sein. In Indien haben verschiedene Meister verschiedene Wörter für das Höchste und Letzte benutzt. Mahavira spricht von *moksha.* Richtig übersetzt heißt das: Absolute Freiheit – keinerlei Fessel mehr, alle Gefängnismauern sind gefallen. Buddha hat das Wort Nirvana benutzt. Nirvana bedeutet: Das Erlöschen des Ego. So, wie man eine Kerze löscht und die Flamme einfach verschwindet, genauso verschwindet die Flamme des Ego: Du bist plötzlich keine Wesenheit mehr. Der Tropfen hat sich im Meer aufgelöst; oder das Meer hat sich im Tropfen aufgelöst. Es bedeutet: Sich auflösen, verlöschen.

Patanjali benutzt das Wort *kaivalya*. Das Wort bedeutet: Absolutes Alleinsein. Du bist an einen Punkt gelangt, wo es den anderen nicht mehr gibt, nichts anderes mehr. Jetzt kann man nicht mehr von einem „Ich" sprechen, denn jedes Ich steht im Bezug zu einem Du und das Du ist verschwunden. *Kaivalya*, nur noch Alleinsein – aber verstehe: Dieses Alleinsein hat nichts mit deiner Einsamkeit zu tun. In der Einsamkeit ist „der andere" vorhanden, er wird gefühlt, als Abwesenheit empfunden. Darum ist Einsamkeit etwas so Trauriges. Wer „einsam" ist, sagt damit, dass er das Bedürfnis nach jemandem anderen verspürt. Im Alleinsein ist das Bedürfnis nach einem anderen verschwunden. Du bist genug, du brauchst nichts, wünschst nichts, du musst nirgendwohin. Genau dies meint Patanjali, wenn er sagt: „Du bist nach Hause gekommen." Das ist es, was Befreiung nach seiner Definition bedeutet; das ist sein Nirvana oder sein *moksha*. Blitzhafte Ahnungen davon können auch dir kommen.

Setz dich still hin und löse dich von den Dingen. Schließe die Augen, vergiss die Welt, nimm sie, auch wenn sie existiert, als Traum. Dann schau dir deine Vorstellungen an und sei dir im Klaren, dass sie vorüberziehende Wolken sind – du bist es nicht. Löse dich von ihnen und plötzlich

> sind sie fort. Sofort meldet sich der Gedanke: „Ich habe mich losgelöst!" Das ist prashyanti. Jetzt löse dich auch hiervon, denn sonst bleibst du da hängen. Lass davon ab und registriere auch diese Vorstellung einfach nur als Zeuge. Plötzlich explodierst du ins Nichts. Vielleicht nur für einen Sekundenbruchteil, aber jetzt hast du einen Geschmack von Tao, einen Geschmack von Yoga und Tantra, jetzt hast du einen Geschmack von der Wahrheit bekommen. Und wenn du ihn nur einmal gehabt hast, wird es von Mal zu Mal einfacher – erlaube es, werde dafür empfänglich, erreichbar. Je mehr du auf diesem Wege weiter schreitest, desto klarer siehst du den Weg vor dir. Eines Tages gehst du dann nach innen und kommst nicht mehr zurück – *kaivalya.*

Das nennt Patanjali die absolute Befreiung. Das ist das Ziel für den Osten. Im Osten hat man das Ziel sehr viel höher gesteck als im Westen. Dem Westen gilt der Himmel als das Höchste – nicht so dem Osten. Für Christen, Muslime und Juden ist der Himmel das Höchste der Gefühle; darüber gibt es nichts mehr. Aber im Osten haben wir genauer gearbeitet, haben tiefer geschürft, sind der Wirklichkeit bis auf den Grund gegangen – bis dorthin, wo der Bohrer plötzlich ins Leere stößt und es nichts mehr zu bohren gibt.

Der Himmel ist ein Wunsch, der Wunsch nach dem Glück; die Hölle ist eine Angst, die Angst vor dem Unglück. Die Hölle ist der Inbegriff des Schmerzes; der Himmel ist der Inbegriff des Genusses. Aber sie sind nicht Freiheit.

Frei bist du, wenn du weder Schmerz noch Genuss empfindest. Frei bist du, wenn die Dualität wegfällt. Frei bist du, wenn es weder Himmel noch Hölle gibt: *Kaivalya.*

So gelangt man zur äußersten Reinheit.

Dies war von jeher das Ziel im Osten – und für mich ist dies das Ziel der gesamten Menschheit.

15

Die Konstruktionen des Geistes verlassen

Die Mitte der künstlichen Vorstellungswelt
ist das Ego.

Die Kunst der Befreiung ist nichts weiter
als die Kunst der De-Hypnotisierung.

Das ganze Bestreben des Yoga besteht darin,
die Hindernisse aus dem Weg zu räumen –
via negativa.

Jetzt ist die einzige Realität
und Hier ist die einzige Existenz.

Der Mensch ist ziemlich verrückt – verrückt, weil er etwas sucht, was er schon hat. Verrückt, weil er nicht wahrnimmt, wer er ist; verrückt, weil er Hoffnungen und Wünsche hegt und sich am Ende enttäuscht fühlt. Die Enttäuschung kann nicht ausbleiben, weil du dich durch Suchen nicht selber finden kannst – du bist bereits da. Das Suchen muss aufhören; die Suche muss unterbleiben. Das ist das größte Problem, vor dem du stehst, dem du dich stellen musst.

Das Problem ist, dass du etwas hast und danach suchst. Wie kannst du es dann finden? Du bist zu sehr mit Suchen beschäftigt, als dass du das, was du längst schon hast, erkennen könntest. Bevor nicht alles Suchen aufhört, wirst du es nicht erkennen können. Das Suchen richtet deine Aufmerksamkeit auf irgendetwas in der Zukunft, während das, was du suchst, bereits hier ist – jetzt, genau in diesem Moment. Das, was du suchst, liegt im Suchenden selbst verborgen: Der Sucher ist das Gesuchte! Von daher so viel Neurose, so viel Verrücktheit.

Sobald du deinen Sinn auf etwas Äußeres richtest, verfolgst du eine Absicht: Deine Aufmerksamkeit ist nicht mehr frei. Wer wie gebannt nach etwas sucht, hat ein eingeschränktes Bewusstsein, klammert alles andere aus, lässt nur noch seinen Wunsch, seine Hoffnung, seinen Traum gelten. Um das zu erkennen, was du bist, brauchst du keinerlei Absicht zu haben; du brauchst Aufmerksamkeit, einfach nur Aufmerksamkeit, nirgendwohin wollend – uneingeengte Bewusstheit, Bewusstheit im Hier-Jetzt, nirgendwo anders.

Es ist aber so, als wärest du hypnotisiert worden und nun weißt du nicht, wie du da herauskommen könntest. Dein Lebensstil ist verrückt und krankhaft. Er erzeugt mehr Elend, als dass er dich glücklich machen würde.

Deine ganze Lebensweise führt dich immer mehr, immer tiefer, immer näher zur Hölle. Das Paradies ist ein frommer Wunsch; die Hölle ist schon Realität. Du lebst in der Hölle und träumst vom Himmel. Bei Licht besehen ist das ‚Paradies' eine Art Beruhigungsmittel. Es verleiht Hoffnung. Aber all deine Hoffnungen werden enttäuscht werden. Die Hoffnung auf das Paradies erzeugt lediglich die Hölle der Frustration. Vergiss das nicht, wenn du recht verstehen willst, worauf Patanjali im *kaivalya pada*, in seinem letzten Kapitel, hinaus will.

Worin besteht die Kunst der Befreiung? Die Kunst der Befreiung ist nichts anderes als eine Kunst der De-Hypnotisierung. Wie werde ich meine hypnotisierte Geistesverfassung los? Wie werde ich meine Konditionierungen los? Wie bekomme ich die Realität in den Blick, ohne dass sich irgendwelche Vorstellungen zwischen mir und das Wirkliche schieben? Wie kann ich einfach nur sehen, unverblendet von irgendwelchen Wünschen? Wie kann ich einfach nur sein – nicht mehr getrieben von irgendwelchen Motivationen? Um nichts anderes geht es im Yoga. Dann plötzlich kommt das zum Vorschein, was in dir ist – und stets in dir gewesen ist, von Anfang an.

Das ganze Bestreben Patanjalis hat mit De-Hypnotisierung und De-Konditionierung zu tun – er möchte dir zeigen, wie du dich selbst befreien kannst. Aller Ballast, der dir aufgebürdet wurde, muss abgeworfen werden, damit du durch die Wolken in den offenen Himmel auftauchen kannst, damit du aus deiner engen, tunnelartigen Existenz aller organisierten Ideologien wieder herausfindest, zu deinem offenen Himmel – ohne festgelegte Richtung – zurückfindest.

Keine Religion wird dies gutheißen – vor allem nicht die organisierten Religionen. Sie schmücken ihre Tunnel aus. Sie reden den Leuten alles Mögliche ein, so als wäre ihr Weg der einzig denkbare Weg zu Gott. Keine organisierte Religion kann einen vollkommen freien Geist befürworten. Weswegen eine organisierte Religion auch niemals den Namen „Religion" verdient – sie ist Politik.

> Erinnere dich ständig daran: Wo immer dein Geist eingeengt wird, fliehe von dort. Du stehst unter freiem Himmel, vollkommen nackt, in totaler Kommunion mit der Existenz. Nichts steht zwischen dir und der Existenz. Dies ist schon geschehen – auf natürlichem Wege und spontan im Augenblick der Geburt! Diese Kraft ist mit der Geburt gegeben – es ist lediglich eine Frage, sie jetzt zu beanspruchen. Es ist eine Frage, sich daran zu erinnern. Man muss nichts neu entdecken, sondern nur wieder entdecken.

Viele Leute kommen zu mir und wollen wissen: „Wenn es zum *samadhi* kommt, wenn es zur Erleuchtung kommt – woran können wir erkennen, dass dem so ist?" Dann sage ich zu ihnen: „Macht euch keine Gedanken. Ihr werdet es erkennen, denn ihr kennt es bereits. Ihr habt es nur vergessen. Sobald es wieder passiert, ist unmittelbar in eurem Bewusstsein die Erinnerung da, sie taucht auf und ihr werdet auf Anhieb wissen." *Samadhi* ist die Reifung von Allem.

Dieses Heranreifen geschieht natürlich, spontan und ungezwungen. Es ergibt sich durch Bewusstheit und lässt sich weder durch Chemie, noch durch Physik, noch durch Klänge herbeiführen. Das Wachstum vollzieht sich in Bewusstheit, im Zeugesein. Plötzlich offenbart sich dir deine Existenz – das Wissen, wer du bist. Nun gilt es ein paar Dinge bezüglich *samadhi* zu verstehen. Erstens: Es ist kein Ziel, das erreicht werden muss; es ist kein Wunsch, der erfüllt werden kann. Es ist keine Erwartung, es ist keine Hoffnung; es liegt nicht in der Zukunft, sondern findet hier-jetzt statt. Folglich ist Wunschlosigkeit die einzige Voraussetzung für *samadhi* – sich nicht einmal *samadhi* wünschen!

Wenn du dir *samadhi* wünschst, untergräbst du *samadhi* damit ständig selber. Es gilt, die Natur des Begehrens zu verstehen und in diesem Verstehen entfällt es von selbst, auf seine Weise. Darum sage ich: Wenn deine Hoffnungen frustriert sind, bist du in einer wunderbaren Situation – nutze sie! Das ist der Augenblick, jetzt kannst du leichter in den *samadhi* gehen.

Versuche zu erkennen, wie zerstörerisch Hoffnung ist. Sobald du hoffst, bekommst du Angst. Die Angst ist die Kehrseite der Medaille: Wer hofft, bekommt auch Angst. Es ist die Angst, ob es einem gelingen wird, seine Hoffnung zu erfüllen oder nicht. Nun bist du zwischen Hoffnung und Angst gefangen. Die Hoffnung liegt in der Zukunft, die Angst liegt ebenso in der Zukunft und du wirst zwischen Hoffnung und Angst hin und her gerissen. Manchmal hast du das Gefühl: „Ja, es wird in Erfüllung gehen!" und manchmal hast du das Gefühl: „Nein, das kann gar nicht gut gehen!" und wieder beschleicht dich die Angst. So verlierst du zwischen Angst und Hoffnung deine Sein.

Das ist die Art und Weise, wie du so fragmentiert, so schizophren geworden bist. Erkenne den springenden Punkt: Wer keine Hoffnung hat, der weckt auch keine Ängste – denn ohne Hoffnung kann auch keine Angst aufkommen. Hoffnung ist in dir die Schwelle zur Angst. Wer keine Hoffnung hat, der braucht auch keine Angst zu haben. Und wo weder Hoffnung noch Angst herrschen, da kann man nicht von sich selbst abweichen: Du bist einfach nur das, was du bist. Du bist hier-jetzt. Dieser Augenblick wird ungeheuer lebendig.

Die Transformation von einer Klasse, Spezies oder Art
in eine andere geschieht durch das Überströmen
der natürlichen Tendenzen bzw. Potenziale.

Wer sich geißelt und züchtigt, kann nicht überströmen. Er wird seine Energien unterdrückt haben – aus lauter Angst vor Sex, vor Wut, vor Liebe, aus Angst vor was es auch immer, er wird all seine Energien unterdrückt haben, sein Zustand wird alles andere sein als ein Überfließen. Patanjali zufolge findet Transformation nur aus dem Überfließen heraus statt. Das ist eines der wichtigsten Grundgesetze des Lebens.

Hast du beobachtet, dass immer dann, wenn du wenig Energie fühlst, Liebe und Kreativität versiegen? So wie der Mensch normalerweise lebt, ist er dermaßen blockiert und so voller verdrängter Probleme, dass die Energie nie den Punkt erreicht, von wo aus sie überfließen und einfach mit anderen geteilt werden möchte. Dein *sahasrara* – die Lotusblüte in der Krone des Kopfscheitels – wird erst blühen, sobald deine Energie überfließt, sobald sie ungebändigt höher und höher aufsteigt. Ihr Pegel steigt und steigt, sie erreicht das zweite Zentrum, das dritte Zentrum, das vierte Zentrum; jedes Zentrum, das von der überströmenden Energie berührt wird, öffnet und entfaltet sich.

Das siebente Chakra ist die Blüte des Menschseins: *Sahasrara dul kamal* – „der tausendblättrige Lotus" –, der nur dann aufblühen wird, wenn die Energie in dir überströmt.

Verdränge nie und lass es nicht zu Blockaden kommen. Vermeide unbeweglich zu sein, vermeide es, zu Eis zu werden. Fließe! Lass deine Energien unentwegt strömen. Hierin besteht der ganze Sinn und Zweck der Yoga Methoden: Deine Blockaden aufzubrechen. Die Yogastellungen sind nichts als eine methodische Anleitung, wie du Blockaden aufbrechen kannst, die du in deinem Körper erzeugst.

Du kannst spüren, wo du blockiert bist. Wenn du dich Tag für Tag schweigend und mit geschlossenen Augen hinsetzt, kannst du spüren, wo sich dein Körper unbequem anfühlt, wo er verspannt ist. Es gibt spezifische *asanas*, damit sich die betreffenden Körperbereiche entspannen können; diese *asanas* werden die verhärtete Muskulatur lösen und die Energie zum Fließen bringen.

Eines steht fest: Dass ein unterdrückter Mensch niemals aufblüht. Ein unterdrückter Mensch lebt mit einer eingeengten und aufgestauten Energie. Wenn jemand seine Energie nicht in die richtigen Bahnen lenkt, werden sie zerstörerisch und selbstmörderisch. Wenn deine Energie z.B. nicht in Richtung Liebe fließt, wird Wut daraus, sie wird versauern, verbittern. Wann immer dir ein wütender Mensch begegnet, denk daran: Seine Energie hat Liebe verpasst. Irgendwie ist er auf den Holzweg geraten; deshalb ist er wütend. Er hat keine Wut auf dich, er hat einfach nur Wut und du bist nur ein Aufhänger. Er besteht aus Wut. Seine Energie ist blockiert und sein Leben kommt ihm sinnlos vor, ohne Bedeutung.

Wenn du nicht enttäuscht werden willst, dann gib alle Hoffnung auf – so kommt es zu keiner Enttäuschung. Und wenn du wirklich reif werden willst, dann unterdrücke nichts. Genieß die Energie. Das Leben ist ein Energiephänomen: Tanze, singe, schwimme, laufe – lass Energie dich überfluten, lass Energie sich in dir ausbreiten. Lass sie fließen. Sobald du im Fluss bist, wird das Aufblühen sehr leicht sein.

Der zufällige Anlass bewirkt nicht
die Aktivität der natürlichen Kräfte,
sondern räumt nur die Hindernisse aus dem Wege –
wie ein Bauer, der das Feld bewässert:
Er entfernt die Hindernisse
und das Wasser fließt ganz von alleine.

Patanjali will hier sagen, dass du im Grunde, wenn du keinerlei Blockaden hast, alles natürlicher Weise erreichen wirst. Es ist nicht eine Frage des Herstellens, es kommt nur darauf an, die Hindernisse aus dem Weg zu räumen. So als würde da ein dicker Stein auf einer Quelle sitzen und sie blockieren. Sie sprudelt darunter, kann aber den Stein nicht beseitigen. Die Quelle, muss nicht erst erzeugt werden, das Wasser ist bereits da; man braucht nur den Stein beiseite zu räumen und schon sprudelt sie los. Du brauchst die Quelle nur durch Einsicht freizulegen – du kannst alle Blockaden loswerden, die dir die Gesellschaft aufgezwungen hat.

Darum lege ich so großen Wert auf dynamische Methoden. Sie werden deine Blockaden auflösen. Wenn du wütend bist, dann schreie und brülle! Du brauchst niemanden anzuschreien oder anzubrüllen – ein Kissen reicht vollauf. Schlag auf das Kissen ein, trampele darauf herum, bring es um – du brauchst nicht erst jemanden umzubringen. Die bloße Vorstellung, dass du das Kissen umbringst, ist genug, die Blockade ist aufgebrochen. Wenn du jemanden umbringen willst oder deine Wut an jemandem auslassen willst, kannst du dich nie total darauf einlassen – unmöglich; denn dabei wird der andere verletzt, verwundet werden und du bist ein Mensch: Du hast auch Mitgefühl und Liebe. Also bremst man sich.

Das ganze Bestreben des Yoga besteht darin, die Hindernisse aus dem Weg zu räumen – *via negativa.* In Wirklichkeit braucht nichts getan zu werden, denn du hast bereits alles; es fließt nur nicht. Dir sind ein paar Steine in den Weg gelegt worden. Du bist abgelenkt worden. Das ist wie mit einem Bauern, der ein Feld bewässert. Konntest du schon mal zuschauen, wie ein Bauer in traditioneller Weise sein Feld bewässert? In einem Kanal fließt Wasser; er entfernt etwas Erde und das Wasser fließt in den einen Abschnitt; wenn dieser Abschnitt bewässert ist, schließt er den Erdwall wieder und das Wasser hört auf, in die Richtung zu fließen. Dann öffnet er den Kanal woanders und das Wasser fließt dorthin.

Das Wasser ist da, es muss nur kanalisiert werden. Energie hast du, bist du: Sie muss nur in die richtigen Bahnen gelenkt werden, um zum *sahasrara*, zum höchsten Gipfel, zum Höhepunkt deines Seins zu gelangen.

Die künstlich erzeugten Gedankensysteme
erwachsen allein aus der Egobezogenheit.

Wir alle haben künstlich erzeugte Gedankensysteme. Das ist es, was ich die Hypnose nenne, der die Gesellschaft dich unterzogen hat. Die künstlich erzeugten Gedankensysteme erwachsen allein aus der Egobezogenheit: „Ich bin ein Hindu, ich bin ein Muslim, ich bin ein Schwarzer, ich bin ein Weißer, ich bin dies oder das" – alle diese Vorstellungen sind konstruiert. Was es aber zu erkennen und zu erfahren gilt ist das ursprüngliche Gesicht, das Gesicht, das nicht von uns Menschen gemacht ist.

Als Kinder müssen wir uns in der Welt konstruierter Vorstellungen zurecht finden. Aber wenn man aufwacht und bewusst wird und damit beginnt, über das Leben nachzudenken und zu meditieren, dann ist es Zeit, sie nach und nach aufzugeben. Das Zentrum dieser Vorstellungswelt ist das Ego; diese künstliche Welt lässt sich nur dadurch aufrecht erhalten, indem man das Ego ständig stärkt.

Die Gedankenwelt lebt durch das Ego. Wenn du also beginnst, das Ego loszulassen, wird auch der künstliche Mind auseinander fallen. Oder: Wenn du damit beginnst, den künstlichen Mind aufzugeben, wird sich das Ego langsam auflösen. Und wenn du wirklich diesen Mühlstein loswerden willst, dann packe ihn von beiden Seiten zugleich. Verstärke nie das Ego, seine Wege sind sehr subtil. Dein ursprünglicher Geist hat kein Ego – er weiß nichts von einem Ego, weil es eine Einschränkung ist. Der ursprüngliche Geist aber ist grenzenlos wie der Himmel. Und was das Ego betrifft, ein Problem ist damit immer gegeben.

Anfangs versucht man, andere zum Narren zu halten, aber nach und nach hält man sich selber zum Narren. Wer anfängt, andere von seiner Besonderheit zu überzeugen, wird am Ende selbst überzeugt. Je mehr du andere zum Narren halten und ihnen beweisen willst, jemand Besonderes, Einmaliges, Außergewöhnliches zu sein – gleichgültig was –, je mehr es dir gelingt, es anderen zu beweisen, desto mehr wirst du dich damit selbst hinters Licht führen. Sieh dir diesen ganzen Unsinn an.

Niemand ist außergewöhnlich oder jeder ist außergewöhnlich. Niemand ist besonders oder jeder ist besonders. Es gibt keinen Punkt, von dem aus man es in die eine oder andere Richtung beweisen könnte – es gibt auch keinerlei Notwendigkeit dazu.

Die künstlich erzeugten Gedankensysteme erwachsen allein aus der Egobezogenheit: Wenn du also zum ursprünglichen Geist vorstoßen möchtest – und nur darum geht es im Yoga, im Tantra und auch im Zen – dann musst du deine konstruierten Vorstellungen aufgeben, die Verstandeswelt, die deine Gesellschaft erschaffen und dir mitgegeben hat, die mentale Welt, die von Außen erzeugt und dir aufgezwungen worden ist. Lass sie nach und nach fallen. Je wacher du bist, desto mehr wirst du sie loslassen können. Wann immer du dich an deine künstlichen Vorstellungswelten gebunden fühlst, wann immer du sagst: „Ich bin ein Hindu und ich bin ein Inder!“ oder „Ich bin englisch, ich bin britisch!“, oder was auch immer, hat dich dein Ego eingefangen. Gib dir tief innen eine Ohrfeige und sag: „Was für ein Unsinn!“ Definiere dich im Laufe der Zeit nicht mehr durch deine Gesellschaft. Dann wirst du auf das Undefinierbare stoßen – dein wirkliches, authentisches Wesen.

Obwohl die Aktivitäten
der vielen künstlichen Verstandeswelten variieren,
werden sie alle vom ursprünglichen Geist gesehen.

Ganz gleich also, aus welchen künstlichen Vorstellungswelten du kommst, Tatsache ist, dass sie in Wirklichkeit vom ursprünglichen Geist, der sich hinter ihnen verbirgt, gesehen werden. Finde den Beobachter. Wer bist du ursprünglich? Wer, bevor dich deine Gesellschaft korrumpiert und verseucht hat, wer, bevor sie auf den Plan getreten ist, bevor sie dich ans

Gängelband genommen und deine Wildheit zerstört hat? Im Zen heißt es: „Finde dein ursprüngliches Gesicht, das du hattest, bevor du geboren wurdest und das du wieder haben wirst, wenn du stirbst – dein ursprüngliches Gesicht, unangetastet von der Gesellschaft." Das ist deine Natur, deine Seele, dein Wesen. Indem du dein ursprüngliches Gesicht findest, wirst du wiedergeboren sein, wirst du ein *dwij* werden, ein „Zweimalgeborener". Du wirst ein wirklicher Brahmane werden, ein Wissender. Dann wird dir wieder alles offenbar sein, so wie es zur Zeit deiner Geburt offenbar war, denn du wirst erneut geboren sein. Nur diesmal mit einem riesigen Unterschied: Du wirst wach sein. Das erste Mal ist es dir entgangen; diesmal entgeht es dir nicht. Beim ersten Mal geschah es naturhaft; diesmal wird es dir mit deiner Wachheit, Bewusstheit geschehen. Du wirst dir dessen bewusst sein. Du wirst dich selbst wiedergeboren sehen, noch einmal geboren aus deiner Vergangenheit, aus den Nebeln und der Verwirrung, aus deinen Gedanken, Vorurteilen, aus deinen Vorstellungswelten, aus dem Ego und allen Konditionierungen, noch einmal geboren jungfräulich und rein. Dann wirst du wieder die Kraft sehen, die du bist und das Sein, das du bist.

Frage:
Du hast mich aufgefordert, das Leben total zu leben und zu genießen. Aber was ist das Leben dann? – dem Sex frönen, Geld machen, sich weltliche Wünsche erfüllen und all dies? Wenn dem so ist, wäre ich auf andere und auf die weltlichen Dinge angewiesen und auf die Dauer zwangsläufig abhängig von ihnen.
Und außerdem: Wird die spirituelle Suche dann nicht sehr lange dauern?

Richtig, das Leben ist alles, was du dir nur vorstellen und wünschen kannst: Sex, Geld, alles mit eingeschlossen, was sich der Mind zu wünschen vermag. Aber du lebst in einer Art Katzenjammer. Selbst wenn du eine Frage formulierst, sind deine Verurteilungen absolut klar, unüberhörbar.

Du scheinst die Antwort schon zu kennen, ehe du die Frage gestellt hast. Was du gelernt hast, ist absolut klar: „Meide den Sex, meide die Liebe, meide das Geld, meide die Menschen!" Aber was für ein Leben bliebe dann da noch übrig?

Folgendes gilt es zu verstehen: Das Wort „Leben" hat keinerlei Bedeutung, wenn man alles nur vermeidet. Es lässt sich alles verdammen. Freude am Essen ist Leben – jeder kann sie verdammen: „Welch ein Unsinn! Einfach nur Speisen kauen und danach runterschlucken – das soll das Leben sein? Und dann das Atmen – einfach nur Luft holen, sie wieder ausstoßen, einatmen, ausatmen – wie langweilig! Und wozu überhaupt? Und dann jeden Morgen früh aufstehen und abends wieder zu Bett gehen; und ins Büro gehen, ins Geschäft und tausendundeine Sorge… das soll das Leben sein? Und dann der Geschlechtsverkehr mit einer Frau – nichts als zwei verschwitzte Körper! Die Frau küssen – nichts als ein Austausch von Spucke und Millionen Bazillen. Man bedenke die Bazillen! Das ist nicht einmal hygienisch, geschweige denn religiös! Auf jeden Fall ist es unhygienisch."

Was also heißt‚Leben? Man reiße alles aus dem Zusammenhang des großen Ganzen und schon erscheint es sinnlos, absurd. Auf die Art und Weise haben die Frommen das Leben seit Menschengedenken verdammt. Man komme ihnen mit was es auch sei – sie werden etwas daran auszusetzen haben. Sie sagen: „Was ist der Körper? Nur ein Sack aus Haut und innen nichts als Tausende eklige Ding. Öffnet nur mal den

Sack und schaut rein!“ Und wenn man es tut, muss man ihnen recht geben …

Aber hast du schon einmal die Gegenfrage gestellt? Diese Leute müssen sich etwas erhofft haben, was sie nicht haben finden können: „Hast du in deinem Hautsack etwa mit Gold gerechnet, oder dass dein Hautsack prall mit Diamanten gefüllt sei? Wäre dann alles besser?“ Stell ihnen die Gegenfrage: „Was hast du erwartet? Man kann keinen besseren und schöneren Körper finden als deinen, aber du schaust nur auf den Schmutz in ihm. Du achtest nicht auf die fantastische Arbeit, die er andauernd leistet!“ Der gesamte Körper arbeitet unentwegt für siebzig, achtzig oder gar hundert Jahre lang, mit einer so sanften Effizienz, in einer so unglaublichen Stille! Schau auf die pochende Energie im Körper, die pulsierende Energie. Aber es gibt Leute, die immer etwas finden, was falsch ist, was immer es auch ist. Du zeigst ihnen eine Rose und sie reißen sie vom Busch ab und sagen: „Was ist schon dran? In ein paar Stunden ist sie tot.“ Ja, so verwelkt sie freilich und dann ist all ihre Schönheit gegangen. Du zeigst ihnen einen schönen Regenbogen und sie werden sagen, dass er reine Illusion sei: „Geh doch mal hin und du wirst nichts finden. Er ist eine Täuschung. “ So reden die großen Verdammer, die Vergifter des Lebens.

Sie haben alles vergiftet und du hast viel zu viel auf sie gehört. Jetzt merkst du dass es dir praktisch unmöglich geworden ist, das Leben zu genießen. Aber nie kommst du auf den Gedanken, dass deine Unfähigkeit, das Leben zu genießen, auf deine so genannten religiösen Lehrer zurückzuführen ist. Sie haben dich bis in den Kern vergiftet. Wenn du gerade eine Frau küsst, flüstern sie dir noch innerlich ein: „Was machst du da? Alles nur Schall und Rauch!“

Diese Verdammer haben gründliche Arbeit geleistet. Und hier haben wir es mit einem Grundproblem zu tun – nämlich dass uns Anerkennung schwer fällt und Verurteilung leicht. Etwas anzuerkennen ist deshalb so schwer, weil man vorher etwas als positiv begreifen muss. Nur dann kann man anerkennen.

Verdammen ist so einfach! Darum sind die Verdammer so wortstark. Die Menschen sprechen nur deshalb nie zugunsten des Lebens, weil es so schwierig ist, etwas Positives über das Leben zu sagen … es ist zu groß für Worte! Die Verdammer waren schon immer sehr beredt. Sie haben verdammt und verneint und sie haben in dir eine bestimmte Einstellung erzeugt, die dich von innen her beeinflusst und unentwegt dein Leben vergiftet. Du fragst mich nun: „Was heißt denn Leben – dem Sex frönen? Geld machen? Weltliche Wünsche befriedigen und all das?" Aber was ist an den weltlichen Wünschen verkehrt? Tatsächlich sind alle Wünsche weltlich! Ist dir je ein Wunsch begegnet, der nicht weltlich wäre? Woher kommt dein Wunsch nach Gott? – und du wirst finden, wie sich dahinter die ganze Welt verbirgt! Woher kommt dein Wunsch nach dem Paradies? – und du wirst die ganze Welt in ihm versteckt finden. Alle, die erkannt haben, sagen: „Wünschen ist die Welt". Sie sagen nicht „weltliche Wünsche". Buddha hat nie von „weltlichen Wünschen" gesprochen. Er sagt: „Begehren ist Welt" – Begehren als solches. *Samadhi* zu begehren, Erleuchtung zu begehren ist ebenfalls weltlich. Begehren heißt, in der Welt sein; nicht begehren heißt, die Welt hinter sich lassen.

Verdamme also nicht das weltliche Wünschen. Versuche es vielmehr zu verstehen; denn alle Wünsche sind weltlich. Wenn du die weltlichen Wünsche verdammst, erfindest du neue Wünsche, die du dann ‚unweltlich' nennst oder ‚jenseitig'. Dann sagst du: „Ich bin kein gewöhnlicher Mensch. Ich jage nicht dem Geld nach. Was ist da auch schon dran? Man stirbt – und sein Geld kann man nicht mitnehmen. Ich dagegen suche und forsche nach einem ewigen Reichtum." Macht dich das unweltlich oder noch weltlicher? Leute, die sich mit dem Reichtum von dieser Welt zufrieden geben – der flüchtig ist und vom Tod hinweg gerafft wird – die sind weltlich. Du hingegen, der du nach einem Reichtum suchst, der ewig währt, für immer und ewig dir gehört … du bist unweltlich? Du scheinst schlauer und listiger zu sein.

Alle Wünsche sind weltlich und wenn ich das sage, verurteile ich sie damit nicht, sondern halte nur eine Tatsache fest: Dass alles Wünschen weltlich ist. Nichts ist verkehrt daran. Sobald man das Wünschen versteht – im selben Moment des wirklichen Verstehens – löst sich alles Wünschen auf. Weil das Wünschen in der Zukunft liegt, weil das Wünschen woanders ist und du selbst im Hier-Jetzt bist. Du möchtest hier-jetzt sein – aber die Wirklichkeit ist hier-jetzt.

Die Existenz findet hier-jetzt statt, alles strömt im Hier-Jetzt zusammen; du aber bist mit deinem Wunsch woanders, sodass du ständig alles verpasst. Du gehst immerzu hungrig aus; weil dich das, was dich sättigen könnte, hier nieder strömt, während du woanders bist.

Jetzt ist die einzige Realität und *hier* ist die einzige Existenz. Das Wünschen und das Begehren entführen dich.

Versuche das Begehren zu verstehen: Wie es dich immerzu täuscht, wie es dich fortwährend zu weiteren Reisen lockt und du ständig alles verpasst. Wann immer du dich dabei ertappst, komm zurück, komm nach Hause zurück.

Es ist nicht nötig, das Begehren zu bekämpfen; indem du es bekämpfst, erzeugst du nur einen neuen Wunsch. Einen Wunsch kann immer nur ein anderer Wunsch bekämpfen. Verstehen ist kein Bekämpfen des Wünschens. Im Lichte des Verstehens verfliegt das Wünschen, so wie das Dunkel verfliegt, wenn du eine Lampe anzündest. Sprich also nicht von weltlichen Wünschen; sei kein Verdammer. Versuche zu verstehen.

Du sagst: „Wenn dem so ist, wäre ich auf andere und auf die weltlichen Dinge angewiesen und auf die Dauer zwangsläufig abhängig von ihnen."

Aber was ist verkehrt daran, auf andere angewiesen zu sein? Das Ego möchte auf niemanden angewiesen sein. Das Ego möchte unabhängig sein. Aber du bist abhängig. Du lebst nicht abgetrennt von der Existenz, du bist Teil von ihr. Alles hängt zusammen. Wir existieren zusammen, in Gemeinsamkeit. Existieren ist etwas Gemeinsames, wie also könntest du unabhängig werden? Willst du etwa nicht atmen? Willst du nicht Nahrung zu dir nehmen? Wenn du essen willst, dann bist du auf die Bäume, auf die Pflanzen angewiesen. Sie versorgen dich mit Nahrung. Willst du nicht Wasser trinken? – also bist du auch auf die Flüsse angewiesen. Und willst du etwa ohne die Sonne auskommen? – dann stirbst du. Wie könntest du unabhängig werden? Unabhängig ist ein unzutreffendes Wort – ebenso unzutreffend wie das Wort abhängig. Unabhängigkeit und Abhängigkeit, beides sind unzutreffende Wörter. In Wirklichkeit ist alles ein Ineinandergreifen, wir sind zusammen, einer mit dem anderen. Es ist eine Interdependenz.

Das Ziel ist hier. Du brauchst nur still zu sein, geduldig und wachsam. Lebe das Leben total. Das Ziel liegt im Leben selber verborgen. Tanze, denn nur im Hier-Jetzt begegnest du der Existenz, auf unzählige Arten und Weisen, millionenfach, aus allen Richtungen. Wenn ich sage: „Lebe das Leben in seiner Totalität", meine ich damit: Lebe das Leben so, als ob es Gott wäre – alles gehört dazu. Wenn ich von Leben spreche, ist alles einbeschlossen: Sex, Liebe, Wut.

Sei kein Feigling. Fass dir ein Herz und akzeptiere das Leben in seiner Totalität, in seiner ganzen Großartigkeit.

16

Zurück zum ursprünglichen Geist

Osho-Sutras

Sobald alle Denk- und
Wahrnehmungswelten verschwinden,
zeigt sich der ursprüngliche Geist.

Wer voll bewusst, mit wachen Sinnen
zum ursprünglichen Geist vordringen will,
der muss erst lernen,
wie man seine Erfahrungen verlernt.

Der ursprüngliche Geist ist frei von Wünschen
und der Weg zu ihm besteht darin,
wunschlos zu werden.

Das Begehren hat keinen Anfang,
wohl aber ein Ende.
Die Wunschlosigkeit hat einen Anfang,
aber kein Ende –
so schließt sich der Kreis.

Was heißt „ursprünglicher Geist"? – der ursprüngliche Geist ist das Ziel des gesamten Yoga. Der Osten hat sich ständig darum bemüht, den Weg zum ursprünglichen Geist zu finden. Es ist der Geist, den du nicht nur vor der Geburt in dieses Leben, sondern vor all deinen Geburten in die Welt der Wünsche, vor der Beschränkung auf Gedanken, Begierden, Instinkte, Körper und Verstand, schon ewig kennst – unberührt von allem; ein ursprünglicher Himmel, unbewölkt – das ist der ursprüngliche Geist.

Über diesen ursprünglichen Geist haben sich Schichten um Schichten von Denk- und Wahrnehmungswelten gelegt. Ein Mensch ist wie eine Zwiebel, die man immerfort weiter schälen kann. Kaum ist die eine Schicht abgeschält, ist schon die nächste da; schält man diese Schicht ab, taucht eine weitere auf. In jedem einzelnen Leben ist es zur Bildung eines ganz bestimmten Geistes gekommen und so haben wir wegen all dieser Schichten den Zugang zum ursprünglichen Geist völlig verloren. Aber wenn wir die Zwiebel beharrlich weiter schälen, kommt der Augenblick, da man nur noch Leere in seinen Händen hält, die Zwiebel ist verschwunden.

Sobald alle Denk- und Wahrnehmungswelten verschwinden, zeigt sich der ursprüngliche Geist. Ja, ihn noch ‚Geist' zu nennen entspricht nicht, aber man kann es nicht anders ausdrücken. Es ist ein ‚Nicht-Geist'. Wenn sich all deine angesammelten Denkmuster aufgelöst haben, ist der ursprüngliche Geist in seiner uranfänglichen Reinheit da. Diesen ursprünglichen Geist hast du bereits. Du magst ihn vergessen haben, du magst dich im Dschungel deiner geistigen Prägungen verirrt haben, aber tief darunter, verborgen hinter all diesen Schichten, lebst du in deinem ursprünglichen Geist. In seltenen Augenblicken stößt du zu ihm vor. Im Tiefschlaf, wenn sogar die Träume aufgehört haben, im traumlosen Schlaf, tauchst du immer wieder mal kurz in deinen ursprünglichen Geist ein. Dann fühlst du dich morgens so frisch. Wenn du die ganze Nacht hindurch geträumt hast, fühlst du dich wie erschlagen, müder als am Abend zuvor. Du hast kein Erfrischungsbad in deinem inneren Ganges, im Strom deines reinen Bewusstseins nehmen dürfen. Du hast nicht zu ihm gefunden, nicht in ihm baden können. So fühlst du dich am Morgen müde, verquält, verspannt, verwirrt, gespalten. Dir fehlt die Harmonie, die uns in einem tiefen Schlaf geschenkt wird. Dabei rührt sie gar nicht vom Tiefschlaf her, vielmehr ist der Tiefschlaf nur ein Tor zum ursprünglichen Geist. Darum sagt Patanjali, *samadhi* sei wie ein Tiefschlaf, bis auf den einen Unterschied: Im *samadhi* taucht man in den gleichen ursprünglichen Geist wie im Tiefschlaf, aber man ist dabei völlig bewusst; im Tiefschlaf dagegen fällt man unbewusst in ihn hinein, ohne zu wissen, wohin man geht, ohne den Weg zu kennen, dem man folgt.

Wer voll bewusst, mit wachen Sinnen zum ursprünglichen Geist vordringen will, der muss erst lernen, wie man seine Erfahrungen verlernt, wie man beständig der Vergangenheit gegenüber stirbt, wie man das Klammern daran auflöst. Jeder Augenblick, den du gelebt hast – verabschiede dich von ihm! Sei wach und sorge dafür, dass er sich nicht festsetzt, trenn dich von ihm. Er gehört nicht mehr zu dir – er ist vorbei und vorbei für immer. Mach einen Punkt und schlüpfe aus ihm heraus, so wie eine Schlange aus ihrer alten Haut schlüpft und nicht mehr zurück schaut. Soeben war diese Haut noch Teil ihres Körpers, nun aber nicht mehr. Lass die Vergangenheit hinter dir, so dass du in der Gegenwart bleiben kannst. Wenn du in der Gegenwart bleiben kannst, fällst du aus deinem ursprünglichen Geist nicht heraus. Der ursprüngliche Geist kennt weder Vergangenheit noch Zukunft.

Der Mind verstellt uns den Weg ins Innere. Jedesmal, wenn du nach innen gehst, stößt du wieder und wieder auf irgendein Gedankenfragment, auf einen Wunsch, auf eine Absicht, einen Traum, auf etwas Zukünftiges oder Vergangenes. Denk daran: Die Zukunft ist nichts als eine Projektion der Vergangenheit. Zukunft heißt, Vergangenes noch einmal einladen, in etwas veränderter Form, etwas besser. Aus der Vergangenheit sind dir Momente des Glücks und des Unglücks bekannt, der Genüsse und der Schmerzen, der Dornen und der Rosen. Deine Zukunft ist nichts als die Rosen minus die Dornen, minus die Schmerzen – immer nur Genüsse und Genüsse und Genüsse. Du kämmst deine Vergangenheit immer wieder durch und alles, was du gut findest oder schön, das projizierst du als Zukunft.

Sobald du weißt, wie du aus der Vergangenheit aussteigen kannst, verschwindet auch die Zukunft. Die Vergangenheit zeugt die Zukunft. Die Vergangenheit ist die Mutter der Zukunft – ihr Schoß. Wenn keine Vergangenheit und keine Zukunft da ist, dann ist das, was ist. Dann gilt: Was ist, ist! Plötzlich bist du jenseits von Zeit.

Das also bedeutet „ursprünglicher Geist“: Kein Gedankensplitter, keine Wolke in Sicht, kein Staub um dich herum – einfach reiner Raum.

Nur der ursprüngliche Geist,
geboren aus Meditation, ist frei von Wünschen.

Nun, geboren aus Meditation ist die wörtliche Übersetzung von *tatra dhyanajam,* aber es fehlt darin etwas. Sanskrit ist eine sehr poetische Sprache. Wenn man richtig übersetzt, wenn man den Sinn übersetzt und nicht nur am Buchstaben klebt, dann würde ich übersetzen: „aus Meditation wiedergeboren“; nicht einfach nur geboren, denn der ursprüngliche Geist wird nicht geboren. Er ist bereits da, er wird nur wiedergeboren; er wird wiedererkannt, wiederentdeckt. Dein eigenes Wesen ist zeitlos da. Man kann das gar nicht genug betonen: Es ist bereits da; du gewinnst es nur zurück. Da wird nichts Neues geboren. Der ursprüngliche Geist ist weder neu noch alt; er ist ewig – immer und immer und immer.

Tatra dhyanajam anasayam – anasayam bedeutet: Ohne alle Motivation, ohne jede Unterstützung und ohne jeden Grund. Der ursprüngliche Geist existiert jenseits aller Motivation. *Anasayam* bedeutet buchstäblich: Ohne jegliche Stütze. Für den ursprünglichen Geist gibt es keinen Grund. Er existiert in sich, er hat keine äußere Stütze. Das Allerhöchste bedeutet: Das Ganze, nichts ist außerhalb von ihm. Stelle dir Folgendes vor: Du sitzt auf der Erde und sie wird von irgendwelchen magnetischen Kräften im Planetensystem gehalten und dieses Planetensystem wiederum hat seinen Halt in irgendeiner anderen Magnetkraft aus irgendeiner Supersonne. Aber das Ganze kann keinerlei Stütze haben, wo sollte diese auch herkommen? Das Ganze kann nirgendwo eine Stütze für sich haben.

Wie gelangt man zu diesem ursprünglichen Geist? Hier nun gilt es, eines der wichtigsten Rätsel zu verstehen: Der ursprüngliche Geist ist frei von Wünschen und der Weg zu ihm besteht darin, wunschlos zu werden. Das gibt dem denkenden Intellekt Rätsel auf: Was kommt zuerst? Müssen wir erst unsere Wünsche aufgeben, um zum ursprünglichen Geist zu gelangen? Aber wie soll das angehen? Wie kann man denn, da die Wünsche erst verschwinden, wenn man bereits beim ursprünglichen Geist angelangt ist, seine Wünsche schon vorher aufgeben? Oder aber, wenn man erst zum ursprünglichen Geist gelangen muss und die Wünsche dann von sich aus wegfallen, als Folge davon, dann müssen wir den ursprünglichen Geist ja erlangen, während die Wünsche noch da sind; aber man kann ja offenbar nicht zu ihm gelangen, ohne dass vorher alle Wünsche verschwunden sind. Das ist doch paradox! Aber dieses Paradox liegt nur darin, dass dein Intellekt alles aufspaltet.

In Wirklichkeit nämlich sind dein ursprünglicher Geist und deine Wunschlosigkeit nicht zweierlei, sondern ein und dieselbe Erscheinung, nur verschieden ausgedrückt. Energetisch gesehen sind sie eins – nenn es Wunschlosigkeit oder nenn es ursprünglichen Geist, es ist nicht zweierlei; es geschieht gleichzeitig. Man kann nur dann absolut wunschlos sein, wenn man seinen ursprünglichen Geist erlangt hat. Aber man kann zu neunundneunzig Prozent wunschlos werden und genau das ist der Weg.

Du beginnst damit, deine Wünsche zu verstehen. Durch Verstehen lösen sich viele von ihnen einfach auf, denn sie sind einfach dumm. Sie haben dir nichts gebracht, außer ständig mehr Frustration. Sie haben dir Tür und Tor zur Hölle geöffnet und sonst nichts – mehr Qual, mehr Angst, mehr Schmerz und Unerträglichkeit. Sieh sie dir einfach nur an – sie werden sich auflösen. Zuerst werden all die Wünsche verfliegen, die dir Enttäuschung eingebracht haben. Und das wird deinen Blick schärfen. Dann wirst du erkennen, dass selbst die Wünsche, von denen du bisher immer gedacht hattest, sie würden dir Genuss bereiten, dir ebenfalls keinen Genuss beschert haben – denn alles, was genussvoll scheint, wird am Ende, bei Licht besehen, sauer und bitter.

Neunundneunzig Prozent aller Wünsche werden sich durch Einsicht auflösen – dann geschieht ein Letztes. Es geschieht gleichzeitig: Die Wünsche verfliegen hundertprozentig und der ursprüngliche Geist offenbart sich in einem einzigen Augenblick – nicht als Ursache und nicht als Wirkung, sondern gleichzeitig.

Die Karmas eines Yogi sind weder rein noch unrein,
aber alle anderen sind dreifach: rein, unrein und gemischt.

Dies ist etwas, das dem Westen sehr fremd ist. Für den Westen gibt es nur zwei Kategorien: Rein und unrein, das Heilige und das Sündige, das Göttliche und das Teuflische, Paradies und Hölle, Schwarz und Weiß. Im Westen folgt man im Grunde immer noch der aristotelischen Logik und man ist sich bislang noch nicht bewusst geworden, dass es etwas gibt, was darüber hinaus geht. Ein Sutra wie dieses zu verstehen fällt der westlichen Denkweise deshalb so schwer, weil sie von der Dualität bestimmt wird.

Was immer gewöhnliche Menschen tun – und mit gewöhnlich meine ich Menschen, die noch nicht zum innersten Kern ihres Wesens gelangt sind; Menschen, die sich in all ihrem Tun und Lassen nach ihren Vorstellungen, Gedanken, Ideologien und heiligen Schriften richten – was immer gewöhnliche Menschen tun, sie handeln entweder rein oder unrein oder sie handeln gemischt. Ihr Verhalten ist nicht spontan, nicht ursprünglich. Sie reagieren, sie handeln nicht. Ihr Verhalten sind Reaktionen, es ist kein Überfließen von Energie. Sie sind nicht offen für diesen Augenblick.

Der Zenmeister Lin-chi wurde einmal gefragt: „Wenn jemand kommt und dich angreift, was wirst du tun?" Er zuckte die Achseln und sagte: „Lass ihn kommen und ich werde sehen. Ich kann mich nicht darauf vorbereiten. Ich weiß es nicht. Ich mag lachen oder ich mag weinen oder ich mag dem Kerl an die Kehle springen und ihn umbringen oder es kümmert mich überhaupt nicht. Ich weiß es nicht. Lass den Mann kommen. Der Augenblick wird entscheiden, nicht ich. Das Ganze wird entscheiden, nicht ich. Wie kann ich da sagen, was ich tun werde?"

Ein Erleuchteter lebt nicht aus dem Verstand. Er steckt in keinem Rahmen. Er mischt sich einfach nicht ein – das ist alles. Denn es gibt niemanden, der sich einmischen könnte. Ein Verstand mischt sich ein; er jedoch ist kein Verstand mehr. Er wird nicht versuchen, etwas zu unternehmen, von dem er denkt, dass es gut ist und wird auch nicht versuchen, etwas zu vermeiden, was er für schlecht hält. Er wird überhaupt nichts „wollen". Er begibt sich einfach in die Hände des Göttlichen und lässt die Dinge geschehen. Und hinterher interpretiert er auch nicht, ob das Geschehene gut oder schlecht war. Nein, ein Erleuchteter schaut nie zurück, wertet nie, schaut nie nach vorn, plant nie. Was immer der Augenblick bringt … er erlaubt dem Augenblick zu entscheiden. In diesem Augenblick kommt alles zusammen: Die ganze Existenz ist an ihm beteiligt, also kann man nie wissen.

Lin-chi antwortete: „Wenn jemand mich angreift? Man kann nie wissen … Es kommt ganz darauf an. Mein Angreifer mag Gautama der Buddha sein und wenn er mich angreift, werde ich vor Freude lachen. Vielleicht würde ich ihm die Füße berühren, weil er mich aus Mitgefühl angreift, mich armen Lin-chi. Aber es hängt ganz vom Augenblick ab, von so vielen unvorhersagbaren Dingen".

Aus diesen dreifachen Karmas kommen Wünsche hervor,
wenn die Umstände für deren Erfüllung günstig sind.

Du wirst bewusster leben müssen. Gewohnheiten kann man nicht einfach fallen lassen. Es gibt nur zwei Wege sie aufzugeben: Einmal, indem man die Gewohnheit gegen eine Ersatzgewohnheit auswechselt – aber dann hätte man nur das eine Problem mit einem anderen ausgetauscht und das würde nicht viel helfen; oder aber, indem man bewusster wird. Wann immer du eine Gewohnheit wiederholst, mach es dir bewusst! Selbst wenn du der Gewohnheit nachgeben musst, dann gib ihr nach, aber tue es von der Warte des Zeugen aus, wach, bewusst! Diese Bewusstheit wird dich von deiner Gewohnheit trennen und so wird ihr die Energie, die du dieser Gewohnheit ständig unbewusst schenkst, entzogen. Nach und nach wird die Gewohnheit schrumpfen; sie wird kein Wasser mehr bekommen, ihre Versorgung wird abgeschnitten sein. Nach und nach wird sie verschwinden.

Versuche nie, eine Gewohnheit gegen eine andere auszuwechseln, denn alle Gewohnheiten sind schlecht. Selbst gute Gewohnheiten sind schlecht, weil es Gewohnheiten sind. Versuche nicht, aus unreinen Gewohnheiten reine Gewohnheiten zu machen. Es ist gut für die Gesellschaft, wenn du deine schlechten Gewohnheiten durch gute Gewohnheiten ersetzt. Wenn du, statt jeden Tag in die Kneipe zu gehen, nun jeden Tag in die Kirche gehst, findet die Gesellschaft das gut.

Aber was dich betrifft, bringt es dich keinen Schritt weiter. Du musst alle Gewohnheiten hinter dir lassen. Dann ist es hilfreich.

So lautet die Frage: „Wie schaffe ich es bewusst zu werden, wie vermag ich nicht mehr unbewusst sein? Wo soll ich anfangen?“ Versuche gar nicht erst, gegen eine tiefsitzende Angewohnheit zu kämpfen – du wirst unterliegen. Der Pelz wird nicht so einfach abgelegt. Beginne bei ganz neutralen Angewohnheiten.

> Zum Beispiel du gehst spazieren: Mach dir bewusst, dass du jetzt spazieren gehst. Das ist etwas Neutrales. Daran sind keine Erwartungen geknüpft. Du schaust auf die Bäume – schau einfach auf die Bäume und sei wach. Schau nicht mit verschleierten Augen, lass alles Denken. Schau einfach nur die Bäume an und sei es für Augenblicke! Schau einfach! Schau zu den Sternen. Wenn du Schwimmen gehst, achte auf das innere Gefühl, das sich beim Schwimmen in deinem Körper ausdehnt ... Achte auf dein Inneres. Fühle es! Du nimmst ein Sonnenbad; spüre, wie dir nach einer Weile innerlich warm wird – die Wärme, die Ruhe, die Entspanntheit. Achte beim Einschlafen darauf, wie du dich innerlich fühlst. Dein Inneres, dein Äußeres ... mache dir die Kühle des Bettzeugs bewusst, das Dunkel des Zimmers, die Stille oder den Lärm draußen. Plötzlich bellt ein Hund ... neutrale Dinge – auf sie richte dein Bewusstsein zuerst. Und dann geh schrittweise weiter.

Und allmählich kannst du dir deine guten Gewohnheiten vornehmen; denn die guten Gewohnheiten sitzen nicht so tief wie die schlechten Gewohnheiten. Gute Gewohnheiten erfordern, dass du dich deinerseits sehr zurücknimmst; daher legen sich nur sehr wenige Menschen gute Gewohnheiten zu. Und selbst diejenigen, die versuchen, gute Gewohnheiten zu kultivieren, geben sich mit wenigen zufrieden. Aber genau unter den guten Gewohnheiten hausen sehr viele schlechte Gewohnheiten.

Fang mit den neutralen an, dann die guten und danach die schlechten Gewohnheiten. Denk vor allem daran, dass man sich jede Gewohnheit bewusst machen muss. Sobald dir dein ganzes Geflecht von Gewohnheiten bewusst geworden ist, hast du mit diesem ganzen Geflecht deinen Mind vor dir. Jeden Tag kann nun die Veränderung geschehen: Plötzlich bist du im Nicht-Denken, im No-Mind. Wenn du dir alle Gewohnheiten deines Lebens bewusst gemacht hast und sie dir nicht mehr unbewusst unterlaufen und du ihnen nicht mehr unbewusst Vorschub leistest, kann jetzt jederzeit, sobald die richtige Situation eintritt – bei hundert Grad! – plötzlich eine Verschiebung stattfinden, du wirst dich in der Leere wiederfinden. Das ist dann der „ursprüngliche Geist", der weder rein noch unrein ist.

Was immer du tust, es bleibt wie ein Saatkorn in dir. Und sobald sich ein bestimmter Umstand einstellt, der hilfreich sein kann, sprießt das Saatkorn. Manchmal schleppen wir solche Saatkörner über viele Leben mit uns. Vielleicht bist du einfach noch nicht auf den richtigen Umstand, das richtige Klima gestoßen, aber sobald es soweit ist, kann es zu höchst komplexen Schwierigkeiten kommen. Plötzlich begegnet dir auf der Straße ein Mann und du fühlst dich ungeheuer abgestoßen – dabei ist dir der Mann noch nie im Leben begegnet! Du hast weder an ihn gedacht noch von ihm gehört, einfach ein Fremder! Aber du fühlst dich urplötzlich abgestoßen; oder aber du fühlst dich angezogen. Plötzlich bist du dir sicher, ihn schon irgendwo mal getroffen zu haben. Plötzlich siehst du dich von einer Welle der Liebe zu diesem Fremden erfasst, so als wäret ihr euch seit eh und je ganz nah gewesen, so nah! Ein Saatkorn aus irgendeinem anderen Leben wurde weitergetragen – ein passender Anlass und dieses Saatkorn beginnt zu sprießen. Oder du fühlst dich plötzlich unglücklich, ohne jeden Grund und du fragst dich: „Warum bin ich nur so unglücklich? Warum?" Es scheint dafür keinerlei ersichtlichen Grund zu geben. Vielleicht hast du nur ein Saatkorn für dieses Unglück in dir getragen und nun ist sein Augenblick da.

Ein Mensch des ursprünglichen Geistes ruht in sich. Was immer passiert, er beobachtet es, aber es gibt in ihm keine Saatkörner aus der Vergangenheit mehr. Er handelt nicht aus seiner Vergangenheit heraus, er antwortet nur, seine Antwort kommt aus dem Nichts. Manchmal handelst auch du so, aber äußerst selten. Und wann immer du so handelst, überkommt dich eine großartige Erfüllung und Zufriedenheit. Hin und wieder geschieht das.

Wann immer etwas aus deinem ursprünglichen Geist heraus geschieht, fühlst du dich selig. Seligkeit ist eine Begleiterscheinung deines Nichtseins.

Und dieser Vorgang ist ohne Anfang,
da das Verlangen zu leben ewig ist.

Yoga sagt hier etwas ganz Großes: Die Welt hat nie angefangen. Das Wünschen hat keinen Anfang, weil der Wunsch zu leben ewig ist. Es ist von jeher da gewesen. Yoga glaubt nicht an einen Schöpfungsakt. Da hat kein Gott eines schönen Tages die Welt erschaffen, nein, das Begehren zu leben ist seit jeher schon da gewesen. Es gab keinen Anfang des Begehrens, aber es gibt ein Ende des Begehrens. Dies gilt es zu verstehen. Es ist völlig unlogisch, aber wenn du verstehst, wirst du fühlen können, worum es hier geht.

Das Begehren hat keinen Anfang, wohl aber ein Ende. Die Wunschlosigkeit hat einen Anfang, aber kein Ende – und so schließt sich der Kreis. Wenn du bewusst wirst, endet das Begehren und es beginnt die Wunschlosigkeit.

„Die Welt hat keinen Anfang", haben wir seit jeher im Osten gesagt, „es hat sie seit eh und je gegeben, aber sie hat ein Ende." Für einen Buddha geht sie zu Ende; dann ist sie einfach nicht mehr da. Sie löst sich, einem Traum ähnlich, einfach auf. Aber die Nicht-Welt – *nirvana, kaivalya, moksha* – hat einen Anfang, aber kein Ende.

Was eben noch Begehren war, wird zur Wunsch-Leere. Es ist jedoch dieselbe Energie. Diese Wunschlosigkeit hat kein Ende. Hat ein Mensch erst zu ihr gefunden, ist er frei und kehrt nie mehr zurück. Er kann sich nicht mehr zurückentwickeln, es gibt keinen Rückweg mehr. Höher und höher steigen wir, bis das Allerhöchste erreicht ist. Von da aus gibt es keine Möglichkeit mehr, zurückzufallen.

Versuche dir dein Wünschen bewusst zu machen, denn daraus bestand dein bisheriges Leben. Lass dich nicht mehr davon einfangen. Versuche es zu verstehen. Versuche, es nicht zu bekämpfen, denn damit verfängst du dich wieder in ihm, nur anders. Versuche es einfach nur zu verstehen: Wie es dich packt, wie es in dich fährt und dich absolut unbewusst macht. Beobachte das Wünschen. Es hält dich ständig zum Narren, es führt dich ständig in die Irre. Es führt dich in Illusionen, in Träume hinein. Sei wach!

Vor jedem Schritt, den du tust, schau hin, sei hellwach! Und nach und nach wirst du sehen, wie sich die Wünsche auflösen und wie die Energie, die du in deine Wünsche eingebunden hattest, freigesetzt wird.

Wünsche gibt es zu Millionen ... wenn die Energie all dieser Wünsche frei wird, wirst du zu einer riesigen Energieflut, sie wird emporstreben, höher und höher und eines Tages beginnt dein *sahasrara* überzuströmen – du wirst zu einem Lotus, zu einem tausendblättrigen Lotus.

17

Jenseits von Ursache und Wirkung

Wirkungen können nicht entkräftet werden,
indem man sie bekämpft.

Die verändernde Kraft ist Bewusstheit
und nicht Kontrolle.
Wenn du mehr und mehr bewusst wirst,
geht deine Energie in eine völlig andere Richtung.

Du wirst wählen müssen.
Wenn du dich für das Ego entscheidest,
wirst du unwissend bleiben.

Wenn du Bewusstheit willst,
wirst du dir die Fallen bewusst machen,
die dir vom Ego gestellt werden.

Avidya, die Unkenntnis deiner selbst, ist die Ursache der Welt. Sobald sich *avidya*, die Unkenntnis des eigenen Wesens auflöst, löst sich auch die Welt auf – nicht die gegenständliche Wirklichkeit, sondern die Welt deiner Wünsche; nicht die Wirklichkeit um dich herum, sondern die Welt, die du ständig von innen her erzeugst: Die Welt deiner Träume, Illusionen und Projektionen.

Das will verstanden sein. Unwissenheit ist nicht einfach mangelndes Wissen. Wie immer gelehrt du sein magst, durch Gelehrtsein verschwindet Unwissenheit nicht. Tatsächlich ist Wissen nur ein Deckmantel der Unwissenheit. Unwissenheit lässt sich nicht durch Wissen zerstreuen. Im Gegenteil: Auf diese Art und Weise wird sie nur beschützt. Der Drang, Wissen zu sammeln, Wissen anzuhäufen, dient auch dem Zweck, die eigene Unwissenheit zu verdecken. Je mehr du weißt, desto mehr glaubst du auch daran, ein Wissender zu sein.

Der Wunsch, alles wissen zu wollen, führt zu nichts, man verpasst damit das Wesentliche. Es geht darum, sich selbst zu erkennen. Wer sein eigenes Wesen versteht, der hat alles erkannt: Denn du bist am Ganzen beteiligt, dein Wesen gehört zum Ganzen. Du bist genau wie ein Tropfen Wasser. Wenn du den Wassertropfen ganz und gar kennst, hast du alle Ozeane erkannt – in einem einzigen Wassertropfen ist das Wesen des Ozeans zugegen.

Ein Mensch, der nur auf Wissen bedacht ist, vergisst sich selbst und sammelt lediglich Informationsmaterial. Er mag am Ende viel wissen und doch unwissend bleiben.

Unwissenheit ist nicht der Gegensatz von Wissen und Wissen ist nicht der Gegensatz von Unwissenheit. Was aber ist dann der Gegensatz von Unwissenheit? Yoga zufolge ist dies Bewusstheit – nicht Wissen, sondern Verstehen; sich nicht auf das Äußere auszurichten, sondern sich ganz dem inneren Verstehen zu widmen.

Wenn sich ein Kind im Mutterleib befindet, schläft es zutiefst. Die ersten Monate geschehen in einem traumlosen Schlaf – im Yoga *sushupti* genannt. Dann, gegen Ende des sechsten oder siebten Monats, beginnt das Kind ein wenig zu träumen. Sein Schlaf wird gestört, er ist nicht mehr absolut. Etwas passiert da draußen – ein Geräusch ... und der Schlaf des Kindes ist gestört. Schwingungen erreichen es und sein Tiefschlaf wird abgelenkt und es beginnt zu träumen. Die ersten Traumwellen steigen auf.

Traumloser Schlaf ist also der erste Zustand des Bewusstseins. Der zweite Zustand ist Schlaf und Traum. Im zweiten Zustand herrscht nach wie vor der Schlaf, aber es stellt sich eine neue Funktion ein: Die Fähigkeit zu träumen. Dann, wenn das Kind geboren ist, kommt eine dritte Fähigkeit hinzu – wir sprechen vom Wachzustand. Das ist zwar nicht der wirkliche Wachzustand, aber jetzt setzt eine neue Fähigkeit ein, die Fähigkeit des Denkens. Das Kind beginnt zu denken. Dieser dritte Zustand besteht aus Schlaf plus Träumen plus Denken, der Schlaf hat also nicht völlig aufgehört, er dauert fort. Du schläfst selbst in deinem Denken noch weiter. Dein Denken ist nichts als eine andere Art zu träumen; dein Schlaf wird dadurch nicht gestört.

Diese drei sind die gewöhnlichen Zustände des Bewusstseins. Selten nur kommt ein Mensch über die dritte Stufe – das Denken, hinaus. Aber genau darum geht es im Yoga: Zu einem Zustand reiner Bewusstheit zu gelangen, der so rein wie der erste Zustand ist. Der erste Zustand besteht aus reinem Schlaf und der letzte Zustand besteht aus reiner Bewusstheit. Sobald deine Bewusstheit so rein wie dein Tiefschlaf ist, bist du ein Buddha geworden, bist du angekommen, bist du nach Hause gekommen.

Patanjali sagt: *Samadhi*, der höchste Zustand von Bewusstheit, ist wie der Schlaf; ruhig und still, so schweigend und ungestört, so rund und so selig – mit dem einen Unterschied, er ist reines Wachsein. Normalerweise bleiben wir auf der dritten Stufe des Bewusstseins stehen. Tief drinnen geht der Schlaf weiter. Darüber kommt die Schicht des Träumens, dann die Schicht des Denkens -- aber der Schlaf geht weiter. Das alles lässt sich beobachten, das ist keine Theorie. Du kannst nachvollziehen, dass es tatsächlich so ist.

Jedes Mal, wenn du die Augen schließt, wirst du als erstes Gedanken sehen, eine Schicht des Denkens, die dich ganz einhüllt; unruhige Gedanken – der eine kommt, der andere geht, eine ganze Menge, ein endloser Straßenverkehr. Halte ein paar Sekunden still und plötzlich siehst du, dass das Träumen begonnen hat. Du stellst dir vor, Gold auf der Straße gefunden oder eine wunderschöne Frau oder einen ganz tollen Mann gefunden zu haben und schon geht das Projizieren los ... Wenn du lange genug so geträumt hast, ist es irgendwann soweit, dass du einschläfst. Vom Denken zum Träumen zum Schlafen und wieder zurück aus dem Schlafen zum Träumen und Denken: So wiederholt sich dein Leben.

Was wirkliche Bewusstheit heißt, weißt du noch gar nicht; nur diese wirkliche Bewusstheit wird laut Patanjali deine Unwissenheit auflösen – nicht Wissen, sondern Bewusstheit. Wir aber sammeln Wissen, nur um uns selber und andere zu täuschen.

Da Ursache und Wirkung miteinander verbunden sind,
Verschwinden die Wirkungen nur zusammen mit den Ursachen.

Du bist gierig, aber das ist eine Wirkung. Du fühlst Wut; auch das ist eine Wirkung. Lege die Ursache frei. Bekämpfe nicht mehr die Auswirkungen, denn das führt zu nichts. Du kannst deine Gier bekämpfen, aber sie wird von einer anderen Seite zurückkommen. Du kannst deine Wut bekämpfen; dann wird sie unterdrückt und explodiert woanders. Wirkungen können nicht entkräftet werden, indem man sie bekämpft.

Darum ist Yoga kein Moralsystem, sondern ein System des Bewusst-Werdens. Die wirkliche Ursache muss ans Licht kommen. Du bist gierig und versuchst nicht-gierig zu sein, aber was passiert? Du verwandelst deine Gier in eine Gier nach Nicht-Gier um. Du steckst voller Angst. Wie kannst du die Angst loswerden? Man kann dir noch mehr Angst einjagen, man kann dir wegen deiner Angst so viel Angst machen, dass du anfängst, sie zu unterdrücken. Aber das wird dich nicht angstfrei machen. Eine neue Angst kommt auf: Deine Angst vor der Angst. Du bist wütend. Du kannst ganz schnell wütend werden und nur sehr schwer dem Impuls widerstehen. Warum wirst du wütend? Immer dann, wenn dein Ego verletzt ist, wirst du wütend. Nun kann man dir beibringen, dass jemand, der sich beherrscht, in der Gesellschaft respektiert wird. Jemand, der seine Wut zu kontrollieren vermag, der wird als moralische Größe geachtet. Auf diese Weise wird sein Ego unterstützt.Diszipliniere und kontrolliere dich und lass dich nicht so schnell hinreißen! Das zerstört nicht dein Ego, sondern stärkt es. Die Krankheit mag sich in der Form ändern, wird aber Krankheit bleiben. Verstehe: Yoga ist kein Moralsystem, weil er sich nicht um die Wirkungen kümmert.

Die Leute belehren einander ständig, ohne die eigentliche Ursache zu erkennen. Solange man die eigentliche Ursache vermeidet, verändert sich nichts wirklich – vielleicht wird hier und da etwas umgemodelt und aufpoliert – die Persönlichkeit bleibt die gleiche.

> Wenn du wütend wirst, sei bewusst. Plötzlich wirst du sehen, dass du die Wahl hast, entweder wütend oder bewusst zu sein. Beides zusammen geht nicht. Wenn du dich sexuell fühlst, sei bewusst. Plötzlich wirst du sehen, dass du entweder bewusst oder sexuell sein kannst; beides zusammen geht nicht. Das wird dir helfen, den springenden Punkt zu sehen: Die verändernde Kraft ist Bewusstheit und nicht Kontrolle. Wenn du mehr und mehr bewusst wirst, geht deine Energie in eine völlig andere Richtung. Die gleiche Energie, die in die Wut, in die Gier und in die Sexualität floss, ist jetzt frei und beginnt sich in dir wie eine Lichtsäule aufzubauen. Und diese Bewusstheit ist der höchste Zustand menschlicher Evolution. Ein Mensch wird zum Gott, wenn er bewusst ist. Bevor du nicht dahin gelangst, hast du umsonst gelebt. Wir leben als wären wir betrunken.

Wer zu meditieren beginnt, kommt aus der Trunkenheit vieler Leben. Du kannst es einfach nicht fassen: Wie habe ich bisher gelebt! – es ist ein Alptraum – voller Leid und Grauen. Das ist der Grund, warum die Leute gar nicht erst versuchen, bewusst zu sein: Schon beim ersten Schimmer von Bewusstheit würde ihr ganzes Leben zusammenbrechen – und es war ja so bedeutsam und wichtig! Ihr ganzes bisheriges Leben würde in seiner Belanglosigkeit durchschaut werden.

Deine Angst vor dem Bewusst-Werden ist die Angst, dass sich dein ganzes Leben letztlich als schal entpuppen könnte. Du brauchst bloß ein wenig über das nachzudenken, was du bisher gemacht hast: Ein paar unbewussten Wünschen nachrennen, Dinge wiederholen, die dir niemals auch nur einen einzigen Funken Seligkeit schenken und dich immer nur enttäuschen. Trotzdem machst du weiter damit, als wärest du hypnotisiert. Und genau das sagt Yoga: Dass wir uns in einer tiefen Hypnose befinden. Nicht ein anderer hat uns hypnotisiert; wir werden von unserem eigenen Denken hypnotisiert. Wir leben in einer Hypnose.

Du kannst deshalb nicht bewusst werden, weil du so viel in deine Torheit, in deine Unwissenheit, in deine Unbewusstheit investiert hast. In diesen Schlaf, in dieses Dahindämmern hast du dein Leben investiert und viele Dinge. Jetzt kommt der erste Strahl der Bewusstheit und gibt dir plötzlich das Gefühl, dass dein ganzes Leben umsonst war.

Aber es fehlt dir immer noch der Mut. Das ist der Grund, warum du weiter an den Symptomen herumbastelst, von da droht dir ja keine Gefahr. Du gehst niemals bis zur Wurzel. Du weißt genau, wo du suchen müsstest, aber du bist immer noch voller Angst. Also suchst du woanders, nur um beschäftigt zu bleiben. Mal suchst du im Geld, mal in der Macht, mal im Ruhm, in diesem und in jenem, nur nie in deinem eigenen Inneren.

Du hast Angst; so als ob du, wenn du in deinem Inneren suchen und nichts finden würdest, tot umfallen müsstest. Aber noch ist jeder, der da gesucht hat, fündig geworden. Es gibt keine einzige Ausnahme, dass jemand, der nach innen gegangen wäre, den Schatz nicht gefunden hätte. Dies ist eine nahezu universale Tatsache: So ist es ohne jede Ausnahme immer gewesen. Wann immer jemand, gleich in welchem Land, in welchem Jahrhundert, ob Frau oder Mann, in sich selber gesucht hat, ist er auf den Schatz gestoßen. Aber man muss nachschauen. Und das erfordert großen Mut. Du hast dir eine Welt außerhalb deiner selbst eingerichtet: Deine Liebe, deine Macht, dein Geld, dein Ruhm, dein Name – alles liegt außerhalb deiner selbst. Wer nach innen gehen will, der muss all diese Dinge hinter sich lassen, der wird seine Augen schließen müssen; aber man klammert bis zum bitteren Ende.

Nur im Zustand des Nichtdenkens kann Unwissenheit überwunden werden. Bewusstwerdung ist mit Unwissenheit unvereinbar; Wissen dagegen ist mit Unwissenheit vereinbar. Werde also nicht zu einem Papageie und verlass dich nicht auf das Auswendiglernen. Stopf dir den Kopf nicht voll – versuch zu sehen! Befähige dich mehr und mehr, alles so zu sehen, wie es ist.

Die Veden, die Upanishaden, der Koran und die Bibel können nicht viel helfen. Du magst zwar ein großartiger Gelehrter werden, aber tief drinnen bleibst du nur ein Narr. Wenn Unwissenheit mit Wissen verziert wird, dann klammert man sich daran, man möchte sie nicht zerstören. Tatsächlich ist es so, dass das Ego sich glücklich damit fühlt.

Du wirst wählen müssen. Wenn du dich für das Ego entscheidest, wirst du unwissend bleiben. Wenn du Bewusstheit willst, wirst du dir die Fallen bewusst machen müssen, die dir vom Ego gestellt werden.

Meditation ist die Übung, das bisschen Bewusstsein, das du hast, zu bündeln, es zu kristallisieren und alles in deinen Kräften Stehende zu tun, damit es immer mehr zunimmt und deine Unbewusstheit immer mehr abnimmt. Nach und nach steigt dein Bewusstsein höher und höher, es ist immer weniger verträumt, es kommen dir immer weniger Gedanken und es tauchen immer mehr Lücken des Schweigens auf. Durch diese Lücken werden sich Fenster zum Göttlichen auftun. Eines

Tages, wenn du fähig geworden bist und du sagen kannst: „Ich kann für einige Minuten lang existieren, ohne dass mich ein Gedanke oder ein Traum ablenkt“, wirst du zum ersten Male wirklich wissen. Der Reise ist vollendet: Vom tiefen Schlaf bist du zu tiefer Bewusstheit gelangt. Wenn tiefer Schlaf und tiefe Bewusstheit sich treffen, schließt sich der Kreis.

Das ist es, was *samadhi* ist. Patanjali nennt es *kaivalya* -- reines Bewusstsein, Alleinsein – so rein, so allein, dass nichts anderes existiert. Nur in einem solchem Alleinsein wird man selig, nur so erfährt man, was Wahrheit ist. Wahrheit ist dein Wesen. Es ist da, aber du schläfst. Wach auf!

Frage:
Der Osten besteht seit jeher darauf, man solle nur mit einer Person eine Liebesbeziehung eingehen. Im Westen wandern die Menschen heute von einer Beziehung zur anderen. Wofür bist du?

Ich bin für Liebe. Lass mich das erklären: Sei der Liebe treu und mache dir keine Gedanken um Partner. Ob nur ein Partner oder viele Partner, darauf kommt es nicht an. Ob du der Liebe treu bist, darauf kommt es an. Wenn du mit einer Frau oder mit einem Mann zusammen lebst und sie oder ihn nicht liebst, lebst du in Sünde. Wenn du mit jemandem verheiratet bist und den anderen nicht liebst und trotzdem weiter mit ihm zusammenbleibst, mit ihm oder ihr schläfst, vergehst du dich an der Liebe. Damit entscheidest du dich gegen die Liebe und für die gesellschaftlichen Annehmlichkeiten, Gepflogenheiten und Förmlichkeiten. Es ist genauso, als ob du hingingest und eine Frau vergewaltigen würdest. Es ist ein Verbrechen, weil du die Frau nicht liebst und die Frau dich nicht liebt. Aber das gleiche geschieht, wenn du mit einer Frau lebst und sie nicht liebst – freilich gesellschaftlich akzeptiert, aber es ist nichtsdestoweniger eine Vergewaltigung – und du vergehst dich am Gott der Liebe.

So haben Menschen im Osten beschlossen, ihr ganzes Leben lang bei ein und demselben Partner zu bleiben; daran ist nichts verkehrt. Wenn du der Liebe treu bleibst, gehört es mit zum Schönsten überhaupt, bei ein und derselben Person zu bleiben, weil dann die Vertrautheit zunimmt.

Aber die Chancen stehen neunundneunzig zu eins, dass gar keine Liebe da ist, dass ihr einfach nur zusammen lebt. Indem man zusammen lebt, entwickelt sich eine gewisse Beziehung, die auf Zusammenleben und nicht auf Liebe beruht. Verwechsle eine solche Beziehung nicht mit Liebe. Aber wenn es möglich sein sollte, dass du jemanden liebst und dein ganzes Leben mit ihm oder ihr verbringen kannst, wird eine große Vertrautheit heranwachsen und eure Liebe wird sich immer tiefer und tiefer offenbaren. Wenn du deinen Partner ständig wechselst, wird dies nicht möglich sein. Es ist so, als würdest du immer wieder einen Baum verpflanzen, von hier nach da und wieder woanders hin … auf diese Weise kann er keine Wurzeln schlagen, dafür muss er an einem Platz bleiben dürfen: Jetzt kann er seine Wurzeln in die Tiefe treiben; so wird er stärker. Vertrautheit ist gut und mit einem Menschen verbunden zu sein ist wunderschön, die Grundvoraussetzung aber ist Liebe. Wenn aber ein Baum an einer Stelle Wurzeln zu schlagen beginnt, wo sich nur Steine befinden und sie den Baum umbringen, dann ist es besser, ihn umzusetzen. Dann besteh nicht darauf, dass er an Ort und Stelle bleiben muss. Halte zum Leben – versetze den Baum, denn sonst handelst du gegen das Leben.

Aber im Westen findet ein ständiger Wechsel statt – zu viele Beziehungen. So wird die Liebe auf beiden Seiten getötet: Im Osten, weil die Leute Angst vor Veränderung haben; im Westen, weil sie vermeiden, allzu lange bei einem Partner zu bleiben – aus Angst vor dem Entstehen von Verbindlichkeit. Also wechselt man lieber, bevor daraus Hingabe entstehen könnte. Und so hält man sich frei und geht immer wieder weiter und es entwickelt sich eine gewisse Zügellosigkeit. Und im Namen der Freiheit wird die Liebe praktisch zermalmt, man lässt sie verhungern.

Die Liebe hat auf beiden Wegen Schaden genommen: Im Osten, weil sich die Leute an Sicherheit, Bequemlichkeit und Sitte klammern und im Westen, weil sie sich an ihre Ego-Freiheit klammern, an Unverbindlichkeit -- aber die Liebe leidet darunter so oder so.

Ich bin für Liebe. Ich bin weder östlich noch westlich, für mich ist es bedeutungslos, welcher Gesellschaft man angehört. Ich gehöre keiner Gesellschaft an. Ich bin für Liebe. Erinnere dich ständig daran: Ist Liebe zwischen euch, dann ist es gut. Solange die Liebe anhält, bleib in ihr. Und bleibe so hingebungsvoll in ihr, wie du nur kannst. Bleibe in ihr so total du kannst; gehe ganz in dieser Freundschaft auf. Dann wird dich die Liebe transformieren.

Aber wo keine Liebe ist, da ist es besser, zu wechseln. Werde aber nicht süchtig nach Wechsel! Lass es nicht zu einer Gewohnheit werden, alle zwei oder drei Jahre wechseln zu müssen, so wie man alle zwei bis drei Jahre sein Auto wechselt. Plötzlich begegnet dir eine neue Frau. Es ist so ziemlich dasselbe ... eine Frau ist eine Frau, so wie ein Mann ein Mann ist. Die Unterschiede sind nur zweitrangig, denn es ist eine Frage der Energie. Die weibliche Energie ist weibliche Energie, die männliche Energie ist männliche Energie. Jede Frau repräsentiert alle anderen Frauen und jeder Mann repräsentiert alle anderen Männer. Die Unterschiede sind äußerst oberflächlich: Kleine Unterschiede, nur an der Oberfläche. Tief darunter geht es allein um weibliche und männliche Energie. Wenn also Liebe vorhanden ist, bleib dabei. Gib ihr eine Chance! Aber wenn keine vorhanden ist, dann wechsle, bevor du nach einer Beziehung ohne Liebe süchtig wirst.

Du fragst mich, ob man dem Weg des Ostens oder dem Weg des Westens folgen solle. Weder noch – folge dem göttlichen Weg. Was ist der göttliche Weg? – sei der Liebe treu!

Geh gar nicht erst mit einer Frau oder einem Mann, wenn du nicht liebst. Folge nicht nur deinen Launen, deiner Wolllust. Finde heraus, ob du das Verlangen verspürst, dich ganz mit einem anderen Menschen zu verbinden. Bist du reif genug, dich auf einen tiefen Kontakt einzulassen? Dieser Kontakt wird dein gesamtes Leben verändern. Und wenn du den Kontakt machst, dann mache ihn ehrlich. Versteck dich nicht vor deiner Geliebten oder deinem Geliebten – sei wahrhaftig. Lass alle Masken fallen ... Lege dein ganzes Herz offen; sei nackt. Zwischen zwei Liebenden darf es keine Geheimnisse geben, sonst besteht keine Liebe. Lass alle Geheimnisse fallen ... sie sind Politik. Sie hat in der Liebe nichts zu suchen. Du darfst nichts verstecken. Was immer in deinem Herzen auftaucht, sollte für deine Geliebte und was immer im Herzen deiner Geliebten auftaucht, sollte für dich sichtbar sein. Ihr solltet einander zwei vollkommen durchsichtige Wesen sein. Nach und nach werdet ihr sehen, dass ihr auf diese Weise einander helft, einer höheren Einheit entgegen zu wachsen.

Indem du der äußeren Frau begegnest, indem du ihr wirklich begegnest, sie also liebst, dich ihrem Wesen hingibst, dich in ihr auflöst, mit ihr verschmilzt, wirst du nach und nach anfangen, auch der Frau zu begegnen, die in deinem Inneren ist oder dem Mann zu begegnen, der in dir ist. Die äußere Frau ist nur ein Weg zur inneren Frau, so wie auch der äußere Mann nur ein Weg zum inneren Mann ist. Der wirkliche Orgasmus findet in deinem Inneren statt, wenn sich dein innerer Mann und deine innere Frau begegnen: Der innere Orgasmus, die innere Verschmelzung sind notwendig. Aber um zu dieser inneren Vereinigung zu finden, musst du eine äußere Frau finden, die deiner inneren Frau entspricht, die dein inneres Wesen in Schwingung versetzt, so dass deine innere Frau, die in festem Schlaf liegt, erwacht. Durch die äußere Frau wirst du deiner inneren Frau begegnen; und dasselbe gilt umgekehrt.

Wenn also die Freundschaft über einen längeren Zeitraum währt, ist es besser; die innere Frau braucht Zeit, um erweck zu werden. Doch so, wie es im Westen läuft – flüchtige Begegnungen – bekommen die innere Frau und der innere Mann nicht genug Zeit, um sich zu entfalten und aufzuwachen. Wenn sich dann schließlich im Inneren etwas zu bewegen beginnt, ist die äußere Frau oder der äußere Mann nicht mehr da … ein anderer Partner ist da, mit einer anderen Schwingung, einer anderen Wellenlänge. Und natürlich wird man, wenn man andauernd seine Frau und seinen Mann wechselt, auf die Dauer neurotisch: So viele Dinge, so viele Töne werden deine Energie beeinflussen, so viele verschiedenen Qualitäten und Vibrationen, dass du gar nicht mehr in der Lage sein wirst, die innere Frau oder den inneren Mann zu finden. Es wird sehr schwer sein. Schließlich entsteht eine Sucht nach Wechsel, man genießt am Ende einfach nur noch den Wechsel – und so hat man sich verirrt.

Die äußere Frau ist ein Weg zur inneren Frau und der äußere Mann ist ein Weg zum inneren Mann. Der höchste Yoga, die *unio mystica* findet aber im eigenen Inneren statt. Und wenn diese stattfindet, bist du von allen äußeren Frauen und allen äußeren Männern unabhängig. Dann plötzlich befindest du dich jenseits von all dem, dann bist du wedernoch.

Und genau das heißt Transzendieren. Genau das heißt *brahmacharya.* Dann kehrst du zu deiner Reinheit zurück, dann hast du dein ursprüngliches Wesen wiedergewonnen.

In Patanjalis Terminologie heißt dies *kaivalya.*

18

Der höchste Bewusstseinszustand

Solange dein Geist mit deinem innersten Bewusstsein,
dem Meister, kooperiert, bist du gesund und heil.

Alles, was von dir getrennt ist,
kannst du als Zeuge wahrnehmen
und alles, was du als Zeuge wahrnehmen kannst,
ist von dir getrennt.

Zeuge sein ist ein sich selbst erleuchtendes Phänomen.

Sobald der Wunsch zu *sein* aufhört,
löst sich der Tod auf.

Jetzt beginnt das Existenzielle:
Man kann es sein, aber man kann es nicht sagen.
Man kann es leben, aber man kann es nicht definieren.

Das Kommunizierbare endet hier.

Patanjali behält die ganze Komplexität des menschlichen Wesens im Auge; das gilt es zu verstehen. Nie zuvor und nie danach ist ein so umfassendes System entwickelt worden. Der Mensch ist kein einfaches Wesen, er ist ein sehr komplexer Organismus. Ein Fels ist einfach, weil der Fels nur eine Schicht hat, die Schicht des Körpers – das, was Patanjali *annamaya kosha* nennt, die grobstofflichste Schicht. Untersucht man den Felsen, wird man nur Gesteinsschichten finden und sonst nichts. Untersucht man dagegen einen Baum, dann findet man noch etwas anderes, etwas über den grobstofflichen Körper hinaus. Dem Baum ist etwas Feinstoffliches passiert; er ist nicht so tot wie Gestein, er ist lebendiger: Ein feinstofflicher Körper ist ins Leben gerufen worden. Wenn ihr einen Baum wie einen Felsen behandelt, misshandelt ihr ihn. Dann überseht ihr die feinstoffliche Evolution, die sich zwischen dem Felsen und dem Baum abgespielt hat. Der Baum ist hoch entwickelt. Er ist komplexer. Und erforscht danach ein Tier – es ist noch komplexer, eine weitere feinstoffliche Schicht ist hinzugekommen.

Der Mensch hat fünf Körper, fünf Energieschichten; wenn wir also den Menschen und seinen Geist wirklichen verstehen wollen, müssen wir sehr geduldig und umsichtig vorgehen. Wenn du auch nur einen Schritt auslässt, wirst du nicht zum innersten Kern deines Wesens vordringen können.

Die Wissenschaft vom Menschen gibt es noch nicht wirklich. Patanjalis Yoga kommt einer solchen Wissenschaft mit seinen ‚fünf Körper' am nächsten – du selbst beginnst erst jenseits dieser fünf Körper.

Die traditionelle Allopathie beruft sich nur auf den physischen, den grobstofflichen Körper. Sie ist die gröbste Form von Medizin und entsprechend ist auch ihre wissenschaftliche

Ausrichtung – das naturwissenschaftliche Instrumentarium vermag nur grobstoffliche Dinge zu erfassen.

Die Akupunktur, die chinesische Medizin, geht tiefer. Sie arbeitet am Vitalkörper, am *pranamaya kosha.* Wenn etwas mit dem physischen Körper nicht stimmt, setzt sie beim Vitalkörper an. Sie arbeitet an der Bioenergie: Indem sie dort für Gleichgewicht sorgt, beginnt der grobstoffliche Körper wieder gut zu funktionieren. Die Allopathie arbeitet von unten nach oben, während die Akupunktur von oben nach unten arbeitet: So ist es einfacher, weil der Vitalkörper etwas feiner als der physische Körper ist. Wenn der Vitalkörper in Ordnung gebracht wird, wirkt sich dies unmittelbar auf den physischen Körper aus, der Bauplan sitzt im Vitalkörper. Der physische Körper ist nur die Manifestation des vitalen Körpers.

Die Homöopathie geht noch etwas tiefer. Sie arbeitet auf der Ebene des *manomaya kosha*, des mentalen Körpers. Hahnemann, der Begründer der Homöopathie, machte eine große Entdeckung. Er nannte seine Methode der homöopathischen Arzneimittelherstellung ‚Potenzierung'. Nach und nach wird die Medizin so fein, dass man sich einfach nicht mehr vorstellen kann, wie sie noch wirken soll. Sie hat sich praktisch aufgelöst, dringt aber gerade so bis in den tiefsten Kern des *manomaya kosha* vor, sie wirkt auf den mentalen Körper. Das geht tiefer als die Akupunktur. Das ist fast so, als operiere man auf der atomaren oder gar subatomaren Ebene. Da wird dein Körper überhaupt nicht mehr berührt, nicht einmal dein Vitalkörper; die potenzierte Medizin ist so fein und so gering, dass ihr nichts mehr den Weg versperren kann. Sie schlüpft förmlich in den *manomaya kosha* und tut von da aus ihre Wirkung.

Dann Ayurveda, die indische Medizin. Sie ist eine Synthese von diesen dreien. Sie ist von allen medizinischen Wissenschaften die allumfassendste.

Die Hypnotherapie geht noch tiefer. Sie berührt den *vigyanamaya kosha*, den vierten Körper, den Körper des Bewusstseins. Sie benutzt keinerlei Arznei. Sie benutzt überhaupt nichts. Sie arbeitet lediglich mit Suggestionen, mehr nicht. Sie gibt dem Mind eine Suggestion – sie wirkt durch die Kraft des Denkens, nicht durch die Kraft der Materie. Die Homöopathie nutzt noch die Kraft der Materie, in höchst verfeinerter Dosis. Die Hypnotherapie kommt vollends ohne Materie aus. Sie macht einen Sprung zum Bewusstseins-Körper, *vigyanamaya kosha.* Dein Bewusstsein braucht bloß eine bestimmte Vorstellung zu akzeptieren und sie beginnt zu wirken.

Hypnotherapie hat eine große Zukunft. Sie wird die Medizin der Zukunft sein. Wenn dein Geist durch eine Veränderung deiner Vorstellungswelt geheilt werden kann und über deinen Geist dann dein Vitalkörper und über deinen Vitalkörper dann dein grobstofflicher Körper, wozu dann noch Gifte einsetzen, wozu dann noch medizinisch handgreiflich werden? Warum ihn dann nicht mit Vorstellungskraft behandeln?

Und es gibt noch einen fünften Körper – *ananda maya kosha,* den Körper der Seligkeit. Die Hypnotherapie erreicht den vierten, Meditation den fünften Körper. Schon das Wort ‚Meditation' ist wunderschön, denn es entstammt derselben Wurzel wie ‚Medizin'. Der gemeinsame Wortstamm bedeutet: ‚Das-was-heilt'. Das, was heil und gesund macht, ist Medizin; auf der tiefsten Ebene ist es Meditation.

Meditation gibt dir nicht einmal Suggestionen. Suggestionen kommen von außen, ein anderer muss dir etwas suggerieren.

Suggestion setzt voraus, dass du von jemandem abhängst. Suggestionen können dich nicht vollkommen bewusst werden lassen, weil es nicht ohne den anderen geht – dieser liegt wie ein Schatten auf deinem Wesen.

Meditation lässt dich vollkommen bewusst werden, ohne jeden Schatten – absolutes Licht ohne alles Dunkel. So gesehen ist selbst eine Suggestion noch grobstofflich. Jemand suggeriert dir etwas – mit anderen Worten, es kommt jemand von außen und letztendlich ist alles, was von außen kommt, materiell. Nicht nur Stoff, sondern alles, was überhaupt von außen kommt, ist materiell. Selbst ein Gedanke ist eine feinstoffliche Form von Materie. Selbst Hypnotherapie ist materialistisch! Meditation lässt alle Stützen, alle Krücken fallen. Darum ist es genau besehen das Schwierigste von allem, Meditation wirklich zu verstehen: Nichts ist übrig geblieben – nur noch das reine Verstehen, das Zeugesein. Darauf bezieht sich nun das folgende Sutra:

Wegen der Beständigkeit von purusha, des reinen Bewusstseins,
sind die Erscheinungsformen des Geistes
seinem Meister stets bekannt.

Zweierlei spielt sich in dir ab. Einerseits ein Hurrikan von Gedanken, Gefühlen und Wünschen; ein Wirbelwind, der sich um dich dreht, ständig in Veränderung, ständig in Bewegung: Eben hast du so gedacht, einen Moment später denkst du ganz anders. Noch vor ein paar Minuten warst du wütend und jetzt lachst du schon wieder. Eben noch warst du froh und vergnügt und jetzt bist du äußerst traurig, ständig auf und ab, Verwandlungen, Veränderungen – aber da ist noch etwas Tieferes in dir, etwas Unveränderliches und Zeitloses, etwas, das dem ganzen Spiel zuschaut – dieser Zeuge ist „der Meister“, unberührt und unbeeinflusst.

> Fang bei der sinnlichen Wahrnehmung an: Du siehst einen Baum. Du siehst den Baum, ohne dir bewusst zu sein, dass du ihn siehst – so bist du kein „Zeuge“. Siehst du jedoch den Baum und siehst du gleichzeitig auch, dass du siehst, bist du der Zeuge. Dein Bewusstsein wird zu einem Pfeil mit zwei Spitzen: Die eine auf den Baum gerichtet, die zweite auf dein Bewusstsein. Es ist schwierig; denn sobald du dir deiner selbst bewusst wirst, vergisst du den Baum und sobald du dir des Baumes bewusst wirst, vergisst du dich selbst. Aber mit der Zeit lernt man es, das Gleichgewicht zu finden, so wie man Seiltanzen lernen kann. Anfangs ist schwer und gefährlich, aber nach und nach erlernt man die Balance. Versuche es immer wieder. Wo immer du eine Gelegenheit findest, das Zeugesein zu üben, lass sie dir nicht entgehen. Es gibt nichts Wertvolleres als das Zeugesein.

Was immer du gerade tust: Du gehst spazieren, du isst oder nimmst ein Bad, werde zum Zeugen! Lass dich von der Dusche berieseln – innerlich bleibst du hellwach und schaust zu, was geschieht: Das prickelnde Wasser am ganzen Körper, eine gewisse Stille umfängt dich, ein gewisses Wohlgefühl steigt in dir auf … du bist im Zeugesein. Du magst dich froh oder vergnügt fühlen, sei Zeuge! Beobachte einfach: Ich bin froh und vergnügt … ich bin traurig … ich hab Hunger … beobachte weiter. Nach und nach wirst du sehen, dass dein Vergnügtsein, deine Traurigkeit, von dir getrennt sind. Alles, was du als Zeuge wahrnimmst, ist von dir getrennt. Diese

Methode nennt sich *viveka* – Unterscheidung. Alles, was von dir getrennt ist, kannst du als Zeuge wahrnehmen und alles, was du als Zeuge wahrnehmen kannst, ist von dir getrennt. Du kannst nicht Zeuge des Zeugen sein – das bedeutet „Meister". Du kannst nicht über den Meister hinausgehen, du bist der Meister, du bist das Innerste der Existenz.

Der Geist erleuchtet sich nicht selbst,
denn er selbst kann gesehen werden.

Der Geist selber kann gesehen werden. Er kann zum Objekt werden. Er kann beobachtet werden, also ist er nicht der Zeuge. Normalerweise halten wir unseren Geist für denjenigen, der die Blume sieht. Nein, wir können über den Geist hinaus gehen und wir können ihn sehen, geradeso, wie er die Blume sieht. Je tiefer man geht, desto mehr wird sich zeigen, dass der Beobachter selbst das Beobachtete wird. Genau dies wird Krishnamurti nicht müde, ständig zu wiederholen: „Der Beobachter ist das Beobachtete, der Wahrnehmende ist das Wahrgenommene." Zuerst siehst du die Bäume und die Rose und die Sterne und glaubst, dein Geist sei dabei der Beobachtende. Schließe die Augen. Achte auf die Eindrücke, die die Bäume, die Rosen und die Sterne in deinem Geist hinterlassen. Wer ist jetzt der Wahrnehmende? Der Wahrnehmende ist etwas tiefer gegangen. Der Geist selber ist zum Gegenstand geworden.

Die fünf *koshas,* die fünf Körper sind fünf Ebenen, auf denen der Wahrnehmende jeweils wieder zum Wahrgenommenen wird. Wenn du vom *annamaya kosha,* dem Nahrungs-Körper zum Vitalkörper weitergehst, kannst du augenblicklich sehen, wie dein grobstofflicher Körper, von der Warte des Vitalkörpers aus gesehen, zum Objekt wird: Er ist außerhalb des Vitalkörpers. Und wenn du dann vom Vitalkörper weiter zum *manomaya kosha,* zum Mentalkörper gehst, wiederholt sich dasselbe. Jetzt ist sogar dein Vitalkörper außerhalb von dir und dann auf dieselbe Art und Weise immer weiter. Es geht bis zum letztmöglichen Punkt, wo nur noch der Zeuge selbst übrig bleibt. Dann siehst du dich nicht als jemanden, der selig ist, sondern du siehst dich als den Zeugen von Seligkeit.

Der letzte Körper ist der Seligkeitskörper. Sich von ihm zu unterscheiden ist das Allerschwierigste, denn er kommt dem Meister sehr nahe. Er umgibt ihn fast wie dessen eigene Atmosphäre. Aber selbst diese gilt es noch als Körper zu sehen. Selbst auf dieser letzten Stufe, auf der du so voller Seligkeit bist, ist noch eine letzte anstrengende Unterscheidung vorzunehmen, um zu verstehen, dass auch Seligkeit von dir getrennt ist. Dann geschieht Befreiung – *kaivalya.* Du bleibst allein zurück, als Zeuge, alles andere ist zum Objekt geworden. Dein Körper, dein Geist, deine Energie. Selbst die Seligkeit, selbst die Ekstase, ja selbst die Meditation ist nicht mehr da. Wenn die Meditation vollendet ist, ist sie keine Meditation mehr.

Wenn der Meditierende tatsächlich beim Ziel angelangt ist, meditiert er nicht mehr. Er kann es nicht mehr, es wäre wieder ein Tun wie Gehen, Essen ... er hat jetzt Abstand zu allem. Das ist der Unterschied zwischen *dhyana* und *samadhi.*

Meditation gehört zum fünften Körper, zum Seligkeitskörper. Sie ist immer noch eine Therapie, eine Arznei. Auf dieser Stufe bist du immer noch ein wenig krank – krank deshalb, weil du dich mit etwas identifiziert hast, das du nicht bist. Alle Krankheit ist Identifikation; vollkommene Gesundheit beruht auf Nicht-Identifikation. *Samadhi* ist, wenn man selbst das Meditieren hinter sich gelassen hat.

Die Einsicht in die eigene Natur durch Selbsterkenntnis geschieht,
wenn das Bewusstsein jene Form annimmt,
in der es nicht mehr von Ort zu Ort weiterwandert.

Yoga sagt, dass der Zeuge ein sich selbst erleuchtendes Phänomen ist. Es ist genau wie mit einem Licht. Du hast in deinem Zimmer eine kleine Kerze – die Kerze erhellt das Zimmer, die Möbel, die Wände, das Bild an der Wand. Wer erhellt die Kerze? Du brauchst keine andere Kerze, um diese Kerze zu finden; die Kerze erleuchtet sich selbst. Sie bringt andere Dinge ins Licht und erleuchtet gleichzeitig sich selbst. Sv*abuddhi samvedanam* – das innerste Bewusstsein leuchtet aus sich selbst. Der Zeuge registriert alles, was um ihn herum geschieht, in den fünf Energieschichten, sowie in der Welt und ist sich selbst Licht. Das erweist sich als vollkommen logisch. Irgendwo müssen wir auf den untersten Grund stoßen. Andernfalls würden wir gehen und gehen – dies würde nicht helfen, das Problem bliebe erhalten. Wenn dein inneres Bewusstsein den Augenblick der Bewegungslosigkeit erreicht hat, wenn es zutiefst zentriert und verwurzelt ist, wenn es nicht mehr schwankt, wenn es eine beständige Flamme der Wachheit geworden ist, dann leuchtet es aus sich selbst.

Ist der Geist vom Erkennenden und vom Erkannten gefärbt,
so ist er alles-begreifend.

Dein Geist befindet sich genau zwischen dir und der Wirklichkeit, er ist die Brücke zwischen dir und der Wirklichkeit, zwischen dem Zeugen und dem Bezeugten. Wenn der Geist gleichermaßen von den Dingen wie vom Zeugen gefärbt ist, wird er alles-begreifend, er wird zu einem großartigen Instrument der Erkenntnis. Aber dazu ist zweierlei nötig: Zum einen muss er von den Dingen, die er sieht, gefärbt sein und zum andern muss er vom Zeugen gefärbt sein. Der Zeuge muss seine Energie in den Geist gießen, nur dann kann der Geist die Dinge erkennen.

Stellt euch z.B. einen Wissenschaftler bei der Arbeit vor. Er hat den Leichnam eines Menschen seziert und durchsucht ihn peinlich genau, so genau, wie wissenschaftliche Instrumente es nur gestatten. Er sucht nach der Seele, aber er kann keine Seele entdecken – nur Stoff, nichts als Stoff. Was er höchstens finden kann, gehört entweder zur Welt der Physik oder zur Welt der Chemie, aber nichts gehört zur Welt des Bewusstseins. Und er kommt aus dem Labor und er sagt: „Es gibt kein Bewusstsein."

Eines hat er dabei vergessen. Wer hat den Leichnam untersucht? Der Wissenschaftler beobachtet den Gegenstand und vergisst dabei vollkommen sich selbst. Der Wissenschaftler will in der Außenwelt Bewusstsein nachweisen und vergisst dabei ganz, dass derjenige, der das versucht, das Bewusstsein ist: Der Suchende ist das Gesuchte. Er hat sich zu sehr auf das Objekt verlegt und darüber das Subjekt vergessen. Die Wissenschaft verliert sich im Objekt und die so genannten Religionen fokussieren zu sehr auf das Subjekt.

Yoga dagegen sagt: „Es ist nicht nötig, einseitig zu werden. Erinnere dich daran, dass die Wirklichkeit da ist und erinnere dich gleichzeitig daran, dass du da bist." Lass deine Erkenntnis ganz und total sein, Objekt und Subjekt zugleich. Ist dein Geist von deinem Bewusstsein erfüllt und ebenso von der objektiven Welt, geschieht Begreifen. Ein religiös eingestellter Mensch – nennen wir ihn einen Introvertierten – kennt nach und nach nur noch seine Subjektwelt und beginnt, die objektive Wirklichkeit eine Illusion zu nennen, gemacht aus dem selben Stoff wie Träume – *maya.*

Ein Naturwissenschaftler, der zu sehr auf Objekte fokussiert ist, beginnt an die objektive Wirklichkeit zu glauben und sagt, dass nur Materie existiert. Bewusstsein sei reine Dichtung, das schöne Gerede von Träumern, romantisch, aber nicht real. Der Wissenschaftler nennt das Bewusstsein eine Illusion, der Introvertierte bezeichnet die objektive Wirklichkeit als Illusion. Yoga ist die höchste Wissenschaft. Patanjali sagt: „Beides ist real". Die Wirklichkeit hat zwei Seiten: Die Außen- und die Innenseite. Wie könnte es ohne eine Außenseite eine Innenseite geben? Kann man sich vorstellen, dass es nur die Innenseite gibt und dass die Außenseite Einbildung ist? Wenn die Außenseite illusorisch ist, wird damit automatisch auch die Innenseite illusorisch.

Wenn das Innere deines Hauses real, sein Äußeres aber irreal ist, wo zieht man den Trennstrich? Wo hört die Realität auf und wo fängt die Illusion an? Und wie kann eine illusorische Außenseite eine reale Innenseite haben? Ein unwirklicher Körper hat zwangsläufig einen unwirklichen Geist, ein unwirklicher Geist zwangsläufig ein unwirkliches Bewusstsein. Ein wirkliches Bewusstsein braucht einen wirklichen Geist, ein wirklicher Geist einen wirklichen Körper und ein wirklicher Körper eine wirkliche Welt. Yoga leugnet nichts. Yoga ist absolut pragmatisch, empirisch. Er ist wissenschaftlicher als die Naturwissenschaft und religiöser als die Religionen – weil er die umfassende Synthese von Innen und Außen ist.

Obwohl durchsetzt von zahllosen Wünschen,
handelt der Geist für einen anderen,
denn er handelt in Gemeinschaft.

Nun, dies gilt es genau zu verstehen: Solange dein Geist mit deinem innersten Bewusstsein, dem Meister, kooperiert, bist du gesund und heil. Wenn dein Geist sich verirrt, sich gegen den Meister richtet, bist du ungesund und krank. Wenn der Diener dem Meister wie ein Schatten folgt, ist alles gut. Wenn der Meister „Geh nach links“ sagt, der Diener aber nach rechts geht, dann stimmt etwas nicht. Wenn du etwas tun willst, Körper und Geist es aber verweigern oder etwas anderes tun, was du gar nicht tun willst, dann ist große Verwirrung. Aber so ist die Menschheit.

Yoga hat folgende Vision: Dein Geist orientiert sich an seinem Meister, deinem innersten Bewusstsein; dein Körper richtet sich nach deinem Geist und du wirst die Welt um dich herum so einrichten, dass alles miteinander kooperiert. Wenn alles miteinander kooperiert – das jeweils Untere mit dem jeweils Höheren und das Höhere mit dem Höchsten und das Höchste mit dem absolut Allerhöchsten – dann waltet Harmonie in deinem Leben. Dann bist du ein Yogi. So bist du eins geworden – aber nicht in dem Sinne, dass nur noch eines existiert, sondern eins geworden im Sinne von Einklang. Du bist eins geworden im Sinne eines Orchesters: Viele Instrumente, aber nur eine Musik; viele Körper – tausenderlei Dinge, Wünsche, Ziele, Stimmungen, Aufs und Abs, Niederlagen und Erfolge, eine große Vielfalt –, aber alles in Einklang, in Harmonie. Du bist zu einem Orchester geworden. Alles kooperiert mit allem anderen und alles kooperiert letztendlich mit dem innersten Zentrum des Seins. Patanjali sagt: „Akzeptiert alles, nutzt es, geht kreativ damit um; lehnt nichts ab.“ Bejahung, nicht Ablehnung ist seine Weg. Aus diesem Grunde hat Patanjali so sehr am Körper gearbeitet, an der Erforschung der richtigen Nahrung, an den *asanas* und am *pranayama*. Das alles sind Bemühungen um Harmonie, richtige Nahrung für den Körper, richtige Körperhaltung, rhythmisches Atmen für den Vitalkörper. Es soll mehr *prana*, mehr Vitalkraft aufgenommen werden; es sollen Wege gefunden werden, mit deren Hilfe statt eines ständigen Energieverlustes die Energie zum Überfließen gebracht werden kann.

Und dann seine Arbeit am Geist mit Hilfe des *pratyahara*. Der Geist ist eine Brücke. Über diese Brücke kannst du nach Außen gehen und über diese Brücke kannst du auch nach Innen gehen. Wer nur nach Außen geht, lässt sich von Dingen und Wünschen leiten. Wer nach Innen geht, lässt sich von Wunschlosigkeit, Bewusstheit und Zeugesein leiten. Aber es ist ein und dieselbe Brücke. Man muss sie nutzen, darf sie nicht wegwerfen und zerstören. Sie darf schon deshalb nicht zerstört werden, weil du genau über diese Brücke in die Welt gekommen bist und über sie auch wieder in dein inneres Wesen zurückkehren musst, wieder und immer wieder.

Patanjali greift alle Möglichkeiten auf. Seine Religion ist nicht von Angst, sondern von Einsicht bestimmt. Er möchte, dass du ein ausgewogenes Leben führst, ein Leben voller Gleichgewicht – genau in der Mitte, weder auf das Essen versessen noch fanatisch dagegen, weder auf Frauen oder Männer versessen noch fanatisch dagegen – einfach ausgewogen und ruhig.

Dank der Beständigkeit des purusha, des reinen Bewusstseins,
sind dem Meister die Formen des Geistes stets bekannt.

Es gilt den Meister zu finden. Er verbirgt sich in dir, du musst ihn ausfindig machen. Was immer du bist – er ist vorhanden. Was immer du tust – er ist es, der es tut. Was immer du siehst – er ist es, der es sieht. Ja selbst, was immer du begehrst, er begehrt es. Schicht auf Schicht musst du dich schälen, wie eine Zwiebel. Aber schäle dich nicht voller Ärger, sondern liebevoll. Schäle dich feinfühlig und vorsichtig, denn der, den du da schälst, ist Gott. Schäle dich voller Hingabe. Tu dir kein Leid an. Sobald du am Leiden Genuss findest und zum Masochisten wirst, wirst du dich damit selber zerstören. Man muss es sehr, sehr feinfühlig, vorsichtig und kreativ angehen: Du bewegst dich auf geheiligtem Boden.

Vergiss das nicht, damit du keiner Neurose verfällst. Bleib ausgewogen und gelassen, wähle einfach den Mittelweg und du wirst dich niemals verirren, du wirst nie das Gleichgewicht verlieren, nie einseitig werden. Yoga ist Ausgewogenheit, er ist der Weg zur letztmöglichen Einheit, zur letztmöglichen Harmonie von allem, was ist.

Buddha hat diesen höchsten Bewusstseinszustand anatta genannt – Nichtselbst, Nichtsein. Das ist sehr schwer nachzuvollziehen. Buddha sagt: „Der letzte Wunsch, der fallen muss, ist der Wunsch zu sein." Wünsche gibt es wie Sand am Meer. Die ganze Welt ist nichts als ein Wunsch nach Dingen, aber der grundlegende Wunsch ist das Begehren zu sein, weiterzumachen, fortzudauern, dazubleiben. Der Tod ist die Urangst; das letzte Begehren, das man loslassen muss, ist der Wunsch zu sein. Wenn dein Bewusstsein vollkommen geworden ist, wenn *viveka*, die Unterscheidung erreicht ist, wenn du zum Zeugen geworden bist, wenn du nur noch Zeuge von allem bist, was geschieht – außerhalb von dir und in dir –, wenn du kein Macher mehr bist, ist einfach Schauen.

Draußen zwitschern die Vögel: Du beobachtest; in dir kreist dein Blut: Du beobachtest; in dir ziehen Gedanken:

Du beobachtest ... ohne dich je zu identifizieren. Weder sagst du dir: „Ich bin der Körper" noch sagst du dir: „Ich bin der Geist". Du sagst nichts. Du beobachtest einfach, ohne dich mit irgendetwas zu identifizieren. Du bleibst reines Subjekt; du hast nur eines im Sinn: Dass du der Beobachter bist, der Zeuge. Wenn dieses Zeugesein vorherrscht, dann verschwindet der Wunsch zu sein.

Und sobald der Wunsch zu sein aufhört, löst sich der Tod auf. Der Tod existiert, weil du fortdauern willst. Der Tod existiert, weil du nicht sterben willst. Der Tod existiert, weil du dich gegen das Ganze sträubst. In dem Augenblick, in dem du bereit bist, zu sterben, ist der Tod bedeutungslos, es gibt ihn plötzlich gar nicht mehr. Wie kannst du noch sterben, wenn du bereit bist zu sterben? In der bloßen Bereitschaft selbst zu sterben, zu vergehen, ist jegliche Möglichkeit von Tod überwunden.

Jene, die unbedingt sein wollen, werden zerstört. Nicht etwa, dass dich jemand zerstört; dein bloßer Wille zu sein ist zerstörerisch; denn mit dem Gedanken „Ich will fortdauern!", lehnst du dich gegen das Ganze auf. Das ist, als lehnte die Welle sich gegen das Meer auf. Das bloße Bemühen erzeugt nur Kummer und Unglück und der Augenblick ist nicht fern, da die Welle verschwinden wird. Nun aber wird es, weil die Welle gegen das Meer gekämpft hat, wie ein Tod aussehen. Wäre die Welle bereit gewesen und wäre die Welle sich bewusst gewesen: „Ich bin doch selber Teil des Meeres, wozu also fortdauern? Ich bin seit jeher gewesen und ich werde immer sein, denn das Meer ist seit jeher da und wird immer da sein. Ich mag vielleicht nicht mehr als Welle da sein, Welle ist nur meine augenblickliche Form. Die Form wird sich auflösen, aber nicht mein Inhalt. Ich werde vielleicht nicht mehr wie diese Welle existieren; ich werde vielleicht als eine andere Welle existieren, oder vielleicht als gar keine Welle mehr. Ich werde vielleicht zur untersten Tiefe des Meeres werden, wo sich keine Wellen erheben ..."

Deine innerste Wirklichkeit wird bleiben, weil das Ganze dich durchdrungen hat. Du bist nichts als das Ganze, ein Ausdruck des Ganzen.

Sobald man diesen Unterschied erkannt hat,
hört der Wunsch, im Selbst zu wohnen, auf.

Befreiung heißt Befreiung von dir selbst. Siehst du den Unterschied? Die Befreiung gilt nicht dir. Nicht etwa, dass dann ein befreites Du existierte. Befreit löst du dich selbst auf. Buddha sagt: „Nur Knechtschaft existiert." Lass mich versuchen, es dir zu erklären.

Ist dir jemals ‚Gesundheit' begegnet? Du bist gesund, aber kannst du sagen, was Gesundheit ist? Nur Krankheit existiert. Gesundheit ist nicht-existenziell; man kann nicht den Finger drauf legen. Wenn man Kopfschmerzen hat, weiß man, dass sie da sind. Aber hast du jemals die Abwesenheit von Kopfschmerzen erfahren? Im Grunde verschwindet ohne Kopfschmerzen der Kopf selber – er ist nicht länger zu spüren. Wenn man seinen Kopf ständig spürt, zeigt das, dass eine gewisse Verspannung, ein gewisser Stress, eine Belastung in ihm vorhanden sein muss. Wenn dein ganzer Körper gesund ist, verschwindet der Körper. Man vergisst, dass der Körper da ist. Im Zen, wenn die Meditierenden Jahrelang sitzen – einfach stillsitzen –, kommt der Augenblick, in dem sie vergessen, dass sie überhaupt noch einen Körper haben. Nicht, dass der

Körper nicht mehr da wäre; der Körper ist sehr wohl da, aber ohne jede Verspannung – wie soll man ihn also spüren können? Wenn ich etwas sage, kannst du mich hören. Aber wenn ich still bin, wie kannst du mich hören? Dann herrscht Stille – sie hat dir vieles mitzuteilen – aber Stille ist nicht zu hören. Wenn du sagst: „Ja, ich kann die Stille hören!", dann hörst du irgendein Geräusch. Vielleicht ist es das Geräusch der dunklen Nacht, aber immerhin ein Geräusch. Wenn es absolut still ist, wirst du nichts hören können. Wenn dein Körper vollkommen gesund ist, fühlst du ihn nicht. Wenn sich im Körper eine Verspannung bemerkbar macht, irgendein Unwohlsein, eine Krankheit, dann wirst du aufmerksam. Wenn alles in Harmonie ist und kein Schmerz und kein Elend da ist, bist du plötzlich leer. Ein Nichts umfängt dich.

Kaivalya ist die höchstmögliche Gesundheit, vollendete Ganzheit, alle Wunden sind heil. Wie kann man da noch existieren, wenn alle Wunden heil sind? Das was ihr ‚Selbst' nennt, besteht lediglich aus angehäuften Verspannungen, aus allen möglichen Formen von Krankheiten und Leiden: Unerfüllte Wünsche, frustrierte Hoffnungen, Erwartungen und Träume.

Anders gesagt: In Augenblicken der Harmonie vergisst du einfach, dass du bist. Später dann magst du dich daran erinnern, wie schön, wie fantastisch es war, wie außergewöhnlich. Aber in solchen wahren, außergewöhnlichen Augenblicken bist du außer dir, einfach nicht da. Da hat dich Etwas, das größer ist als du, überwältigt; Etwas, das tiefer ist als du, ist hoch gesprudelt und du bist verschwunden. In Momenten tiefer Liebe lösen sich die Liebenden auf. In Momenten tiefer Stille lösen sich Meditierende auf. In tiefen Momenten des Singens, Tanzens, Feierns, verschwinden die Feiernden.

Hier ist die Rede vom letzten Fest, vom ultimativen, höchsten Gipfel überhaupt – *kaivalya.*

Das Selbst ist nichts als die geläutertste Form des Ego. Es ist der letzte Rest von Belastung, Stress, Anspannung: Du bist noch nicht vollends offen; etwas ist noch verschlossen. Wenn du restlos offen bist, nur noch ein Wächter auf dem Berge, ein Zeuge, dann löst sich sogar der Wunsch weiterzuleben auf.

Mit der Auflösung dieses Wunsches, tritt etwas absolut Neues ins Leben: Ein neues Gesetz tritt in Kraft. Das Gesetz der Schwerkraft, das kennst du, das Gesetz der Gnade, der Befreiung, das kennst du noch nicht. Nach dem Gesetz der Schwerkraft fällt alles nach unten. Das Gesetz der Gnade ermöglicht es dir, nach oben zu fallen. Irgendwann im Innenleben des Bewusstseins kommt der Moment, da das Bewusstsein aufzusteigen beginnt.

Wenn du dich an deinen Körper und an deinen Geist klammerst, wirst du nicht nach oben fallen. Solange du dich an die Vorstellung eines Selbst klammerst, unterliegst du der Schwerkraft – denn der Geist untersteht genauso wie der Körper der Schwerkraft. Der Geist ist subtiler Körper und der Körper ist grobstofflicher Geist. Beide stehen unter dem Gesetz der Schwerkraft. Du stehst zwar nicht unter dem Gesetz der Schwerkraft, klammerst dich aber an etwas, das unter dem Gesetz der Schwerkraft steht. Das ist, als wolltest du, beladen mit einem dicken Stein, in einem Fluss schwimmen. Der Stein wird dich nach unten ziehen und wird dir nicht zu schwimmen gestatten. Wenn du den Stein loslässt, wirst du schwimmen können.

In dir treffen sich Schwerkraft und Gnade. Du hast etwas Irdisches und etwas Himmlisches in dir. Du bist der Horizont, wo sich Himmel und Erde begegnen. Wenn du dich zu sehr an die Erde klammerst, dann wirst du völlig vergessen, dass du dem Himmel, dem unendlichen Raum, dem Jenseits angehörst. Wenn du dich nicht mehr an deinen irdischen Anteil bindest, steigst du mit einem Mal in die Höhe.

Dann neigt sich der Geist der Unterscheidungskraft zu
und ist auf Befreiung ausgerichtet.

Eine neue Kraft tritt in Funktion. Befreiung ist nichts anderes, als dass die Kraft der Gnade zu wirken beginnt. Du kannst dich nicht befreien, du kannst nur die Hindernisse ausräumen; Befreiung widerfährt dir. Langsam steigst du nach oben. Deine Lebensenergie beginnt in die Höhe zu steigen – man kann es nicht glauben, wenn es passiert, denn das ist gegen alle Gesetze, die du bisher kennen gelernt hast. Es ist Levitation, nicht Gravitation. Etwas in dir beginnt einfach aufzusteigen, durch nichts gehemmt. Nichts versperrt ihm den Weg. Ein wenig Entspannung, ein wenig Loslassen genügt … als erster Schritt … und schon vermag dein Bewusstsein spontan und immer klarer zu unterscheiden, es wird bewusster, mehr und mehr.
Du hast das Wort, den Ausdruck *vicious circle* – Teufelskreis gehört. Lass uns einen weiteren Ausdruck kreieren: *virtuous circle* – Tugendkreis. Im Teufelskreis führt das eine Schlimme zum nächsten. Jede Wut bestärkt deine Gewohnheit von Wütendwerden und wird noch mehr Wut wecken und die noch größere Wut stärkt deine Gewohnheit noch mehr und so weiter und so fort. Du bewegst dich in einem Teufelskreis, der immer stärker und stärker und stärker wird. Versuchen wir es jetzt mit dem neuen Ausdruck: Tugendkreis. Wenn du bewusst wirst – Patanjali nennt es *viveka*, Unterscheidung –

entsteht *vairagya*: Unterscheidung führt zu Loslassen. Wenn du bewusst wirst, erkennst du plötzlich, dass du nicht mehr der Körper bist. Nicht, dass du ihn verneinst, nein: Im bloßen Akt der Bewusstwerdung löst sich die Identifikation mit dem Körper auf. Wenn du bewusst wirst, siehst du, dass du nicht diese Gedanken bist. In der bloßen Bewusstwerdung löst sich die Identifikation mit diesen Gedanken auf. Du hast begonnen, sie fallen zu lassen.

Du schenkst ihnen nicht länger Energie, du kooperierst nicht mehr mit ihnen. Deine Kooperation hat aufgehört und ohne deine Energie können sie nicht leben. Sie leben von deiner Energie, sie saugen dich aus. Sie selbst haben keine eigene Energie. Jeder Gedanke zehrt an deiner Energie. Und solange du willens bist, ihm deine Energie zu schenken, nistet er sich ein … und dann bekommt er Kinder und seine Freunde kommen und seine Verwandten und so geht es weiter. Wenn du nur ein bisschen bewusst bist, führt *viveka* zu *vairagya*, führt Bewusstmachung zum Loslassen. Dieses Loslassen befähigt dich zu noch mehr Bewusstheit. Und mehr Bewusstheit führt zu mehr *vairagya*, zu mehr Loslassen und so weiter und so fort.

Das ist es, was ich *virtuous circle* – Tugendkreis nenne, eine Tugend führt zur nächsten und jede Tugend bildet wieder den Boden für noch mehr Tugenden.

Dies führt nach Patanjali zum höchsten Augenblick; er nennt ihn *dharma megha samadhi* und beschreibt ihn so: Dann regnet die Wolke der Tugend auf dich herab. Dieser Tugendkreis – wo *viveka* zu *vairagya* führt, *vairagya* zu noch mehr *viveka* und dies wiederum noch mehr *vairagya* ermöglicht und so weiter und so fort – erreicht seinen ultimativen Höhepunkt, wenn dich die Wolke der Tugend überschüttet: *dharma megha samadhi*.

In den Unterbrechungen der Unterscheidung treten kraft früherer Eindrücke andere pratyayas – Konzepte hervor.

Trotzdem kommt es zu Unterbrechungen. Lass den Kopf nicht hängen. Selbst wenn du schon sehr bewusst geworden bist und du in unverhofften Momenten die nach oben ziehende Kraft der Gnade spürst und so manches Mal schon im Fluss bist und dich so wunderschön leicht fühlst, ohne jede Anstrengung, mühelos, alles geht glatt, tauchen trotzdem Unterbrechungen auf: Plötzlich siehst du dich wieder am Ufer stehen – einfach wegen alter Gewohnheiten. Ganze Leben lang hast du schließlich am Ufer zugebracht.

Aufgrund deiner alten Gewohnheit wird dich die Vergangenheit immer wieder einholen. Lass dich dadurch nicht entmutigen. Sobald du erkennst, dass du wieder am Ufer stehst, wirf dich wieder in die Strömung. Sei nicht traurig; wenn du traurig wirst, landest du wieder in einem Teufelskreis. Viele Male bist du ganz dicht dran und viele Male verlierst du die Spur. Mach dir daraus keinen Kummer. Setze wieder deine Bewusstheit ein. Das wird dir viele Male passieren; es ist nur natürlich. Millionen von Leben haben wir in Unbewusstheit gelebt – da ist es nur natürlich, dass die alte Gewohnheit nicht so schnell aufgibt.

> Viele Male wirst du zurückgezerrt werden, wieder und wieder und wieder. Es ist schwer, aber nicht aussichtslos; gib dich nicht der Verzweiflung hin und verliere nicht den Mut. Mache dir keine Gedanken um das, was passiert ist; sobald du dich erinnerst, setze erneut deine Bewusstheit ein, das ist alles. Wenn deine Bewusstheit wieder und wieder und wieder in Kraft tritt, prägt sich deinem Inneren

etwas Neues ein, die Wirkung einer neuen Kraft. Eines Tages wird dir dies so geläufig wie andere Gewohnheiten.

Wenn du von allen Wünschen frei bist, kommt der Moment, in dem du nicht einmal den Wunsch nach moksha verspürst. Du bist – kein Wunsch ist mehr da – es ist der Zustand der Wunschlosigkeit. Aus diesem Zustand geschieht *moksha. Moksha* kann man sich nicht wünschen, seinem ganzen Wesen nach nicht, weil es nur in Wunschlosigkeit geschieht. Befreiung kann nicht gewünscht werden. Sie kann kein Beweggrund sein, weil sie nur dann eintritt, wenn sich alle Beweggründe aufgelöst haben.

Nur wer einen ununterbrochenen Zustand
von Wunschlosigkeit aufrecht erhält,
selbst angesichts der herrlichsten Erleuchtungszustände,
und wer die höchste Art von Unterscheidungskraft
auszuüben vermag, gelangt in den Zustand, gekannt als:
„Die Wolke, aus der Tugend regnet".

Dharma megha samadhi: Dies Wort gilt es zu verstehen. So viele Kommentare auch über Patanjali geschrieben wurden – alle scheinen sie hierbei den springenden Punkt zu übersehen. *Dharma megha samadhi* bedeutet: „Es kommt der Augenblick, da jeglicher Wunsch verschwindet." Wenn sogar der Wunsch nach dem Selbst verstummt ist, wenn du den Tod nicht mehr fürchtest, regnet Tugend auf dich herab – so als sammelte sich eine Wolke um deinen Kopf und du wirst herrlich von Tugend überschüttet: Eine Segnung, ein einziger Segen … Aber warum spricht Patanjali von einer Wolke? Weil selbst dies noch nicht das Letzte ist. Es ist immer noch eine Wolke.

Vorher waren deine Augen voller Übel, jetzt sind deine Augen voller Tugend, aber trotzdem bist du immer noch blind. Vorher fiel nichts wie Elend über dich, nun aber hast du den Himmel betreten und alles ist makellos schön, da gibt es nichts, was man beklagen könnte... aber dennoch, es ist eine Wolke – vielleicht eine weiße Wolke, keine schwarze, aber immer noch eine Wolke – sie ist noch nicht das Höchste. Darum spricht Patanjali von einer Wolke.

Sie ist das letzte Hindernis: Natürlich ist sie sehr schön, denn sie besteht aus reinster Tugend, so wie ein goldener, von Diamanten übersäter Schmuck. Das ist kein gewöhnlicher Schmuck – wer möchte ihn schon loslassen?! Wer hätte etwas dagegen, von einem so gewaltigen Glück, einem nicht endenwollenden Glück überschüttet zu werden? Wer bliebe nicht gerne für immer und ewig in dieser Ekstase? Aber auch dies ist eine Wolke – weiß zwar und herrlich, aber der wirkliche Himmel liegt noch dahinter.

Es besteht die Möglichkeit, selbst von diesem erhabenen Punkt aus noch zurückzufallen. Wenn du dein Herz zu sehr an den *dharma megha samadhi* verlierst, wenn du dich zu sehr daran bindest, es zu sehr zu genießen beginnst und du nicht unterscheidest: „Auch dies bin ich nicht", dann besteht noch die Möglichkeit, dass du zurückfallen wirst.

Patanjali sagt: „Bleib wach!" Deswegen nennt er es eine „Wolke"! Sie kann dich blenden, du kannst dich in ihr verlieren. Wenn es dir gelingt, diese Wolke hinter dir zu lassen – *tatah klesa-karma-nivrttih* – erfolgt Freiheit von Leiden und Karmas. Nur wenn du über *dharma megha samadhi* hinausgehen kannst, wenn du diesen himmlischen Zustand, dieses Paradies zu transzendieren vermagst, nur dann ... erfolgt Freiheit von Leiden und Karmas.

Dann erfolgt Freiheit von Leiden und Karmas.
Was der Geist zu erkennen vermag ist
im Vergleich zum grenzenlosen Wissen,
das bei der Erleuchtung einsetzt, sehr wenig.

Noch wenige Sutras zuvor hat Patanjali gesagt, der Geist sei grenzenlos wissensfähig, er könne endlos erkennen. Jetzt nennt er das, was durch den Geist zu erkennen sei, sehr wenig im Vergleich zur grenzenlosen Erkenntnis, die man bei der Erleuchtung erlangt.

Wenn du dich in deine Sinne verloren hast, funktioniert der Geist in einer verkümmerten Form. Wenn du deinen Sinnen und deinem Körper nicht mehr verhaftet bist, beginnt der Geist in seiner vollendeten Form zu funktionieren; es wird ihm eine grenzenlose Auffassungsgabe zuteil. Aber dies ist nichts im Vergleich zu dem Moment, da der Geist vollends in den Hintergrund tritt und du ohne ihn zu funktionieren beginnst. Jetzt ist kein Medium mehr erforderlich, alle Vermittlungsinstanzen treten in den Hintergrund und du begegnest der Wirklichkeit unmittelbar. Jetzt ist nicht einmal der Geist mehr als Vermittler, als Zwischenträger da. Nichts ist mehr dazwischen. Du und die Wirklichkeit, ihr beide seid eins.

Da sie ihre Aufgabe erfüllt haben, kommt
der Prozess der Veränderung in den drei gunas zum Abschluss.

Die Welt ist eine Situation; sie ist als Anreiz gedacht, dich auf den Weg zu bringen, um schließlich wieder nach Hause zu kommen. Die Welt ist da, damit du wachsen kannst, sie ist eine Schule. Wenn du deine Lektion gelernt hast, hat sie dir nichts mehr zu geben, du hast bestanden. Wenn dir die Erleuchtung geschieht, hast du die Welt bestanden. Jetzt hat die Schule keine Funktion mehr für dich. Jetzt kannst du die Schule vergessen. Du bist über sie hinaus, du bist ihr entwachsen. Der Anreiz ist nun nicht mehr nötig. Für den erleuchteten Menschen steht die ganze Welt still – das Letztmögliche ist erreicht.

Die ganze Prozess der drei *gunas* – *sattva, rajas* und *tamas* – kommt nun zum Ende. Für den erleuchteten Menschen ist die Welt abgeschlossen. Freilich, die anderen träumen weiter. Wenn zahllose Fische auf dem Strand zappeln, im heißen Sand, in der sengenden Hitze und ein einziger Fisch all seine Kräfte zusammenreißt und wieder ins Meer zurückhüpft – wieder nach Haus –, dann hat sich die heiße Sonne und der sengende Sand und all das Elend für ihn aufgelöst, ein Alptraum, er gehört der Vergangenheit an. Aber für die anderen bleibt er weiterhin Realität.

Wenn ein Fisch wie Buddha oder Patanjali ins Meer hüpft, dann ist für ihn die Welt verschwunden: Er ist in den kühlen Mutterschoß des Meeres heimgekehrt. Er ist wieder daheim, verbunden und hat ans unendliche Leben Anschluss gefunden. Er ist von ihm nicht mehr getrennt, ihm nicht mehr entfremdet. Er ist bewusst geworden. Er ist mit einem neuen Verstehen zurückgekommen, wach, erleuchtet – aber für die anderen geht die Welt weiter.

Diese Sutras von Patanjali stellen nichts weiter als Botschaften eines Fisches dar, der heimgekehrt ist. Er möchte aus dem Wasser hochspringen, um all denen, die noch am Strand liegen und leiden, etwas mitzuteilen. Vielleicht sind sie ganz dicht am Wasser, genau an der Grenze, aber sie wissen nicht, wie sie hineinspringen könnten. Sie bemühen sich nicht genug, oder bemühen sich in die falsche Richtung oder haben einfach – ganz im Elend verloren – akzeptiert, dass das Leben so ist, oder sie sind so frustriert und mutlos, dass sie überhaupt keine Anstrengung mehr machen.

Yoga ist die Kraft zu jener Wirklichkeit zurück zu gelangen, von der wir abgeschnitten sind. Wieder Anschluss zu finden – das bedeutet es, ein Yogi zu sein. Yoga heißt: Wiederanschluss, Wiedervereinigung, Wiederverschmelzen.

Kaivalya ist der Zustand der Erleuchtung,
der dem Hervortreten der gunas folgt,
sobald diese nicht mehr Objekt des purusha sind.
In diesem Zustand ist purusha
unmittelbar in seinem wirklichen Wesen:
dem reinen Bewusstsein.
Ende.

Sobald der Prozess der Welt zum Stillstand gekommen ist, sobald du zwischen zwei Momenten Zeit und zwei Atomen Materie hindurch blicken kannst, sobald du dich frei im Raum bewegen und erkennen kannst, dass alles aus Raum entstanden ist und alles in Raum zurückkehrt, sobald du so bewusst geworden bist, dass plötzlich die illusorische Welt wie ein Traum verschwindet, geschieht *kaivalya*. Dann bleibst du als reines Bewusstsein zurück – ohne Identität, ohne Namen, ohne Form. Dann bist du das Reinste vom Reinen. Dann bist du das Fundamentalste, das Essenziellste, das Existenziellste, dann bist du unmittelbar diese Reinheit – Alleinsein.

Nun bist du heimgekehrt. Die Reise ist lang gewesen, quälend, entbehrungsreich, aber du hast nach Hause zurückgefunden. Der Fisch ist ins Meer gesprungen – ins reine

Bewusstsein. Patanjali sagt nichts weiter darüber, denn mehr lässt sich nicht sagen. Und wenn Patanjali „Ende" sagt, meint er das nicht nur so, dass die Yoga Sutras hier enden. Er sagt damit: „Alle Möglichkeiten, etwas darüber zu sagen, sind ausgeschöpft!"

> Jede Möglichkeit etwas über die letztendliche Realität zu sagen, endet hier. Jenseits von hier gibt es nur noch Erfahrung. Das Kommunizierbare endet hier. Und niemand ist je in der Lage gewesen weiter zu gehen – kein Mensch. Da gibt es keine einzige Ausnahme in der Gesamtgeschichte menschlichen Bewusstseins.

Es gibt genug, die es versucht haben. Nur sehr wenige konnten soweit kommen, wie Patanjali, aber niemand hat es vermocht, über ihn hinauszugehen. Eben darum nenne ich ihn das Alpha und das Omega. Er fängt ganz am Anfang an; niemand hat je einen besseren Anfang finden können als er. Er beginnt am Anfang und er geht bis ans Ende.

Wer wirklich bis hierher mit ihm gegangen ist, für den gibt es ab hier nur noch Erfahrung. Jetzt beginnt das Existenzielle: Man kann es sein, aber man kann es nicht sagen. Man kann es leben, aber man kann es nicht definieren. Wörter helfen nicht weiter. Alle Sprache ist über diesen Punkt hinaus machtlos. Mit diesen schlichten Worten – dass man zu seinem eigenen wahren Wesen findet – endet Patanjali.

Das ist das Ziel: Sein eigenes Wesen zu erkennen und in ihm zu leben. Solange wir nicht zu unserem eigenen Wesen finden, werden wir im Unglück leben. Jedes Unglück zeigt nur an, dass wir irgendwie unnatürlich leben. Alles Unglück ist nur ein Symptom dafür, dass unsere Natur nicht vollendet ist, das wir irgendwie nicht im Einklang mit unserer Wirklichkeit sind.

Das Unglück ist nicht dein Feind, sondern nur ein Symptom. Es zeigt etwas an. Es ist wie ein Thermometer, es zeigt nur, dass du irgendwie auf dem Holzweg bist. Bring es in Ordnung, bring dich selbst in Ordnung, in Harmonie, komm zurück. Wenn alles Unglück verschwunden ist, ist man im Einklang mit seiner Natur. Diese Natur nennt Laotse Tao, nennt Patanjali *kaivalya*, nennt Mahavira *moksha*, nennt Buddha Nirvana.

Ganz unabhängig davon, wie man es nennen möchte – es hat keinen Namen und keine Form – es ist in dir anwesend, jetzt in diesem Moment.

Du hast das Meer verloren, weil du dich von dir selbst entfernt hast. Du bist weit in die äußere Welt hinaus gegangen. Geh nach innen, jetzt, lass dies deine Pilgerfahrt sein:

Geh nach innen!

Die Frage lautet nicht: „Wo ist die Wahrheit zu finden?"

Die Frage lautet: „Wie hast du sie verloren?"

Frag dich nicht mehr, wohin du gehen sollst.

Du bist bereits da.

Beende die Suche!

Quellennachweis

Kap. 1: *Yoga, The Alpha & The Omega, Bd. 6, Kap. 3, 5*
Kap. 2 *Yoga, The Alpha & The Omega, Bd. 6, Kap. 7*
Kap. 3 *Yoga, The Alpha & The Omega, Bd. 6, Kap. 9, 10*
Kap. 4 *Yoga, The Alpha & The Omega, Bd. 7, Kap.1*
Kap. 5 *Yoga, The Alpha & The Omega, Bd. 7, Kap. 3, 6*
Kap. 6 *Yoga, The Alpha & The Omega, Bd. 7*
Kap. 7 *Yoga, The Alpha & The Omega, Bd. 8, Kap. 1*
Kap. 8 *Yoga, The Alpha & The Omega, Bd. 8, Kap. 3, 4*
Kap. 9 *Yoga, The Alpha & The Omega, Bd. 8, Kap. 5*
Kap. 10 *Yoga, The Alpha & The Omega, Bd. 8, Kap. 7*
Kap. 11 *Yoga, The Alpha & The Omega, Bd. 9, Kap. 1, 2*
Kap. 12 *Yoga, The Alpha & The Omega, Bd. 9, Kap. 3, 4*
Kap. 13 *Yoga, The Alpha & The Omega, Bd. 9, Kap. 5, 6*
Kap. 14 *Yoga, The Alpha & The Omega, Bd. 9, Kap. 7, 9*
Kap. 15 *Yoga, The Alpha & The Omega, Bd. 10, Kap. 1, 2*
Kap. 16 *Yoga, The Alpha & The Omega, Bd. 10, Kap. 3*
Kap. 17 *Yoga, The Alpha & The Omega, Bd. 10*
Kap. 18 *Yoga, The Alpha & The Omega, Bd. 10, Kap. 7, 9*

Über Osho

Oshos Lehren widerstehen jeglicher Kategorisierung, sie gehen von der persönlichen Sinnsuche bis hin zu den dringendsten sozialen und politischen Fragen, mit der die Welt heute konfrontiert ist. Seine Bücher sind nicht geschrieben, sondern aus zahllosen Tonband- und Videoaufnahmen transkribiert. Er hat über einen Zeitraum von 35 Jahren vor einer internationalen Zuhörerschaft stets aus dem Stegreif gesprochen.

Der Londoner Sunday Times zufolge zählt Osho zu den „1000 Machern des 20. Jahrhunderts“; der amerikanische Romanautor Tom Robbins hat ihn einmal „den gefährlichsten Mann seit Jesus Christus“ genannt.

Osho selbst beschreibt sein Werk als „Beitrag, die Voraussetzungen für die Entstehung einer neuen menschlichen Lebensweise zu schaffen“. Diesen neuen Menschentypus hat er immer wieder als „Sorbas der Buddha“ umschrieben – also ein Menschen, der nicht nur wie Sorbas der Grieche die irdischen Freuden zu schätzen weiß, sondern ebenso sehr die stille Heiterkeit eines Gautam Buddha.

Wie ein roter Faden zieht sich durch alle Aspekte von Oshos Arbeit die Vision einer Verschmelzung der zeitlosen Weisheit des Ostens mit den höchsten Potenzialen westlicher Wissenschaft und Technik.

Vor allem seine revolutionären Neuansätze zur Wissenschaft der inneren Transformation haben Osho berühmt gemacht. Denn seine Auffassung von Meditation wird dem rasanten Tempo einer modernen Lebensweise gerecht.

Seine innovativen „aktiven Meditationen“ basieren auf dem Gedanken, dass erst der in Körper und Geist angesammelte Stress abgebaut werden muss, um frei von Gedanken und entspannt einen meditativen Zustand zu erfahren.

Mehr über Osho und das Osho Meditation Resort:
www.osho.com

www.innenwelt-verlag.de

Innenwelt Verlag
Gilbachst. 24, 50672 Köln
Tel: 0221/ 550 03 29
Fax: 0221/ 567 62 36
info@innenwelt-verlag.com